健康养生学教程

主 编 夏丽娜 张培海

U0206261

西南交通大学出版社

·成 都·

图书在版编目（CIP）数据

健康养生学教程 / 夏丽娜，张培海主编. --成都：
西南交通大学出版社，2023.10
ISBN 978-7-5643-8495-1

Ⅰ．①健… Ⅱ．①夏… ②张… Ⅲ.①养生（中医）–
教材 Ⅳ．①R212

中国国家版本馆 CIP 数据核字（2023）第 195319 号

Jiankang Yangsheng Xue Jiaocheng
健康养生学教程

夏丽娜　张培海　主编

责任编辑	刘　昕
助理编辑	姜远平
封面设计	阎冰洁

出版发行	西南交通大学出版社
	（四川省成都市金牛区二环路北一段 111 号
	西南交通大学创新大厦 21 楼）
邮政编码	610031
发行部电话	028-87600564　　　028-87600533
网址	http://www.xnjdcbs.com
印刷	四川煤田地质制图印务有限责任公司

成品尺寸	185 mm × 260 mm
印张	12.5
字数	309 千
版次	2023 年 10 月第 1 版
印次	2023 年 10 月第 1 次
书号	ISBN 978-7-5643-8495-1
定价	39.50 元

课件咨询电话：028-81435775
图书如有印装质量问题　本社负责退换
版权所有　盗版必究　举报电话：028-87600562

大 健 康 系 列 教 材

建 设 委 员 会

主　任　曾　渝　王建琼

委　员　（按姓氏笔画排列）

王相平　　　兰　玛　　　刘明理

许必芳　　　李春梅　　　辛松林

张雪永　　　陈　煜　　　陈　瑶

欧阳海平　　罗永兵　　　夏丽娜

章　荣　　　隋国辉　　　蒙　军

《健康养生学教程》

编 委 会

主　审　马烈光

主　编　夏丽娜　张培海

副主编　许必芳　罗永兵　邓婷婷　刘佼　安雪梅　姜涛　秦凯华

编　委　（排名不分先后）

马紫阳　成都中医药大学附属医院

王　倩　西南医科大学

王莲凤　西南财经大学天府学院

包　锐　四川护理职业学院

刘　宝　成都体育学院

刘楠楠　成都中医药大学

刘洋伯　大英县中医院

邬元曦　浙江中医药大学

李　辉　成都大学

李　静　川北医学院

李　莉　山西中医药大学

张玉珍　成都中医药大学附属医院

余海龙　西南医科大学

杨　蕻　成都中医药大学附属医院

赵杨梅　成都中医药大学

赵　琳　四川中医药高等专科学校

秦　源　贵州中医药大学

黄翔明　广西中医药大学第一附属医院

黄斯慧　乐山职业技术学院

程艳婷　山西中医药大学

学术秘书

刘　宝　成都体育学院

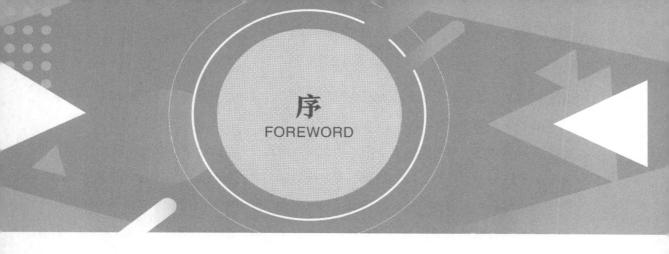

序
FOREWORD

党的十八大以来，以习近平同志为核心的党中央把维护人民健康摆在更加突出的位置。为推进健康中国建设，提高人民健康水平，2016 年，中共中央、国务院印发并实施《"健康中国 2030"规划纲要》。2017 年，党的十九大作出实施健康中国战略的重大决策部署。2019 年 6 月，国务院相继印发《国务院关于实施健康中国行动的意见》及《关于促进健康服务业发展的若干意见》，指出人民健康是民族昌盛和国家富强的重要标志，为健康中国行动明确了具体目标，也为全民的健康服务事业发展提供了行动指南。

健康中国的内涵，不仅是确保人民身体健康，更涵盖全体人民健康环境、健康经济、健康社会在内的"大健康"。习近平总书记强调，"要倡导健康文明的生活方式，树立大卫生、大健康的观念，把以治病为中心转变为以人民健康为中心"。所谓大健康，就是围绕人的衣食住行、生老病死，对生命实施全程、全面、全要素呵护，不仅追求个体身体健康，也追求心理健康、精神健康。构建大健康体系、推进健康中国建设，需要在各个领域深化改革、守正创新。

2020 年上半年，新冠疫情在全球范围暴发，使"健康"成为全球性议题，也使人们的健康理念发生深刻变化。这场疫情对健康管理服务体系和健康管理学科提出更多、更深层次的要求，也暴露出我们在很多问题上认识的不足，以及相关领域人才的匮乏。

面对疫情提出的新挑战、实施"健康中国"战略的新任务、世界医学发展的新要求，我国医学人才培养结构亟须优化，人才培养质量亟待提高。因此，高校医学类专业如何加快专业教育变革，立足学科体系建设，形成更高水平人才培养体系，推动相关专业规范化、高质量发展，提升专业人才培养和精准服务能力，成为一个突出的、紧迫的课题。这也对健康教育教材的编写理念，内容的更新速度、全面性和生活性等方面提出了新的更高要求。

在此背景下，西南交通大学出版社立足西南高校，重点针对应用型本科高校学生的特点，以培养应用型、技术技能型人才为目标，适时组织策划了这套"大健康"系列教材。本套教材的编写适应时代要求，以推进"健康中国"建设为使命，符合我国高等医学教育改革和健康服务业发展趋势，突出内容上的两个特点：一是坚持"三基五性三特定"的基本原则，力求体现专业学科特点和"以学生为中心"的编撰理念。二是展现大健康体系建设的开创性与实用性，并按照"课程思政"教学体系改革的要求，体现了教材的"思政内涵"；丰富了教材的呈现方式，实现了数字技术与教材的深度融合，也体现了本套教材侧重应用型的编写初衷。

无论是常态化疫情防控，还是推进"健康中国"建设，都需要党和政府强力推进，更需要全社会普遍参与。把健康融入所有政策之中，将卫生健康事业从少数部门的业务工作变成全党全社会的大事，才能为提高人民健康奠定更广泛的社会基础。本套教材的出版，对推动建设具有中国特色的健康管理学科，培养复合应用型公共卫生与健康人才，构建大健康体系，助力"健康中国"战略实施，具有一定的推动作用。同时，本套教材可作为各地培养大健康产业发展急需专业人才的通用性系列教学用书，还可以满足广大读者对大健康产业发展知识与技能的自学之需，填补了目前国内这方面教材的短板与不足，实现了编写者们辛勤努力的共同愿景。

为此，特以作序。

海 南 医 学 院 管 理 学 院　　曾　渝
海南南海健康产业研究院
2021 年 5 月于海口

前言
PREFACE

"健康养生学"是健康管理、养生保健等专业教育的基础课程，是高职教育系列创新教材之一。本门课是健康管理、养生保健等专业教育体系中的必修课程，属于专业教育和素质教育。

本书共分为六章，包括绪论、中医健康养生学基础、中医健康养生学法则、现代健康保健基础、现代健康保健实践及健康养生的科学管理。内容包含中西医的健康养生原则和实践操作。本教材的特点是中西医相结合，理论和实践相结合。中西医相结合体现在本教材涵盖中医和西医两种体系的健康观念、养生学法则；理论与实践相结合体现在教材编写上包含理论基础和实践操作。

《健康养生学教程》是以健康为目标，从理论和实践两大方面，包括健康养生的科学管理几个部分进行编写。同时本着"质量第一"的原则，坚持教材的科学性和高质量的要求，在编写过程中力求定义准确、概念清楚、结构严谨、层次分明、重点突出。本教材立足于"实用、够用、好用"原则，突出中西医结合、实用性强、服务大众的特点。

该教材具有以下特点：

1. 中西医结合

教材内容为健康养生，既有中医健康养生的理论和方法，也有现代西医健康养生的理论知识和实践操作。

2. 理论与实践结合

教材先写理论，后写方法及操作，穿插案例分析，使教材具有基础性、可读性、可教性、实用性的特点。

3. 强调实践为主

教材在科学地把握健康养生学科特点的基础上，注重实践教学，按照"管好两端、规范中间、书证融通、办学多元"的原则，加强职业技能人才的培养，重视实践操作方法。

4. 引入课程思政

本教材的编写中加入课程思政的元素，坚持育人为本，重视发挥教材在人才培养中的思想建设作用。

《健康养生学教程》在编写过程中，参考并引用了相关专业教材、文献等。在此，向原作者表示真诚的谢意，也向支持教材编写的学校表示衷心的感谢！

本教材第一章绪论由夏丽娜、姜涛和李辉编写，第二章中医健康养生学概述由邬元曦、姜涛、张培海、马紫阳、许必芳、刘宝、王莲凤和罗永兵编写，第三章中医健康养生学法则由李莉、包锐、黄翔明、程艳婷、黄斯慧和赵杨梅编写，第四章现代健康保健基础由邓婷婷、王莲凤、刘楠楠、李静和刘洋伯编写，第五章现代健康保健实践由杨蒉、王倩和安雪梅编写，第六章健康养生的科学管理由刘佼、余海龙、张玉珍、赵琳和秦源编写。最后马烈光审阅了全部书稿，夏丽娜、张培海统审确定了全书稿件。学术秘书刘宝为全书的编写做了不少工作，在此表示感谢。

本教材的编写，是一项重大而艰巨的任务。由于编者的知识水平及经验有限，书中难免有疏漏和不妥之处。诚冀师生同道及广大读者在使用过程中提出宝贵意见，以利于今后进一步修订提高。

《健康养生学教程》编委会

2023 年 1 月

目 录
CONTENTS

第一章

绪　论

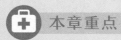 **本章重点**

　　健康与养生的概念，健康定义变化的历史沿革；健康的四个层次，涉及生理、心理、社会适应、道德等方面；健康的标准，包括形体生理健康的特征、精神心理健康的特征；中医养生学的发展历史，涉及诸子百家的养生思想和各个时期的养生学发展；现代健康学的发展历史，包括健康相关领域的发展。

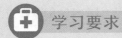 学习要求

　　（1）掌握健康的最新定义和健康的标准。
　　（2）熟悉健康的十大标准和健康相关领域的内容。
　　（3）了解养生的相关古籍及各个时期的养生特征。

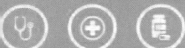

健康和养生这两个词是经历古今中外诸多学派、学科探讨后被人们提出来的，中医健康养生学是基于中医基本理论结合西方多学科交叉构成的一门学科，具有显著的中西医思想结合的优势。现代定义的健康不仅仅局限于躯体的生理病理状态，且与心理、社会适应、道德层面密切相关。中医古籍里面早就提到了诸如"淡然无为，神气自满""仁者寿""天人合一"等观点，认为养生需要与人、与自然、与社会和谐相处。挖掘传统养生内涵是现代养生学的重要工作。同时，西方认为的健康观念与我国传统医学的观点不谋而合，世界卫生组织提出了健康四维观，指出了健康相关领域的发展应囊括心理、教育、传播、管理、保障等方面。

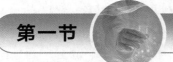

第一节　相关概念及标准

健康和养生的概念是传统中医学和现代医学反复研讨后提出的，健康是世界卫生组织的重要目标，而养生是中医学的重要瑰宝，具有源远流长的历史。不论健康还是养生都不仅仅局限于躯体，而是涉及了心理、社会、道德等多维度的结合体，具有清晰的健康观和健康标准。

一、健康养生学的概念

健康养生学是专门研究在科学理论指导下积极主动地开展养生活动，使人的身体、心理和社会适应等都处于良好的状态，以达到促进健康、延年益寿目标的一门学科。

世界卫生组织在 1948 年提出了三维健康的定义，该定义指出：健康不仅仅是没有疾病，而是生理上、心理上、社会适应上都处于一种良好的状态。从这个定义中可以发现：一方面，过去人们只关注躯体的疾病，认为没有疾病就是健康；另一方面，明确提出了健康应该是囊括了生理、心理及社会适应等多方面的内容。经历了抗生素的发现、疫苗的接种、社会医学的发展、人类疾病谱的变化等历史背景变化后，人们发现过去的健康观不够准确，以往的健康观不能准确描述特定个体是否处于健康状态。于是世界卫生组织在 1948 年通过反复研究确定了三维的健康观。

1989 年世界卫生组织在三维健康观的基础上又增加了道德健康这一标准，将传统的三维健康观修改为四维健康观。道德健康是指人们生活在社会之中，要按照社会的道德要求约束自己的行为规范，使自身的健康与社会融合成整体。四维健康观也是目前传播范围较广，被较多人接受的关于健康的定义。

健康包含身体健康和心理健康。世界卫生组织认为，人的身体健康主要表现在以下几方面：①有足够充沛的精力，能从容不迫地应付日常生活和工作压力而不感到紧张；②处事乐观，态度积极，乐于承担责任；③善于休息，睡眠良好；④应变能力强，能适应外界环境的各种变化；⑤能抵抗一般性感冒和传染病；⑥体重适当，身体匀称，站立时头、肩、臀协调；⑦眼睛明亮，反应敏锐，眼睑不发炎；⑧头发有光泽，无头屑；⑨牙齿清洁，无龋洞，无痛感，无出血症状，齿龈颜色正常；⑩肌肉、皮肤富有弹性。

心理健康表现为：①对现实具有敏锐的知觉；②热爱生活，热爱他人，热爱大自然；③能和少数人建立深厚的友谊，并有乐于助人的热心；④具有真正的民主态度、创造性思维和幽默感；⑤在所处的环境中能保持独立和宁静；⑥对于最平常的事物如旭日朝阳，都能经常保持兴趣；⑦能承受欢乐与忧伤的考验；⑧具备基本的哲学和道德的理论知识。

养生，又被称为"道生""摄生""卫生"。养生是指人在整个生命过程中有目的地使用各种方法促进人体健康，达到保养生命、延年益寿的效果。养生的理论基础主要是来自于传统的中医学，"精气学说""阴阳学说""五行学说""藏象""经络"等理论不仅仅应用于中医学领域，这些理论还能指导具体的养生保健活动。例如，传统的养生功法就包含了中医学的经典内涵，注重精气神的和谐统一。养生的历史源远流长，其使用的方法不局限于药物、器械等医学的手段。营养学、社会学、文学、艺术学、体育学等学科的方法，只要是有利于人体的健康，均可被养生学所使用。《素问·四气调神大论》中记载"冬三月……早卧晚起，必待日光"。这种将保养阳气寓于生活习惯中的养生方法，是养生不局限于医学手段的一个良好范例，也为后世提出养生的"四大基石"提供了灵感。

养生学的服务对象不局限于某一特定的人群，不论健康人群、患病人群、青壮年还是老人儿童都是养生学服务的群体。养生贯穿于生命的全过程，即出生前、出生后、病前、病中、病后，积极主动的养生是每个人的必要。

综上所述，健康是身体、心理和社会适应都处于良好的状态。养生是传统中医学的理论结合科学方法指导下积极主动地开展的养生活动，以达到促进健康、延年益寿的目的。

二、养生学的健康观

传统中医养生学对健康状态的认识相当深刻，一言以蔽之，健康就是"形与神俱"，即形体强健而无病，精神健旺而心态平和。同时，精神与形体之间和谐相济，配合正常。故《素问·上古天真论》云："志闲而少欲，心安而不惧，形劳而不倦，气从以顺……美其食，任其服，乐其俗，高下不相慕……嗜欲不能劳其目，淫邪不能惑其心，愚智贤不肖，不惧于物"。中医的健康养生观包含形体、心理、社会、道德四个维度。

形体健康是中医养生的基础。中医学认为，"人生有形，不离阴阳"（《素问·宝命全形论》），阴阳是万事万物的根本，健康也应以阴阳为纲，"阴阳匀平，以充其形，九候若一"（《素问·调经论》），即阴阳和调，阴平阳秘，机体功能保持正常且稳定、有序、协调。具体而言，人体的脏腑、经络、肌肉筋骨、皮毛官窍等各组织器官都结构完备、发育良好、功能旺盛，精、气、血、津液等生命物质都充足而运行有序，形体强健有力、比例正常，运动和劳作能力强。形体健康是健康系统的底层维度，是大多数人可以达到的。

心理健康是中医养生的重要组成部分。中医养生学历来重视心理健康，强调"志意和"（《灵枢·本脏》），认为精神心理应保持整体和谐的健康状态，智力水平正常，对外界刺激反应灵敏、处置得当；七情应以"恬愉为务"（《素问·上古天真论》），"和喜怒而安居处"（《灵枢·本神》），各种情绪皆要适度，任何过激的情绪都会导致疾病的发生；要"内无眷慕之累"（《素问·移精变气论》），嗜求欲望应适度而不应为物所累，保持"恬淡虚无"，则能使体内气机和调畅达而保持健康。

社会适应则是中医养生高层次的健康维度。个人应当在适应社会环境的过程中，发挥自身能力和特长，融入社会、建设良好的社会环境，并从中获得愉悦和满足，实现自我价值。适应社会这一维度的组成中，首先，为个人融入社会的情况。中医养生学的健康观，要求个人能主动融入社会，对个人追求、名利及社会情况有客观理性的认知，适应社会风俗习惯，摒弃恶俗，其关键在"和"。《素问·上古天真论》即指出应"美其食，任其服，乐其俗"，保持精神行为与社会环境的和谐愉悦。孙思邈则具体要求人们在社会生活中应淡泊名利，"于名于利，若存若亡，于非名非利，亦若存若亡"（《备急千金要方·养性序》）。其次，为个人的交际能力及交际圈的范围。社会适应良好的人，与人交往能始终保持谦逊态度，诚善待人、宽以待人，"常以深心至诚，恭敬于物，慎勿诈善以悦于人""终生为善""为人所嫌，勿得起恨"（《备急千金要方·道林养性》），从而以平和的心态融入纷繁复杂的社会环境。第三，为维护社会正常秩序、贡献社会的决心和能力。一个健康的人，应有维持社会正常秩序的自觉性，敢于与社会不良现象做斗争，能为社会建设和社会的进步做出一定的贡献。中国人历来讲究"天下兴亡，匹夫有责"，中医也认为"不为良相，便为良医"。所以，贡献社会，一直是中医健康观的组成部分。

道德健康是中医养生学另一个高层次健康维度。春秋时期的孔子就提出"仁者寿""大德必得其寿"，指出"君子坦荡荡，小人长戚戚"（《论语·述而》），"仁者不忧"（《论语·子罕》），认为道德高尚的人自然能保持正常的心理，促进健康长寿。唐代孙思邈则在《备急千金要方·养性序》中说："故养性者，不但饵药餐霞，其在兼于百行，百行周备，虽绝药饵，足以遐年……道德日全，不祈善而有福，不求寿而自延，此养生之大旨也。"明确指出了道德修养对于养生延寿的重要性。个体处于社会之中，若能自觉自愿地按社会道德准则来规范自身，也就自然而然地可使自己日常衣、食、住、行以及精神方面合理适度，从而达到养生的目的。

中医养生学健康的观念相比当时的西方医学是超前的。现代医学对于健康的认识，在1947年世界卫生组织（WHO）宪章中指出"健康乃是一种生理、心理和社会适应都完满的状态，而不只是没有疾病和虚弱的状态"后，直至1989年，才将道德健康纳入健康概念之中，指出："健康不仅是没有疾病，而且包括躯体健康、心理健康、社会适应良好和道德健康。"四个标准都具备的健康状态是近乎完美的，但实际上绝对的健康是不存在的，完美的健康状态是难以达到和具体评价的。实际工作中往往根据这一概念将健康状态分为四个层次，应注意以下几点：第一，健康概念所划分的每个层次内部，存在着不同的水平，每个层次都是一个范围，而不是一个单一的界限。第二，对健康概念的分层，虽有层次高下之分，但上一层的健康并不一定以下一层为基础。例如，对于那些有残障的人，只要具有良好的社会适应，在其身体和环境允许的条件下能够发挥最大潜能，就可以归于健康的第三层；但由于他们受具体条件限制，无法达到这一层次的最佳状态，即身心健康并且社会适应良好。

三、养生学的健康标准

中医养生学将健康状态，切实而形象地概括为"形与神俱"。其判断健康的具体标准如下：

（一）形体生理健康的特征

1. 眼睛有神

眼睛是脏腑精气汇集之地，眼神华彩反映了脏腑的盛衰。因此，双目炯炯有神，是一个人健康的最明显表现。

2. 呼吸微徐

《难经·四难》认为"呼出心与肺，吸入肾与肝"，呼吸与人体脏腑功能密切相关。呼吸从容不迫，不疾不徐，说明心、肺、肝、肾功能良好。

3. 二便正常

排便是脏腑功能的具体表现之一。《素问·五脏别论》说："魄门亦为五脏使，水谷不得久藏。"经过肠胃消化后的糟粕不能藏得太久，大便通畅是健康的反映；小便是排出水液代谢后糟粕的主要途径，与肺、肾、膀胱等脏腑的关系极为密切，小便通利与否，也直接关系着人体的功能状态。

4. 脉象缓匀

"脉者，血之府也"（《素问·脉要精微论》），气血在脉道内运行，脉象的正常与否，反映出气血的运行状况。健康的脉象应从容和缓，不疾不徐。

5. 形体壮实

指皮肤润泽，肌腠致密，体格壮实，不肥胖，亦不过瘦。因为体胖与体瘦通常皆为病态，常常是某些疾病带来的后果。

6. 面色红润

面色是五脏气血的外荣，而面色红润是五脏气血旺盛的表现。

7. 牙齿坚固

齿为骨之余，骨为肾所主，而肾为先天之本，所以牙齿坚固是先天之气旺盛的表现。

8. 双耳聪敏

《灵枢·邪气脏腑病形》云："十二经脉，三百六十五络……其别气走于耳而为听。"耳与全身组织器官有密切关系，若听力减退、迟钝、失听，是脏器功能衰退的表现之一。

9. 腰腿灵便

肝主筋，肾主骨，腰为肾之府，四肢关节之筋皆赖肝血以养。腰腿灵便、步履从容，则证明肝肾功能良好。

10. 声音洪亮

声由气发，《素问·五脏生成》说："诸气者，皆属于肺。"声音洪亮，反映肺的功能良好。

11. 须发润泽

发的生长与血有密切关系，故称"发为血之余"。同时，又依赖肾脏精气的充养，《素问·六节藏象论》说："肾者……其华在发。"因此，头发的脱落、过早斑白，是一种早衰之象，反映肝血不足，肾精亏损。

12. 食欲正常

中医学认为，"有胃气则生，无胃气则死"，饮食的多少直接关系到脾胃的盛衰。食欲正常，则是健康的反映。

（二）精神心理健康的特征

1. 精神愉快

良好的精神状态，是健康的重要标志。七情和调、精神愉快，反映了脏腑功能良好。现代医学亦认为，人若精神恬静，大脑皮质的兴奋与抑制作用就能保持正常状态，从而发挥对整体的主导作用，自能内外协调，疾病就不易发生。

2. 记忆良好

肾藏精、精生髓，而"脑为髓之海"。髓海充盈，则精力充沛，记忆力良好；反之，肾气虚弱，不能化精生髓，则记忆力减退。

3. 心态平和

中医认为情志内伤是导致疾病的重要因素之一，健康的人应保持稳定平和的情绪状态、心神的宁静，能够专注、理智地行事而避免后悔、愤怒等情绪。

4. 适应良好

善于自我调节情绪，涵养性格，根据环境的变化做出自我调整，表现出较强的适应环境的能力。

5. 道德高尚

个体在其所处社会中，能按社会准则规范自身行为，并拥有对人类很深的认同、同情与爱，能真诚帮助他人，区分手段与目的、善与恶，能做出有益于人类的建设性的服务。

总之，中医养生学以生命寿夭观为基础，运用权衡的认识论观点，以中正平和为标准，从整体观角度广泛论述了人的生理健康、心理健康、社会健康和道德健康。

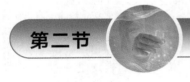

第二节　健康养生学发展史

中医养生学的发展历史是基于中医基础理论指导，吸收了诸子百家、医家、养生家和劳动人民的宝贵经验，逐渐成熟完善的重要学科。自先秦到近现代，中医养生学的内涵被不断丰富，每个时期的大家结合各个时期的特点提出了养生的准则，内容丰富，涉及动作、生产、药物、丹、术、思想品德、身心等多个方面。现代健康学的发展则是以生理、解剖、心理、社会功能为基石，构建了健康的"四维"概念，制定了健康的十大标准。二者都是智慧的结晶，互相结合具有重要的社会意义。

一、中医养生学发展史

中医养生学以中医基础理论为指导，融合道、儒、释三家及历代医学家、养生家和广大劳动人民的养生成果，逐渐完善理论和实践体系，为人类健康发展做出了卓越贡献。纵观中医养生学的发展，其奠基于先秦、形成于秦汉、完善于晋唐、突破于宋元，在明清时期发展达到鼎盛。但1840年第一次鸦片战争后，由于西方文化和医学的冲击，中医学发展遇阻，中医养生学亦衰微不振、停滞不前。中华人民共和国成立后，中医重获新生，中医养生学也开始复苏。20世纪80年代中后期，随着生活水平的提高，人民对养生的需求日益增多，给中医养生学的发展带来新的动力和机遇。21世纪初，在国家政策大力支持下，中医养生学科完全独立，学科建设更加完善，相关研究更加深入，在人才培养、学科建设、教材建设等方面走向正轨并快速发展。

（一）上古至先秦时期

中国古代养生的起源，可追溯至上古时期，上古先民在生产和生活过程中学会了利用部分自然力，受生存本能的驱使形成了一些朴素的保生强身意识。如上古时期，人类掌握了火的使用，不仅给人类带来了光明和温暖，也改变了茹毛饮血的饮食习惯。先民利用火炮制食材，在提高食物利用率的同时，也缩短了食物的消化过程，减少了疾病的发生，大大保证了身体健康。上古先民在狩猎前后常常模仿动物跳跃、飞翔的姿态欢舞以示庆祝，并逐渐转化为以舒筋活络为目的的舞蹈动作，进而演变为以锻炼为目的的体育保健活动。原始社会的劳动强度极大，人们疲乏时闭目静养片刻，或徐徐吐气、或伸展肢体、或施以按摩，顿感轻松舒适、神清气爽，由此萌生出吐纳、导引的雏形，为导引术的形成与发展奠定了良好的基础。在生产生活过程中，先民发明了砭石、骨针等最初的医疗工具，用来挑破脓疡和刺激人体的某些部位以治疗疾病，出现"庖牺制九针"的传说，为针灸的形成奠定了基础。

夏、商、西周时期有关医事、养老、饮食等制度逐渐建立。在夏商时期的甲骨文中已有"盥""沐""洗""浴""帚""扫"等字，可看出对个人卫生和环境卫生的重视。周代养生观念更为普遍，据《周礼》记载，西周时期已注意到四时气候与疾病的关系，在卫生行政管理方面，设置"食医"负责百馐、百酱、六饮、六膳等饮食问题；设置"疾医"负责以五味、五谷、五药等治病；还有负责环境卫生的官员等，说明周人的部分养生保健思想涵盖了饮食、环境、精神、劳动锻炼等方面；成书于西周的《周易》提出了"存变应变、未变先防"等思想，是中医养生学重要的理论渊源；此外，《周易·象传》提出"君子以慎言语，节饮食"，即节制饮食、慎言语，适应四时的养生方法，对后世养生者启发颇深。

春秋战国时期，我国由奴隶制社会过渡到封建社会，生产力和生产关系的变化促进了经济的迅猛发展，出现了"诸子蜂起，百家争鸣"的盛况，提出了诸多养生思想。如以老庄为代表的道家学派提出了"摄生""养生"等养生学理念，其核心是"道法自然""清静无为"等，如《道德经》所载"淡然无为，神气自满，以此将为不死药"，主张天地万物的发展都要顺乎自然，少私寡欲，这样就能使神志健全，精气内守，最终益寿延年。孔子以人为本，注重用儒家的伦理道德加强人性修养，培养豁达乐观的人生态度，最终实现"仁者寿"的目标。孟子认识到了心理健康和良好心态对于人的精神意志、身体健康的重要意义，在继承孔子养生精神思想基础上，更加重视修心，提出人应保留"赤子之心"，只有保持善良的本心，才能安身立命、颐养天年。管子主张静心、正心，节制"五欲"，调和饮食，十分重视精、气、神对人体生命的作用。诸子百家在学术争鸣，探讨自然规律与生命奥秘的过程中，促进了中医养生理论的发展。

（二）秦汉时期

公元前221年，秦始皇统一六国，建立了中央集权的封建帝国。汉代国力逐渐强盛，开辟了丝绸之路，促进了中外文化交流。在此时期，追求健康长寿的思想盛行，这种社会氛围使秦汉时期养生理论发展到一个新的阶段。如现存最早的医学典籍《黄帝内经》对先秦以来的养生经验进行了高度总结，从"顺阴阳四时之道、养恬淡虚无之德、精神内守、真气充实、形色端正"等五个方面对养生理论进行了阐释。在养生方法上强调调摄情志与精神；强调饮食有节，谨和五味；强调劳逸结合，起居有常等。这些理论和方法为后世所继承发扬，贯穿中医养生学发展的全过程。药学专著《神农本草经》将所载365种药物分为上、中、下三品，上品药如人参、大枣、黄芪、茯苓等，大多能延年益寿，对保健养生有很大作用；中品"主养性以应人"，可以"遏病补虚羸"，可选择性作为补益及食疗之用；下品是专用祛病之药，能攻邪破积。可见其将养生置于治病之前，同时标志着药物养生的开端。

西汉·刘安所著《淮南子》，以道家思想为主导，综合了儒、法、阴阳、五行等各家学说，提出天性以静为本的观点，在养生上主张以"静"为核心；强调环境、起居、饮食、七情等与养生的关系。西汉的董仲舒在《春秋繁露·循天之道》中全面阐述了"中和"观，提出"是故能以中和理天下者，其德大盛；能以中和养其身者，其寿极命"。将"中和"视为治国与养生的根本原则，形成了以天地人和养气论、阴阳之本中和观、五行相胜饮食观等养生思想。

东汉末年，张仲景著《伤寒杂病论》，确立了中医辨证论治的理论体系，指出医药除可"上以疗君亲之疾，下以救贫贱之厄"外，尚可"中以保身长全，以其养生"。他还提出了"顺天避邪，顺应四时阴阳养生""治未病，未病先防，已病防变""谨和五味，重饮食调摄"等养生思想，从而发展了清静调神、导引按摩、妇人养生等方法，开方剂养生的先河。汉末名医华佗，则提出了以"动"养生的思想，创制导引功法"五禽戏"。

此外，在秦汉时期，神仙信仰与修仙方术盛行，使炼丹术、服石法、神仙术与房中术等养生术也得到一定的发展，但因弊端很大等原因，未能成为养生学的主流。

总之，秦汉时期养生术的种类与方法变得更为丰富，使养生学得到充实和发展，古代养生至此才成为真正意义上的中医养生学。

（三）晋唐时期

从西晋至五代的近 700 年间，既有战乱频繁、社会动荡的南北朝和五代，又有全国统一、强盛开放的大唐盛世。魏晋玄学与宗教流行，是这一时期显著的特色。宗教与社会文化的发展及民众对安定健康长寿生活不断增长的需求，推动了晋唐时期医药学术不断进步，也推动着中医养生学的极大发展。

魏晋时期道教发展极为兴盛，出现上清派、灵宝派、楼观派等道教的派别分化，道教养生家及养生专著也大批涌现，形成了"服饵养生、丹功养生、环境养生、脏腑养生、精神养生"等理论。晋唐时期佛教在中国迅速传播，佛学的研究日渐透彻，佛教与中国原有的儒、道教逐渐渗透、融合，形成中国化佛教，最终发展成为与儒、道并举的三大宗教之一。佛教倡导的"禅定、自戒自律、身体和谐、与环境互存"等养生思想、观点与方法，被历代医家吸取，对中医养生学发展也有很大的影响。

晋唐时期涌现了许多著名的养生家与著作。如三国曹魏时期嵇康所著《养生论》，论述了养生的必要性与重要性，主张形神共养，尤重养神，提出养生应见微知著，防微杜渐，以防患于未然。同时，要求养生须持之以恒，通达明理，并提出了一些具体养生途径。梁·陶弘景所著《养性延命录》采摭上古至魏晋前贤养生要语，加以删弃繁芜，归纳提要，叙教诫、食诫、杂诫、祈禳等项，系统论述了服气疗病、导引按摩、房中术及养性延命的理论与方法。唐·孙思邈所著《千金方》是我国历史上第一部医学百科全书，其养生的主要内容见于养性篇之养性序第一、道林养性第二、居处法第三、按摩法第四、调气法第五、服食法第六、黄帝杂忌法第七、房中补益第八等篇章中，其在顺应四时、啬神养性、饮食调摄、居处有节、房事补益等方面创造性地提出了以养性为核心的养生之道，并配以不同的方剂调理预防，对后世中医养生学的发展影响极大，至今仍被尊崇。

总之，魏晋至隋唐时期，中医养生学进入了一个日趋成熟完善的阶段，取得了巨大的发展和成就，稳固了其在中医学里的地位。

（四）宋金元时期

宋金元时期经济的繁荣为中医养生学的发展奠定了坚实的物质基础，同时政府对卫生健康亦极为重视，促进了医疗机构、医学典籍与医学人才的快速发展，中医养生学也因此进入了蓬勃发展完善的时期。

宋代中央政府于 1057 年设立校正医书局，使大批唐以前的医药文献得以校正并大量发行，形成了全面整理、研究医药文献的高潮，仅《宋史·艺文志》记录的医书就多达 500 部，其中宋代官修方书《太平圣惠方》与《圣济总录》中记载的养生方法甚多，足以体现宋代宫廷对医药和养生事业的重视程度。

金元时期，刘完素、张从正、李杲、朱丹溪四大医家在学术上争鸣的同时，也促进了中医养生理论和实践的发展。刘完素著《原道论》，强调气是生命活动中最根本的物质，提出"气耗形病，神依气立，气合神存"，应当常以调息、导引等作为养生法，十分重视调气、定气、守气、养气的方法。张从正主张攻邪，但亦善补，提出"养生当论食补，治病当论药攻"的观点，提倡食补以养胃气，攻邪以复胃气的重要作用，指出药物攻邪之后，多采用粥食调养之法以调胃气，助胃气恢复以祛除余邪。其所著《儒门事亲》载食疗方 10 余首以补益脾胃，使精气得旺而形体得养，脏腑功能恢复。李杲的《脾胃论》重"脾胃将理法"，认为脾胃为后天之本，气血生化之源，元气的盛衰取决于脾胃的强弱，调理脾胃之气能够培补先天之基、维护后天之本，这些认识成为其防病抗衰、延年益寿的重要学术思想，同时指出了调饮食、养脾胃的具体方法，促进了脏腑养生理论的发展。朱丹溪提出"阳常有余，阴常不足"倡导"滋阴降火"，在其所著《格致余论》中首创"饮食箴""色欲箴"，并撰写"茹淡论""养老论""慈幼论"等，力倡节制色欲、私欲与食欲，围绕不同的年龄阶段生理特点进行养生。如在胎幼养生中指出孕妇的健康、饮食、起居及情志对胎儿有很大影响，提出"童子不衣裘帛"、不食发热之物的摄养观点；对青壮年提出需惜精摄生，宜节制房事，固护阴精；对于老年养生，朱丹溪认为贵在"茹淡节食"，饮食以清淡为宜，提倡谷、菜、果等甘淡之品，与脾胃之气相投，尤宜老年人食用，突出了他在饮食调养中滋阴的观点。

宋金元时期老年养生和药食养生也得到充实发展。宋·陈直撰写的《养老奉亲书》成为老年养生专著，后增补为《寿亲养老新书》，成为当时食疗养生的代表性著作，书中记载食疗的方剂达 162 首之多，提出"凡老人有患，宜先食治，食治未愈，然后命药，此养老人之大法也……善治药者，不如善治食"，提出了食疗胜于药治的理念。对于老年人除了饮食起居的侍奉外，还强调重视对老年人心理的疏导，宜"常令人随侍左右，不可令孤坐独寝，缘老人孤僻，易于伤感，才觉孤寂，便生郁闷"。

此外，宋元时期的养生更加注重生命实质及改变人体内环境来延年益寿的方法。如宋·张伯端著《悟真篇》，提出了完整内丹修炼方法，推动了气功养生的发展；宋·张君房著《云笈七签》，包含服食、方术等养生资料，已成为延年养生的重要文献来源。宋·苏轼在其所著《东坡志林·养生说》中提出了"已饥方食，未饱先止，散步逍遥，务令腹空……视鼻端白，数出入息，绵绵若存，用之不勤。"即少食多动、静功练气等养生方法，为后世养生家所遵从。元·王珪的《泰定养生主论》、元·李鹏飞的《三元延寿参赞书》等，亦记载了大量医道结合的养生理论和方法。

（五）明清时期

明清时期中国社会相对稳定，冶炼技术、纺织技术等高度发达，促进了生产力和经济的快速发展；此时期考据之学的兴起推动了对以往文献的整理，这些因素促进了中医养生学不但在理论上大为发展，而且注重实践，养生方法更为繁复，在民间也更为普及，中医养生学的发展达到高峰。

明清时期，命门学说的发展促进了养生理论的完善。赵献可认为命门真火乃人身之宝，主张养生及治病，均以保养真火为要。张景岳突出肾与命门对生命的主宰作用，提出"命门主乎两肾，而两肾皆属于命门，故命门者为水火之府，为阴阳之宅，为精气之海，为死生之窦，若命门亏损，则五脏六府皆失所恃，而阴阳病变无所不至"（《类经附翼·求证录》）。张景岳认为阴阳不可须臾分离，将崇火重阳与尊水重阴的阴阳辩证哲学思想用于中医学及养生中，强调温补命门，注重用甘温固本法预防疾病。同时，张景岳还辩证地阐述了形与神，形与生命的关系，他认为形赖精血为养，养精血即所以养形，养生之要在于治形保精。"善养生者，必宝其精，精盈则气盛，气盛则神全，神全则身健，身健则病少。神气坚强，老当益壮，皆本乎精也……无摇汝精，乃可长生"（《类经·摄生类》）。突出节欲保精，培元固本对养生的重要价值。

明清时期的养生家对于养生强调全面综合调理，丰富发展了五脏调养方法。如李中梓在总结前人经验的基础上编著《寿世青编》一书，在调神、饮食、保精等方面提出了养心说、养肝说、养脾说、养肺说、养肾说，为五脏调养的完善做出了一定贡献。高濂的《遵生八笺》从气功角度提出了养心坐功法、养肝坐功法、养脾坐功法、养肺坐功法、养肾坐功法，又对心神调养、四时调摄、起居安乐、饮馔服食及药物保健等方面做了详细论述，极大地丰富了调养五脏学说。明末医家汪绮石著《理虚元鉴》，对虚劳病机的阐发、论治的大法，预防的措施都自成体系，主张肺脾肾三脏俱重。他说："治虚有三本，肺、脾、肾是也。肺为五脏之天，脾为百骸之母，肾为性命之根，治肺治脾治肾，治虚之道毕矣。"尤其是对虚劳的预防，提出了"六节、七防、四护、三候、二守、三禁"的原则，对抗老保健有很大意义。

明代开始，药饵养生学说的发展进入了鼎盛时期，万密斋、龚廷贤、李时珍、李梴等医家，在理论上和方药的运用原则和方法上，都有阐发和提高，对药饵养生形成比较完整的体系做出了重要贡献。万密斋的《养生四要》指出："凡养生祛邪之剂，必热无偏热，寒无偏寒；温无聚温，温多成热，凉无聚凉，凉多成寒。阴则奇之，阳则偶之，得其中和，此制方之大旨也。"这个中和平衡既济的制方原则，对老年的药饵养生有直接指导意义。龚廷贤对老年的药饵摄生强调了调补脾胃和以血肉有情之品补益气血、填精补髓的原则，主张老年保健用药应"温而不热，清而不寒，久服则坎离既济，阴阳协合，火不炎而神自清，水不滋而精自固"（《寿世保元·补益》）。李时珍的《本草纲目》对于药饵与食疗有大量阐述，涉及众多长生、延年、益寿、神仙、增年、却老、耐老、增寿等养生药，收录粥、羹、酒、茶剂等 2 000 多首食疗配方，并列出"服药食忌""饮食禁忌"等，将辨证论治引入养生，为后世辨证施养之典范，促使后世中医养生的发展更为完善。李梴重药饵保健，在《医学入门》中强调"量体选药"的原则，主张用药要平和、温和、中和，补虚反对峻补峻攻，要扶培、缓补、调补。

明清时期动静结合的养生方法进一步得到明确，导引武术健身得到很大范围传播。明·李梴在《医学入门》中指出："精神极欲静，气血极欲动。"提出静养精神，动养形体的辩证关系。明·方开在《摩腹运气图考》(又名《延年九转法》)中指出:"动静合宜,气血和畅,百病不生,乃得尽其天年。"提出了静以养阴,动以养阳的观点。主张人体要保持"阴平阳秘"的健康状态,就必须动静适宜,切忌过动过静,否则就会造成阴阳偏颇,导致疾病。明·高濂在《遵生八笺》中将吐纳呼吸、按摩导引、主动调节意念三者相互结合,形成养气、调神、动静结合、顺势顺时而为、屈伸的运动养生观点,并载有八种导引术。明·罗洪先所撰《仙传四十九方》载录华佗"五禽图"最为详尽,并指出:"凡人身体不安,作此禽兽之戏,汗出,疾即愈矣",说明了导引保健的重要作用。明·徐春甫的《古今医统大全》将以气功为主的养生科列为十三科之一。清代养生家曹庭栋很重视动以养生的重要作用,其在《老老恒言·导引》指出:"导引一法甚多,如八段锦、华佗五禽戏、婆罗门十二法、天竺按摩诀之类,不过宣畅气血,展舒筋骸,有益无损",并创"卧功、坐功、立功三项",以供老年锻炼之用。鸦片战争之后,卫国保家和练功健身的思想兴起,专论导引、武术之类著作也随之增多,其中比较突出的如敬慎山房主彩绘的二十四幅《导引图》,将导引、按摩熔为一炉,用于养心练精、补虚、防治疾病和强身益寿,有较高的实用价值。王祖源的《内功图说》将动功名为"八段锦""十二段锦"和"易筋经",并结合按摩术,以图解加以说明。在此时期,中国练功习武之风盛行,既可健身又可防卫,成为民众养生的一大特色。

明清老年养生方兴未艾,而且更为普及。徐春甫的《老老余编》将养老与"忠孝"相联系。龚廷贤的《衰老论》研究了变老原因,其《寿世保元·老人》提出针对老年人养生的"五戒",涉及处事、衣着、起居、饮食等多个方面。曹廷栋根据自己的长寿经验,参阅 300 多家养生著作,针对老年人特点进行全面论述,著成《老老恒言》,其中针对脾胃虚弱特点编制粥谱百余首,以"备老年之颐养",可谓集食养保健粥之大成。

总之,明清时期在养生理论上提出了温补命门、治形宝精、调养五脏、动静结合等原则,养生方法亦得到全面发展,中医养生学已基本成为有丰富的理论基础与实践经验的更加系统、完整的专门学科。

(六)近代与现代

1840 年第一次鸦片战争后,中国逐步沦为半殖民地半封建社会。西方文化的冲击、全盘否定中华民族文化遗产的思潮,以及社会对中医采取民族虚无主义的态度,使中医学发展遇阻,中医养生学亦衰微不振,停滞不前。这段时期养生著作很少,理论和方法亦无进展,主要著作仅有蒋维乔的《因是子静坐法》、席裕康的《内外功图说辑要》、任廷芳的《延寿新书》、胡宣明的《摄生论》、沈宗元的《中国养生说集览》等。

中华人民共和国成立之后,祖国传统医学获得了新生,中医养生学也开始复苏。20 世纪 50 年代至 80 年代初期,养生学的发展相对滞后。80 年代中后期,随着人民生活水平的提高,人们对养生康复的需求增多,外加医学模式的转变,医学科学研究的重点从临床医学逐渐转向预防医学和康复医学,传统的养生保健得到更加迅速的发展,出现了蓬勃向上的局面。21 世纪随着国家政策支持,中医养生学在理论研究、人才培养、学科建设等方面走向正轨并快速发展。

近年来,中医养生研究更加繁荣,研究队伍不断壮大,相关研究机构、专业委员会相继成立。研究方法有所创新,各种智能技术、信息技术、数据分析技术等相继应用于中医养生的研究。研究内容更加全面,在养生理论研究方面,抗衰老研究、体质状态的辨识、生命的认知、健康的认知、治未病理论等成为研究重点;文献研究方面,大批古代养生文献整理出版，古籍数字化、丛书类书的编撰使研究更加系统深入；临床研究方面，针对多种疾病进行了养生调摄研究。此外，有学者将传统的中医养生和现代卫生保健结合，促进了临床养生研究的深入发展。

中医养生人才培养也日益得到重视，各地中医高等院校相续为传统养生保健开设了相关课程。特别是从 1987 年开始，原国家教委决定逐步在中医院校筹办开设中医养生康复专业。1988 年国家中医药管理局与世界银行合作，把中医养生康复专业列为贷款项目进行扶持。目前我国已建立了多层次、多渠道、多形式的中医养生人才培养体系，大量的中医养生人才正为人民群众的健康提供养生保健服务。

二、现代健康学发展史

（一）健康概念的发展

健康是人类生存和发展的基础，人类对健康的认识经历了漫长的过程。古希腊的希波克拉底（公元前 460 ~ 前 370 年）认为人体由血液、黏液、黑胆汁和黄胆汁四种液体组成，健康是由这些物质的平衡状态决定的。在文艺复兴时期，许多杰出的医生和学者探讨健康和疾病。如 16 世纪意大利医生、诗人吉罗拉摩·弗拉卡斯特罗（1478 ~ 1553 年）在其著名的专著《关于传染病》一书中，提出疾病的"种子"的概念，认为"种子"对于特定的靶点具有特别的亲和力，有些是植物，有些则是动物；而有些"种子"则是特异性地针对某种动物，对于其他动物则不会产生任何影响；而在一个特定的宿主体内，有些"种子"则是对特定的组织、器官或者体液具有特别的亲和力。这种理论刷新了人们对健康和疾病的认识。

18 世纪，健康的概念被赋予了"解剖学"或"生理学"的内涵。意大利内科医生和解剖学家乔瓦尼·巴蒂斯塔·莫尔加尼（1682 ~ 1771 年）认为健康是人类有机体临床解剖学的完整状态。在"生理"方面，苏格兰医生约翰·布朗（1735 ~ 1788 年）提出医学"兴奋性"理论，认为人类健康有赖于人体特有的内部兴奋性和众多外部刺激之间的良性互动。

19 世纪，以生理和解剖学研究为基础的健康思想得到了进一步的发展。生理学方面，法国哲学家和生理学家克劳德·伯纳德（1813 ~ 1878 年）阐述了有机体的"内部环境"的概念，为生理学和医学研究提供了基础，对于维持人体内部环境的稳定和平衡具有重要意义。他在解剖学方面，将人类健康与疾病在细胞水平上进行了研究。

20 世纪，医学科学呈现爆炸式发展，产生了健康和疾病的多方面协同定义，不仅考虑了身体解剖特征，还考虑了心理和社会功能特征，形成了现代健康的理念。1948 年世界卫生组织在成立宣言中就明确指出："健康不仅是没有疾病或虚弱，而且是身体、心理和社会上的完好状态"，提出了"三维"健康概念，把人的健康从生物学的意义扩展到了精神和社会关系。1978 年，WHO 在《阿拉木图宣言》中重申"健康不仅是疾病与体虚的匿迹，而是身心健康社会幸福的总体状态"，着重强调了生理健康、心理健康及良好的社会适应性。1989 年，WHO进一步深化了健康的概念，提出"健康不仅仅是没有疾病和虚弱，而且是生理、心理、社会适应能力和道德上的完满状态"的"四维"健康理念，从涉及人类生命的生物、心理、社会和道德四个基本层面阐明了健康的科学内涵，形成了包括身体健康、心理健康、社会适应良好和道德健康等四个方面内容的"四维"健康新概念。1990 年，WHO 进一步提出了身体健康的十大标准。

总之，从"机体没有疾病"的简单生理健康观，到将人的身心健康与社会融合成整体的"四维"健康观的提出，使人类对健康的认识实现了质的跨越，促进了医学模式由单一的生物医学模式向"生物-心理-社会"模式变革，由单纯治疗疾病转变为预防、保健、养生、治疗、康复相结合。

（二）现代健康相关领域的发展

随着现代医学科学的不断发展，与健康密切相关的领域也得到了不断进步，综合起来大致可以归纳为以下几个方面。

1. 健康心理学

健康心理学是旨在运用心理学知识和技术，探讨和解决有关保持或促进人类健康以及预防和治疗躯体疾病的学科。其致力于从心理学角度去了解健康和疾病的原因和规律，主要研究人的心理对身体健康的影响以及致病的心理因素，引导人们改变不良的行为和生活方式，帮助人们以健康的方式生活，并有效地参与治疗和康复活动。

随着科学技术的迅速发展，医学科学已进入了"生物-心理-社会"医学模式的时代，健康心理学由此应运而生。1978 年，美国心理学会成立了健康心理学分会，创办了《健康心理学杂志》，传播并交流健康心理学的研究成果和工作经验。1986 年，国际应用心理学联合会也建立了健康心理学分会。1994 年，国际健康心理学研究会成立。一些杂志也应运而生，如《心理学与健康：国际综述》《英国健康心理学杂志》《职业健康心理学杂志》等。当前健康心理学工作者在禁烟、戒酒和改变饮食习惯等防病措施中已发挥了重要作用。此外，在帮助人们应对社会压力，减轻焦虑、抑郁、恐惧等负面情绪，以及癌症和心脏病的预防和治疗等方面也在进行积极工作。

2. 健康教育

健康教育与健康促进是人类保健事业发展的一个新阶段。1978 年，国际初级卫生保健会议发表的《阿拉木图宣言》明确指出，健康教育是所有疾病预防措施、医疗卫生问题及控制措施中最为重要的内容，是实现初级卫生保健战略目标的关键路径和基本策略。西方健康教育的发展较早，目前已形成相对完善的体系。我国起步比较晚，关于健康教育的各项工作还处于积极探索的阶段。1984 年《中共中央、国务院关于卫生改革与发展的决定》中提出了"健康教育"一词。同年"中国健康教育协会"在北京成立，1985 年专业学术期刊《中国健康教育》杂志创刊。1986 年，中国健康教育研究所成立。2008 年，健康教育与健康促进工作得到了各个行业的支持，健康教育和健康促进工作在理论上逐渐地走向成熟。2018 年 11 月 14 日第十一届中国健康教育与健康促进大会召开，会议强调把健康教育与健康促进工作纳入健康中国战略全局统筹谋划，充分发挥健康教育与健康促进在打赢健康扶贫攻坚战中的重要作用，积极推动国际交流合作，着力提高工作队伍的专业素质和能力。

3. 健康传播

健康传播是一种将医学研究成果转化为大众的健康知识，并通过态度和行为的改变，以降低疾病的患病率和病死率，有效提高一个国家或社区的生活质量和健康水准为目的的行为。1971 年美国"斯坦福心脏病预防计划"的出现标志着健康传播研究的开端。20 世纪 80 年代艾滋病预防教育有力地推动了健康传播的发展。我国真正意义的健康传播的研究时间不长，1996 年我国学者提出健康传播是以人人健康作为出发点和目的，通过各种传播媒介，对健康信息获取、制作、交流以及分享的过程。《中国健康教育》杂志率先开设专栏介绍健康传播研究成果。近年来，随着"非典"（严重急性呼吸综合征，SARS）、禽流感、三聚氰胺奶制品污染事件等的发生，推动我国健康传播事业的发展不断深入，逐渐实现从生物医学知识传播到促进行为方式的改变，尤其针对慢性疾病如冠心病、高血压、糖尿病等行为方式的改变。

4. 健康管理

健康管理是对个人或人群的健康危险因素进行全面管理的过程，其宗旨是调动个人及集体的积极性，有效地利用有限的资源来达到最大的健康效果。现代健康管理的思路和实践最初出现在 20 世纪 50 年代末的美国保险业，随后英国、德国和日本等发达国家也积极效仿和实施健康管理。迄今为止，国外健康管理已经涉及医学、心理学、管理科学、社会科学、环境科学、公共政策和法律等多个学科。2000 年之后，我国健康管理开始兴起。2005 年，劳动和社会保障部批准将健康管理师列为国家新职业，同意将健康管理师纳入卫生行业特有国家职业。2007 年中华医学会健康管理分会成立，同年《中华健康管理学杂志》创刊，《健康管理师国家职业标准》也在同年颁布，"健康管理师"成为被政府部门认可的新兴职业。但目前我国的健康管理尚未形成相对独立、成熟的专业，健康管理的服务对象比较狭窄，主要集中在经济收入较高的人群，开展健康管理的机构也主要为社区卫生机构、公立医疗机构、社会办健康相关机构和一些大型企业，公众的认知度还不高，健康管理的一些理念尚未被公众所接受。

5. 健康保障

健康保障制度萌芽于工业化最早的英国，1601 年英国颁布了第一部专门的《济贫法》，规定了对贫困人群的救济政策。18 世纪 60 年代，欧洲工人救助组织和慈善机构迅速发展，建立了由相同职业的劳动者自发的互助组织，对遭受各种意外事故和自然灾害的会员共同出资救助。1883 年，德国颁布全世界第一部医疗保障法律《疾病社会保障法》，标志着医疗保障新制度的诞生。1911 年英国颁布《国民保险法》、1928 年法国在全国推进《社会保险法》，明确实施健康保险制度。亚洲最早建立健康保障制度的国家是日本，1927 年正式实施《健康保险法》。第二次世界大战结束到 20 世纪 70 年代，是医疗保障制度的大发展时期，也是医疗保障繁荣发展的时期。1948 年英国宣布建成了世界上第一个福利国家。这一举措推动各国积极发展保障事业。20 世纪 70 年代，资本主义国家爆发经济危机，各国开始采取改革措施。如英国 1991 年实施《国民健康服务法》，对国民健康服务的运营、组织、方法、权限等做了彻底改革。

自中华人民共和国成立以后，我国建立了以社会医疗保险为主、社会医疗救助为辅、商业健康保险为补充的多层次健康保障模式。2001 年国务院提出在城市落实最低生活保障对象医疗救助政策，2002 年在农村建立医疗救助制度，自此我国各省市陆续开展医疗救助。2006 年国务院突出强调商业健康保险的重要性，同年保监会颁发《健康保险管理办法》，首次对健康保险的监管规章做出详细要求。2016 年，"十三五"规划提出要加快发展健康商业保险。截至 2018 年底，我国基本建立了覆盖城乡居民的医疗保险制度。同年，组建了国家医疗保障局，以促进医疗保障一体化管理体制和运行机制的建设，为健康保障的发展提供了制度保障。

【本章小结】

本章主要介绍了健康与养生的概念和健康的标准以及养生学在国内外的发展历史。健康的标准是本章学习重点和难点。

【第一章思考与练习】

1. 单项选择题

（1）春秋战国时期，提出了"摄生""养生"等养生学理念的学派是（　　　　）。

A. 法家　　　　B. 道家　　　　C. 阴阳家　　　　D. 墨家　　　　E. 儒家

（2）秦汉时期提出了以"动"养生的思想的是（　　　　）。

A. 刘安　　　　B. 董仲舒　　　C. 张仲景　　　D. 华佗　　　　E. 王充

（3）古代养生发展成为真正意义上的中医养生学的时期是（　　　　）。

A. 春秋时期　　B. 战国时期　　C. 秦汉时期　　D. 晋唐时期　　E. 宋元时期

（4）晋唐时期主张形神共养，尤重养神的是（　　　　）。

A. 嵇康　　　　B. 陶弘景　　　C. 葛洪　　　　D. 孙思邈　　　E. 王叔和

（5）金元时期提出"养生当论食补，治病当论药攻"的观点的是（　　　　）。

A. 刘完素　　　B. 张洁古　　　C. 张从正　　　D. 李杲　　　　E. 朱丹溪

（6）药饵养生学说发展进入鼎盛的时期是（　　　　）。

A. 秦代　　　　B. 汉代　　　　C. 晋代　　　　D. 唐代　　　　E. 明代

2. 简答题

请简述孙思邈对中医养生学的贡献。

第二章

中医健康养生学概述

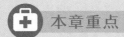 **本章重点**

中医健康养生学的特点是整体调养和辨证施养；中医健康养生学的基本理论，包括保养正气，防御病邪，未病先防，既病防变和愈后防复；中医健康养生学的基本原则，包括顺应自然，调摄精神，饮食有节，锻炼形体，调养脾胃，保精护肾。

学习要求

（1）掌握中医健康养生学的基本理论和基本原则。

（2）熟悉中医健康养生学的特点是整体调养和辨证施养。

（3）了解中医健康养生学的相关古籍。

 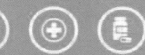

中医健康养生学属于中医学范畴，具有中医学的基本特点，重在整体调养和辨证施养。中医健康养生的最高目标为"和"。"阴平阳秘，精神乃治"则"和"；疾病发生乃为"失和"。"正气存内，邪不可干""邪之所凑，其气必虚"。中医学认为正气不足是人体发病的内在根据，邪气是疾病发生的重要条件，正邪斗争的胜负决定发病与否，因此，保养正气、防御病邪、未病先防、既病防变和愈后防复是中医健康养生学的基本理论。中医健康养生学思想在发展过程中形成了"顺应自然、顾护正气""调摄精神、锻炼形体""动静结合、神形共养""饮食有节、调养脾胃""护肾保精"等基本养生原则。

第一节　中医健康养生学的特点

中医健康养生学是以中医理论为基础，吸取历代丰富的健康养生内容和宝贵的经验，历经数千年的积淀而成。在漫长的历史进程中，许多因素对其发展也起到了积极促进作用。首先，与中华文明数千年的传统文化密切相关；其次，中医学基础理论和思想是中医健康养生学的理论依据；最后，中医健康养生学是基于实践总结归纳形成的实用性科学，体现了我国劳动人民的智慧，通过不断的总结、积累、升华、归纳及反复验证从而不断发展。中医健康养生学的特点具体如下：

一、整体调养——天人相应

中医健康养生学虽具有其独特性，但与其他中医学科一样，也是遵循中医体系理论框架而形成的。中医健康养生学是从中医整体观及辨证论治体系入手，进而形成具体的养生应用及方法。整体观强调人自身是一个整体，各个结构不能分割且功能上协调互用。生理上人体以五脏为中心，通过气、血、精、津液的共同作用，完成机体的功能活动，且病理上同样互为影响。人与自然环境、社会环境同样是一个整体，人的生理功能、病理变化与自然、社会环境密切相关。

中医健康养生学以中医基础理论如"天人相应""形神合一"为指导，同样强调把人与自然、人与社会和人体自身视为一个整体。自然是人类生命生产活动的源泉所在，人类要维持自身正常的生命功能活动就需要遵循大自然的规律以及适应大自然的变化。也就是道家所说的"顺应自然"的养生观，正如老子所云："人法地，地法天，天法道，道法自然。"中医健康养生学重视强调人类顺应自然、改造自然的能力，进而在此基础上才能发挥人类对大自然的主观能动性。人与自然界相应，自然界的变化如四时交替、昼夜晨昏等都与人体各功能状态密切相关。《黄帝内经》记载"肝旺于春""心旺于夏""脾旺于长夏""肺旺于秋""肾旺于冬"，这反映了自然界四时季节与人体脏腑功能相对应。中医整体观认为人与自然界是协调统一的，是一个有机的整体，自然界是人类生存的基础所在。在人类生产生活的漫长进化与发展的过程中，人和外在自然之间是相互影响的。自然界变化如四季更替，都会直接影响到人体的生命活动，而机体需要与之相适应，从而达到协调统一。中医健康养生学进而强调人的生命活动要与自然环境、社会环境相协调，这是人体进行健康保健养生的根本所在；同时强调机体内部五脏六腑的气机调和及身体整体的调节，运用阴阳学说、五行学说、藏象学说等来对人体进行防病治病、养生保健，从而达到延年益寿的目的。

首先，人要主动顺应自然。中医理论强调人体要健康长寿，在遵循自然规律的基础上，顺应自然进而改造自然，譬如在饮食、起居、日常劳作中需遵从四时节气及自然环境的变化进行适当的调节，并且以此为本，注重调节人体的精、气、神，在机体生命过程的动态平衡过程中，同时注重内、外环境的动态协调和统一。《灵枢·岁露》云："人与天地相参也，与日月相应也。"人与自然界是一个有机的整体，人类通过与时相应，进行适时的自身调摄，进而保持机体自身的生命规律，适应自然界阴阳消长的规律，从而使神调体壮，免受邪气的入侵而为病。

其次，要达到机体与外环境协调统一。协调统一可以通过主动调控机体内在因素来顺应自然界外在环境的变化，同时在此基础上改造自然以更好适应人类生存发展的需要。其中，调节内养为主，比如运用适宜自身的养生保健方法进而调摄脏腑经络气血，同时兼顾养外，内外相养才能达到内外统一，从而保健防病，延年益寿。《素问·上古天真论》曰："外不劳形于事，内无思想之患，以恬愉为务，以自得为功"方能"形体不敝，精神不散，亦可以百数"。中医理论认为，机体与外在自然相统一是建立在天人相应的基础上的，是主动积极的过程。人类在常年的生存活动中逐渐掌握并适应了自然界的规律，从而能更好地适应自然，进而主动地改造自然，增强了人体抵御疾病的能力。

最后，要注意顺应天时。《黄帝内经》指出"五脏应四时，各有收应"，自然界分一年四季，人体受其影响进而出现春生、夏长、秋收、冬藏的生存发展规律。养生需要遵循天时的变化，根据季节的不同特点，采取不同的有针对性的脏腑养生调理方法，才能驱邪避害，达到健康长寿的目的。例如春季应肝，所以春季应注意保持心情愉悦舒畅，早起早睡，亲近大自然，将自身的情志与春季万物生发之气相协调合一，从而使肝气条达，进而促进气血调畅，五脏平和。

二、辨证施养——三因制宜

中医健康养生学同时强调辨证施养，即在养生保健的具体实践过程中，通过望、闻、问、切的中医传统四诊方法，分析个体的全身状况，如症状、体征、舌苔、脉象等基本资料，并结合当下气候、时节、地域及个人体质差异等基本情况，运用八纲辨证、气血辨证、阴阳辨证、脏腑辨证等辨证方法，辨别个体的所属证型，然后根据中医健康养生学的基本原则和具体实践方法，包括饮食、药物、针灸、运动、功法等调养方式，制定相应的健康养生方案及指导方法。从而纠正机体阴阳偏颇的状态，调节恢复机体阴阳平衡，最终达到促进健康的目的。辨证施养的本质要求就是"三因制宜"，即因时、因地、因人制宜。中医认为整个世界是一直在运动变化的，生命同样如此，强调动态研究人体健康及养生。

（一）因时制宜

因时制宜主要包括两方面内容，一是遵循自然界变化规律并与之相适应，二是谨防异常变化对机体产生的不良影响。四时、季节、昼夜等变化都会对机体产生一定的影响，在季节变化中，春、夏、长夏、秋、冬分别应属木、火、土、金、水，其中春气温，夏气热，长夏气湿，秋气燥，冬气寒，因此机体在生命活动的过程中就对应上述四时变化的一般规律。《灵枢·五癃津液论》指出"天暑衣厚则腠理开，故汗出，……天寒则腠理闭，气湿不行，水下流于膀胱"。可见夏季天气炎热，阳气促进气血运行输布于体表，皮肤腠理疏松，易于出汗，且脉多浮大；而冬季天气寒冷，阳气趋于机体内部，气血运行输布于里，故腠理闭塞，汗少尿多，脉多沉小。在昼夜晨昏中同样随着阴阳的消长进退，机体也产生与之对应的反应。《灵枢·顺气一日分为四时》曰："以一日分四时，朝则为春，日中为夏，日入为秋，夜半为冬"，说明人体的阳气运行变化是随着时辰变化的，日间阳气趋于表，夜间阳气趋于里。所以人体顺应四时、季节及昼夜的变化规律，是健康养生学的重要内容之一。中医也据此提出来许多因时制宜的养生保健方法，如"顺四时而适寒暑""春夏养阳，秋冬养阴"等。

（二）因人制宜

因人制宜就是指根据个体的差异，如性别、年龄、体质等因素制定的、有针对性的健康养生措施。例如男性属阳，以气为主；而女性属阴，以血为主。在精神调摄上由于上述属性特点，男性气郁致病较女性少一些，而女性较容易因情志变化而伤身。同样，不同年龄阶段的人群具有不同的生理病理特点，小儿"稚阴稚阳，纯阳之体"，脏腑娇嫩，气血未充，容易受外界因素的影响，且一旦生病，病情变化迅速，同时对药物治疗等干预措施反应也较快。而老年人气血亏虚，一旦患病，多为虚中夹实证或虚证，治疗多以补益类药物或扶正干预手段为主。而对于女性，由于具有经、带、胎、产的生理特点，在养生保健时则应根据其不同阶段的情况采用不同的养生方法。如经期、妊娠期应避免服用生冷食物或破血逐瘀、走窜滑利类药物，以免引起不良后果。从体质上来说，人体禀赋差异就会形成不同的性格和身体素质，因此养生要根据机体的体质和性格特点进行，比如情绪易波动起伏，感情较为脆弱，或容易生气恼怒之人，养生时应注意调畅情志、移情易性，使其充分认识到情志致病的重要性，从而达到养生延年的目的。

（三）因地制宜

不同的地域环境对人体的功能活动同样有着不同影响，适宜的生活环境对人体的健康长寿有积极作用。适宜的自然环境，既能使人类的物质生活得以满足，同时还要注意民俗民风，与人类的心理需求相适应。人在主动适应自然界的变化时，同时还要积极主动地改造自然环境。地域同样对机体活动产生影响，如北方气候干燥寒冷，人体腠理大多致密，南方气候温暖湿润，人体腠理通常疏松。《黄帝内经》认为"高下之理，地势使然也。崇高则阴气治之，污下则阳气治之。阳胜者先天，阴胜者后天，此地理之常，生化之道也。……高者其气寿，下者其气夭，地之小大异也，小者小异，大者大异。"居住在气候寒冷、空气清新的高山地区多长寿，反之居住在气候炎热、空气污浊的低洼地区人多短寿。根据地域环境的差异，人们的体质和保健养生情况也各不相同。如我国南方地区气候炎热，潮湿多雨，外邪多为热邪、湿邪，从健康养生的角度出发可在饮食或药物中加入清热利湿、芳香化湿之品；而北方气候寒冷，较为干燥，外邪多为寒邪、燥邪，则可在调养或治疗中加入辛散滋润之品。针对地域气候的不同，从而采取适宜的健康养生保健方法，进而促进机体健康。

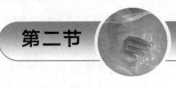

第二节　中医健康养生学的基本理论

《黄帝内经》指出："正气存内，邪不可干""邪之所凑，其气必虚。"即是说要保持身体健康，离不开保养正气和避免外邪侵袭。中医发病学说一方面强调内在正气的主导作用，另一方面认为外邪侵袭是必要因素。邪气侵犯人体，必然引动正气抗邪，从而会扰乱脏腑组织功能、耗损人体精气。因此，机体的健康，从中医角度来讲，包括保养正气和防御病邪，而维持人体不同阶段的健康状态，还包括未病先防、既病防变和愈后防复。本节将从保养正气、防御病邪、未病先防、既病防变和愈后防复进行介绍。

一、保养正气

正气是指人体具有抗病、祛邪、调节、修复及对外环境适应等作用的一类细微物质和能量，又包括了机体对外界环境的适应能力、抗病祛邪能力和康复自愈能力。中医健康养生学非常重视人体的正气，认为身体的强弱及机体是否早衰，主要取决于自身正气是否充盈。如果正气充足，脏腑功能协调，机体按正常规律生化，人的身体也就健康强壮，精力充沛，长葆青春活力，可得长寿；反之，正气不足，则身体虚羸，精神不振，未老先衰，寿短夭折。从病因发病学角度来看，人体由强转弱、由健康到亚健康甚至疾病，无不是由人身之内因和外因而起。在导致亚健康和疾病的外因与内因之间，内因正气居于主导地位，而外因居于次要地位。在一般情况下，人体正气旺盛，邪气就不易侵犯，机体就不会发病，即使患病，症状也比较轻，而且也容易治疗和恢复。所以《黄帝内经》指出："正气存内，邪不可干。"如果人体正气相对虚弱，抗病能力低下，邪气便可乘虚而入，侵犯人体而发生疾病，《素问·评热病论》言："邪之所凑，其气必虚。"强调以正气为中心，发挥人自身的主观能动性，通过主动地人身调摄，保养正气，增强生命活力和适应自然界变化的能力，从而达到强身健体、祛病延年的养生目的。在具体实施时，需要做到养精调气，清静养神。

精是生命的根本，精气的盛衰直接影响人体功能的强弱，关系到衰老的速度，而肾主藏精，为先天之本。因此，养生学认为扶正当首先从肾入手，将护肾保精固本作为养生的基本措施。现代医学研究认为，肾与下视丘、垂体、肾上腺皮质、甲状腺、性腺，以及自主神经系统、免疫系统等都有密切关系。肾虚者可导致这些方面功能紊乱，出现病理变化和早衰之象。这说明重视"肾"的护养，对于祛病延年、抗衰老是有积极意义的。护肾保精的方法，要从节欲保精、运动保健、导引补肾、按摩益肾、食疗补肾、药物调养等多方面入手。通过调补肾气、肾精，培育先天之本，协调其他脏腑的阴阳平衡；使肾的精气保持充沛，以利于元气运行，增强身体的适应调节能力，更好地适应自然。

脾胃为后天之本、肺为气之本，人出生后依靠脾胃化生水谷精微和肺所吸入的清气来充养人体精气，为人体生命活动提供物质基础。因此中医养生学认为益气扶正当从肺脾入手，强调通过调理脾肺，使化源充足、正气充沛而达健康长寿的目的。现代研究证明，脾肺功能与消化系统、免疫系统、血液循环系统、神经系统、泌尿生殖系统等，都有密切关系。调理脾肺，能有效地提高机体免疫功能，并能对整个机体状态加以调整，祛病防衰。因此历代医家和养生家都十分重视调理脾肺以养生。调养肺脾的具体方法非常丰富，包括饮食调节、药物调养、精神调摄、针灸按摩、起居劳逸调摄等。

另外，补益精气是补肾强身的关键，增强运化是健脾养胃的关键，二者相互促进、互为补充，即所谓"先天养后天""后天补先天"。在所有的养生活动中，必须重视脾肾功能的维护和促进。

神是生命的主宰，神能御气，只有在神的统驭下，人体的正气才能保持和顺调达，《素问·移精变气论》高度概括其重要性为"得神则昌，失神则亡"。因此，养生学认为只有保持清静，精神方可得以养藏，强调清静养神而和调正气。具体而言，养神要以清静为本，祛除杂念，神动而不躁，达到精神内守的状态；少思少虑，用神而不耗神，保持神机灵敏的状态，如此则真气从之，精气自然充足，邪气不能侵犯，病无由所生，机体得以健康。

二、防御病邪

中医健康养生学认为邪气是疾病损正伤身的触发因素，强调避邪安正，通过避免六淫入侵、七情内伤、饮食劳伤、金刃外伤、虫兽灾害等，使正气安和、不受损耗而达到祛病延年的目的。在诸多邪气中，特别要注意对风邪的避忌，即《灵枢·九宫八风》所谓"圣人避风，如避矢石"。中医学认为"风为百病之长"，多种邪气尤其是六淫外邪，总是依附于风邪而侵犯人体。风邪又常常伤人于不知不觉中，容易为人所忽视。因此，即使对于细细微风，也要特别加以重视，免受"贼风"而损害健康。另外，古人在与邪气斗争的过程中，还强调"不伤"的养生原则，晋朝葛洪直接提出"养生以不伤为本"，所谓"不伤"，就是生活中尽量避免接触各种伤损性命的因素。战国时期的《吕氏春秋·尽数》一书中言："毕数之务，在乎去害。"就是说，要想达到自然寿数，关键在于不使生命受到损害。其后一直为历代医家养生家所重视和研究。"伤"的因素，当隶属于中医学"邪"的范畴，如情绪过度失常、过分追求名利、运动过度、饮食起居的失常、房事损伤等。中医邪气是一个与正气相对的概念，无论外来，还是内生，凡能伤害正气者，皆称为邪。病邪侵袭，中医主要分为外感六淫、内伤七情及其他因素。

（一）外感六淫

"六淫"指风、寒、暑、湿、燥、火，为六种外感病邪的统称。在正常情况下，称为"六气"，是自然界六种不同的气候变化，是万物生长的基本条件，对人体无害。"六淫"是"六气"的异常变化所致，当气候变化异常时，六气发生不及或太过，或非其时而有其气（如春季应温而反寒、秋季应凉而反热等），或气候变化太过急骤（如暴冷、暴热等），以及人体的正气不足时，"六气"成为致病因素，才称为"六淫"。《素问·至真要大论》云："夫百病之生也，皆生于风寒暑湿燥火，以之化之变也。"明确了"六气"变动，以成"六淫"而使人生病。要想防御"六淫"的侵袭，首先要清楚"六淫"的性质及致病特点。

风者，五行属木。风为阳邪，轻扬开泄，向上向外，易袭阳位，导致腠理开泄；风性善行而数变，病变部位不定，发病急，传变快；风性主动，发病有明显动摇症状如眩晕等；风为百病之长，常为外邪致病的先导，容易兼夹寒、湿、热等外邪。

火者，五行属火。火为阳邪，其性炎上，火具有燔灼、躁动、上炎之性，发病容易出现阳热征象，如高热、面红目赤、脉洪数，并且头面部火热症状突出，如目赤肿痛、口舌生疮、牙龈肿痛等；火邪容易伤津耗气，气随津耗，则容易出现汗出、口渴、咽干口燥、小便短赤、大便干结、肢倦乏力等；火邪易生风动血，出现高热神昏、四肢抽搐，甚至出现各种出血症状；火邪夹毒，易致肿疡，出现血热肉腐，以局部红肿热痛为特征；火邪与心气相应，还易扰乱神明，出现心烦失眠、狂躁、谵语等。

暑者，五行属火。暑为阳邪，其性炎热，容易出现阳热亢盛之证，表现为阳热症状明显，如高热、面红目赤、心烦、脉洪大等；暑性升散，容易耗气伤津，出现汗出、口渴、气短之症；暑多夹湿，湿与热合，病人还可见胸闷脘痞、四肢倦怠、便溏等湿阻症状。

湿者，五行属土。湿为阴邪，易阻遏气机、损伤阳气；湿性重着，容易出现身体困重、头重如裹、关节重着、排泄物和分泌物秽浊不清；湿性黏滞，容易出现大便不爽、分泌物黏滞、苔腻的特点，并且疾病缠绵难愈；湿性趋下，容易伤及人体下部，如下肢水肿、女性带下等。

燥者，五行属金。燥性干涩，易伤津液，失于濡润，出现明显干燥症状，如口干、唇燥、咽干、皮肤干燥、毛发干枯、大便干结等；燥易伤肺，容易损伤肺阴，常见肺部病证，如干咳、少痰、或痰中带血等。

寒者，五行属水。寒为阴邪，易伤阳气，阴盛则阳病，病人寒象明显，如怕冷、四肢不温等；寒性凝滞，病人容易出现气血凝滞，经脉不通，不通则痛；寒性收引，收缩挛急，病人容易肌腠闭塞、筋脉拘急，出现恶寒、发热、无汗、关节屈伸不利等。

（二）内伤七情

"七情"指喜、怒、忧、思、悲、恐、惊七种情志，是机体精神状态的表现。七情是人体对客观事物的不同反应，在正常情况下，一般不使人致病，只有突然、强烈或持久的情志刺激，超过了人体自身的调控范围，才定为致病七情。致病七情可表现为：情志反应太过，直接损伤脏腑，《素问·阴阳应象大论》中提到"喜伤心，怒伤肝，忧伤肺，思伤脾，恐伤肾"。也可表现为影响气机，《素问·举痛论》云："怒则气上，喜则气缓，悲则气消，恐则气下，寒则气收，炅则气泄，惊则气乱，劳则气耗，思则气结"。因此，避免内伤七情的发生，就需要中正平和的心态，调整好情绪，不使情志过激或不及。

（三）其他因素

能成为病邪的其他因素一般包括疫疠毒邪、各类外伤、虫咬伤、烧烫伤等。对于疫疠毒邪，需要加强自身防护意识，做好隔离，减少接触。正如席卷全球的新冠病毒感染，属于疠气入侵，防控的四大措施为戴口罩、勤洗手、常通风、少聚集，其目的是避免接触新冠病毒，即是防御外邪的方法。至于其他因素就需要生活中加强注意，提高专注度，保护好自己，避免各种意外的发生。

三、未病先防

"未病先防"的"未病"属于中医疾病防治的概念，不仅指机体处于尚未发生疾病的状态，还指机体已有早期轻微病变，但未表现出明显症状和体征的阶段，实际上也包括人群处于没有疾病但也不健康的状态。医学上，在疾病尚未发生之前，窥探病之先兆，并采取必要的预防措施，以防止疾病的发生，是健康养生学的"未病先防"。《素问·四气调神大论篇》云："圣人不治已病治未病，不治已乱治未乱。"强调了在平时注重养生保健，防止病邪入侵，是防治疾病的最高境界。《灵枢·逆顺》记载："上工刺其未生者也，其次刺其未盛者也，其次刺其已衰者也……故曰，上工治未病不治已病，此之谓也。"也表明高明的医生，在疾病处于萌芽阶段，症状还不明显的时候，就可以采取适当的治疗手段来阻止疾病的发生，也就是"未病先防"。《丹溪心法·不治已病治未病论》中提到："与其求疗于有病之后，不若摄养于无疾之先，盖疾成而后药者，徒劳而已。是故已病而不治，所以为医家之法；未病而先治，所以明摄生之理……此圣人不治已病治未病之意也。"提倡"未病先治"，是懂得养生之理。要做到"未病先防"，需要顺应四时、顾护人体正气；起居有常、适度运动；阴阳平衡、饮食有节；心态平和、恬淡虚无。"未病先防"主要从以下几方面介绍。

（一）顺应四时、顾护正气

人类生存于自然界，首先要适应自然界的大环境，也就是顺应自然，适应春夏秋冬四季变化。按照大自然的春温、夏热、秋凉、冬寒规律养生，注重未病先防就可以减少疾病的发生。自然界中有风、寒、暑、湿、燥、火六种不同的气候变化，同时这些因素又是导致多种外感疾病发生的原因。顺应四时的目的在于固守正气，增强体质，远离各种病邪侵害；以自然之道养自然之性，取得人与自然的和谐统一来提高生存质量。对于四时不正之气，要适时地回避，尤其在天气阴晴不定，忽冷忽热时，极易诱发一些疾病或加重原有的疾病，所以要密切关注气候的变化，及时加减衣服，使机体适应季节变化，减少疾病的发生。

（二）起居有常、适度运动

现代社会工作压力大，很多人习惯熬夜，做不到起居有常。虽然人们的生活习惯各异，个人生活习惯有所不同，但起居有常、适度运动才有利于健康长寿。中医认为人体的阴阳气血随着昼夜晨昏阴阳消长的变化也进行着相应的调节，而与之相适应。白天时，人体的阳气运行于外，推动着人体脏腑组织器官进行各种机能活动，所以学习或工作的最佳时机是白天。夜晚时，人体的阳气内敛而趋向于里，机体应休息以便恢复精力。

生命在于运动，运动是生命存在的特征，中医讲"动则生阳"，保持经常运动，能够促进身体的阳气升发，增进健康，预防疾病，以期延年益寿。传统的五禽戏、太极拳，或者简单的步行、长跑等都是很好的健身方法，个人可根据自身情况和喜好，选择适合自己的运动锻炼项目。但是运动时需要注意时间最好是在早上，与天地阳气升发节律相符合，另外运动时注意不要汗出过多，汗出过多容易伤津。

（三）阴阳平衡、饮食有节

阴阳平衡是机体正常运行的基础，在正常生理状态下，保持阴阳相对平衡是非常重要的，如果出现一方偏衰，或一方偏亢，就会使人体正常的生理功能紊乱，导致出现病理状态，所以人体养生离不开协调平衡阴阳的宗旨。中医认为辛辣伤气，寒冷伤阳，一些水果蔬菜性寒，而另一些果蔬则性温，故应四季适时而食。其次人们每餐进食应有较为固定的时间，饮食各种营养成分要有所兼顾，食量要有所节制，使脾胃活动能够协调配合、有张有弛，保证消化吸收功能正常地进行。

（四）心态平和、恬淡虚无

良好的心态，是抵御疾病的一种重要手段。《内经》中提出"恬淡虚无，真气从之，精神内守，病安从来。"就是说保持心情平和、恬淡虚无可以预防疾病的发生。现代社会，紧张的工作、巨大的各种压力等，都是危害人类健康的因素，是人类益寿延年的障碍。而人作为社会的主体，不可能割断与社会的各种联系，这就要求人们应通过不断地自我调节，与所处的社会环境达到平衡。要做到对自己不苛求、对他人期望不要过高、不处处与人争斗、对人表示善意、遇到烦恼找人倾诉、乐于助人、积极娱乐、知足常乐，这样才能减少疾病，确保健康。

"未病先防"的疾病防控体系，主要是为人们树立正确的"治未病"思想，让人们以积极的心态面对亚健康问题，并配合饮食和体育锻炼，增强自身的抵抗力和疾病防御能力，从而减少疾病的发生，确保身体的健康。

四、既病防变

健康的最理想措施是未病先防，但完全杜绝疾病的发生是不可能的。如果疾病已经发生，则应早诊断、早治疗，以阻止疾病的发展与传变，这就是既病防变。这也是中医"治未病"的又一特点。既病防变的目的，也可以阻碍传染性疾病的传播。做好既病防变，可为人群健康做出一大贡献，作为医务工作者，应有爱心和担当，为人群的健康服好务。既病防变主要从以下三方面介绍。

（一）早诊断

早诊断，就是机体发生异常时，应尽早诊断。早诊断对医生和患者都有要求。就患者而言，稍感身体不适，就应尽快就诊，为早期诊断提供先决条件。就医生而言，要全面收集四诊资料，恰当分析疾病的病因、病位、病机，并尽快准确地做出判断。早诊断是早治疗的前提，可使疾病在初期阶段得到有效控制。定期健康检查，能及时发现一些疾病的"隐患"，也是早诊断的重要内容。传染性疾病，早诊断，尽快采取有效的隔离和消毒措施，也能阻断其传播，避免其流行。

（二）早治疗

早治疗的一个重要前提是病人早诊断。这里，强调病人稍感不适即应就诊，同时要求病人在病位表浅、病邪轻浅之时，则应采取有效的疗法，使疾病尽快痊愈。外邪侵袭人体，如果治疗不及时，病邪就可能由表传里，由浅入深，甚至侵犯内脏，使疾病越来越复杂，治疗也就越来越困难。这就要求医生对疾病做到早期治疗。再则，治疗疾病的过程中，一定要掌握好疾病发生发展规律，既要做到早诊断，也要防止其传变。

（三）控制传变

传变是指病邪或病变的传移、演变，又称传化。在疾病过程中，防止疾病传变的途径是掌握好疾病发生、发展规律及传变途径，并及时采取防治措施。根据疾病传变规律，早期治疗的一个重要目的是先安未受邪之地。《难经·七十七难》说："上工治未病，中工治已病者，何谓也？然：所谓治未病者，见肝之病，则知肝当传之于脾，故先实其脾气，无令得受肝之邪，故曰治未病焉。中工者，见肝之病，不晓相传，但一心治肝，故曰治已病也。"《金匮要略》也说："见肝之病，知肝传脾，当先实脾。"这是依据五行乘侮的规律而先安未受邪之地疗法的具体运用。因为肝属木，脾属土，肝木能乘脾土，所以治疗肝病时，配合健脾胃的方法，使脾气旺盛而不受邪。再如治疗温热病，由于热为阳邪，易伤人体阴液，故要时时保护阴液，针对这一传变规律，见到阴液受损时，适当加一些滋阴之品，以固护阴液，防止温热病邪传变。这些都是既病防变原则的具体应用。

五、愈后防复

复是复发，是指患过的病，再次发作。愈后防复也是中医"治未病"的一大特点。复发常见于疾病初愈、疾病的缓解阶段或痊愈时，由于某些诱因的作用，引起疾病再度发作或反复发作。这是一种发病形式。引起复发的机制是余邪未尽，正气未复，同时又有诱因的作用。因此，愈后防复应从肃清余邪，恢复正气，消除诱因入手。

（一）平衡阴阳

中医学认为，疾病就是人体邪正斗争出现的阴阳失衡状态，而治疗的目的就是调整阴阳的偏盛偏衰，通过补虚泻实、抑强扶弱、温寒清热等来调理气血、调和脏腑、固护正气、疏通经络以达到阴阳平衡。一般而言，患者病后初愈，大多仍有余邪留恋，机体处于不稳定状态，生理功能尚未完全恢复，需要采取综合措施，调整阴阳平衡，促使气血功能、脏腑经络尽快恢复正常。

（二）避免诱因

引起疾病复发的机理是正虚邪恋，同时还有诱因的作用。诱因可使人体正气更虚、余邪复盛，从而使疾病复发。诱因主要包括外感、饮食、劳累、情志、用药不当、环境变化等。《素问·热论》曰："病热少愈，食肉则复，多食则遗，此其禁也。"指出热病初愈，余热未尽，蕴藏于内，脾胃虚弱，若多食或食肉，则会更伤及脾胃，并助长热邪，而使疾病复发，提示此时一定要注意饮食调护和禁忌。又如《外感温热病篇》说："恐炉烟虽熄，灰中有火也。"指出如果过早进补，可导致热病复发。

第三节　中医健康养生学的基本原则

中医健康养生学遵循的基本原则是从中医基本理论出发，遵循人体的基本特点，研究如何维持机体健康并延年益寿，目前，大家公认的原则是顺应自然，调摄精神，饮食有节，锻炼形体，调养脾胃，保精护肾。本节将从这些方面介绍。

一、顺应自然

长期以来，人们在生产生活的具体实践活动中认识到顺应自然变化规律则会得到益处，而违背自然规律则会受到大自然的惩罚。《灵枢·本神》说道："智者之养生也，必顺四时而适寒暑"。所以在中医健康养生学中，主动积极地顺应自然阴阳变化的规律是促进机体健康长寿的基本原则之一。

首先，顺应自然四时可以调摄人体的精神。人体精神情志变化与四时变化紧密相关。现代医学同样认为机体生理病理活动与自然界的周期变动是协调统一的。《素问·四气调神大论》云："夫四时阴阳者，万物之终始也，死生之本也"，人体五脏六腑等脏腑机能组织与自然四时息息相关，顺应四时变化的规律则能趋利避害，达到"顺时令而善天和"，从而预防疾病的发生发展，达到健康长寿的目的。

其次，人体的阴阳气血与四时季节密切相关，随着四季的变化而变化。春夏阳气浮越发泄从而气血易趋向于体表，故皮肤腠理疏松多汗；而秋冬阳气收藏，气血趋向于里，故皮肤腠理致密少汗。《素问·四气调神大论》指出："圣人春夏养阳，秋冬养阴，以从其根"。

最后，顺应四时节气可调节机体脏腑经络关系。《素问·四时刺逆从论篇》："是故春气在经脉，夏气在孙络，长夏气在肌肉，秋气在皮肤，冬气在骨髓中。"说明机体经气的变动会随着季节的变化而变化，从而要依据四时的节律变化以及五行生克制约规律进行养护。历代养生学家也提倡充分发挥人的主观能动性。

由于四时气候与人体健康密切相关，所以养生保健要注意四时节气的影响。四时阴阳消长规律与人体内外阴阳二气的调节是协调统一的。春季养护生气，夏季养护长气，秋季养护收气，冬季则藏气而养。正如《素问·四气调神大论》所说："春三月……此春气之应，养生之道也；夏三月……此夏气之应，养长之道也；秋三月……此秋气之应，养收之道也；冬三月……此冬气之应，养藏之道也。"人的阴阳二气在昼夜节律中同样有着生、长、收、藏的特点，《素问·生气通天论》曰："平旦阳气生，日中而阳气隆，日西而阳气已虚，气门乃闭"，可见人体生命活动的规律与自然界阴阳消长规律是交互相应的。顺应四时就需要我们在养生活动中明白春生、夏长、秋收、冬藏的自然规律，这也是四时养生调摄活动的宗旨所在，在中医健康养生学中也要遵从这种规律以达到延年益寿的目的。

二、调摄精神

精神是指人的思维、意识、情感等心理活动，是人类特有的生命活动，中医学将人的精神和形体看作一个不可分割的整体，认为生命活动是形与神统一的过程，调摄精神是中医健康养生学的基本原则之一。调摄精神贵在养神，中医理论认为养神可以延年益寿。精神与人体健康关系重大，它是人体生命活动和精神活动的统称，负责调控人的精神活动和人体的物质功能的代谢。精神情志的活动与人体脏腑功能关系同样密切，正如《素问·上古天真论》所云："恬淡虚无，真气从之，精神内守，病安从来？"中医认为表达人情感的精神活动是主观感受的情绪反应，即中医理论的"情志"，情志对人体健康的影响尤为重要。

情志是人体对外界环境刺激产生的本能反应。而在当下复杂的社会环境中，比如工作的压力、生活的不如意、自我期待不达标时，人们往往会产生不良的情绪反应，如能及时宣泄不良情绪，则有利于气机的调畅和气血的运行，进而维持和保护正常的脏腑功能，从而使身心康健。倘若不能及时疏解不良情绪，可产生忧虑、恐惧、悲观、愤怒等不良的情绪反应，当这些情志异常变化超过了自身的调节适应能力，"七情内伤"，则会引起气血运行不利，脏腑功能失常，导致正气衰弱，进而产生疾病，影响机体的健康。正如《素问·举痛论》所说"余知百病生于气也，怒则气上，喜则气缓，悲则气消，恐则气下，寒则气收，炅则气泄，惊则气乱，劳则气耗，思则气结"。可见情志调达舒畅则气血调和、脏腑功能正常；而情志失于调摄，则会导致气血逆乱进而脏腑功能失调，百病乃生。所以中医健康养生学将调摄精神，进而促进形神统一作为养生防病的要务，历来都注重调养神志的重要性，认为养生先养神，达到形神合一。

日常情志活动主要包括怒、喜、思、悲、恐五种，并与人体五脏肝、心、脾、肺、肾所对应，称为"五志"。五志作为情志活动的物质基础，并且成为五脏功能活动的外在表现形式。五志合忧、惊统称为"七情"，七情往往作为情志致病因素影响机体的健康。在五脏中与情志关系尤为密切的，当属肝、心二脏。心为五脏六腑之大主，主神志，负责调节机体生理活动和心理功能。情志致病最影响精气神，继则影响其他脏腑功能。肝主谋虑，喜调达而恶抑郁，肝主疏泄，并负责调畅气机，从而维持人体正常的情志活动。因此调畅情志每每多从心、肝二脏入手。精神情志的调达与机体的健康状态密切相关，精神情志条畅则气血调和、脏腑安和，精神情志失于条畅，则脏腑气机失于调畅从而导致机体患病。精神调摄是在中医理论"形神一体"理论的指导下，通过调摄精神，移情易性，舒畅情志，进而达到身体康健、防治疾病、延年益寿的养生方法。

三、饮食有节

健康与多方面因素有关，饮食与运动的平衡以及均衡营养是身体健康的基础条件，而饮食是影响健康的重要因素之一。合理的饮食不仅可以提供生命活动所需的能量，还可以补益人体的精、气、血，保障机体功能的协调平衡，达到强身健体、益寿延年的目的。祖国传统医学认为饮食失节会损伤脾胃、耗损正气，引发机体的各种疾病甚至早衰。因此，我们的饮食配置要做到结构合理、五味调和、饥饱得当、寒温适宜、定时定量、安全卫生等原则。在现代医学理念中，饮食失节会导致身体健康受损，是导致许多饮食营养相关慢性病如糖尿病、痛风、高脂血症等发生、发展的直接诱因。本书将从以下几个方面来阐释"饮食有节"：

（一）饮食有节是对养生者提出的基本要求

这里"饮食有节"的含义有三：

1. 节制之意

就是要节制食欲。嵇康《养生论》说："饮食不节，以生百病。"这是因为过食肥甘厚腻会损伤人体脾胃正气，导致气机不畅，日积月累，就会滋生百病。所以，李时珍《本草纲目·谷部》说："饮食不节，杀人顷刻。"同时还要注意少食多餐，不可过饱。

2. 节律之意

就是要求吃饭要有规律，形成良好的饮食习惯。饭前洗手、细嚼慢咽、节制菜品等都属于良好的饮食习惯。

3. 节忌之意

指的是要"忌口"。对身体不需要的，对病情无利的，不干净的食品都要禁忌。孔子在《论语·乡党》中说，粮食霉变了，鱼肉腐烂了，不食；食物颜色变了，气味难闻了，不食；食物烹调坏了，不食；果实没有长熟，不食。另外，传统医学认为：辛伤肝、咸伤心、甜伤肾、酸伤脾、苦伤肺。因此，患有相应疾病的人在饮食上更加需要忌口。

（二）中医经典著作关于"饮食有节"的相关论述

1. 《黄帝内经》

我国中医四大经典之一《黄帝内经》开篇即讲"食饮有节"。《内经》中早就指出："饮食自倍肠胃乃伤，膏粱之变足生大疔。"提出饮食厚味影响人体健康，不加节制就会对人体造成损害。《内经》还提到"饮食有节……而尽终其天年，度百岁乃去。"指出，饮食是保障人体正常生命活动的基础，饮食有节既包括饮食物需适量，寒热适宜，饮食时间要有规律。当然，饮食有节也包括戒烟限酒。烟酒有害健康，必须加以节制。既不可对于某种食物天天吃，也不可完全排斥。

2.《千金要方》

唐代养生大家孙思邈在《千金要方》中说到"食有偏性""五味不可偏盛"。每种食物都有自己的"性味"，应充分了解饮食物的性味，做到"食饮有节，谨和五味"，才能保证机体营养，起到防治疾病的重要作用。

3.《脾胃论》

李东垣提倡"补土"，他的《脾胃论》中也指出"饮食失节，寒温不适，脾胃乃伤"。大多数脾胃之病都与饮食失节有关。脾胃为后天之本，气血生化之源，若脾胃运化功能受损，则"百病由生"。

（三）饮食有节重在教育和观念的转变

"民以食为天，教以育为先"。我国"食育"教育概念由中国农业大学李里特教授于2006年引入。"食育"，顾名思义，即饮食教育，指从小便接受包括食物营养相关知识和健康饮食素养的教育，并延伸至价值观、人生观和能力教育等全方位的教育。食育教育对于改善国民的健康状况和提高全民的养生健康意识意义重大。数据显示，随着社会经济的快速发展，不科学的饮食习惯以及食物消费结构对我国居民健康造成了巨大影响。曾有调查发现，部分城市有高达10%的初中生、5%的小学生不吃早餐。加强对中小学生合理膳食的教育力度，可以帮助其培养健康素养。"食育"教育若能得到较好的应用普及，对学生甚至是全社会都意义重大。我国当前"食育"教育发展尚不成熟，传统饮食文化是一个国家饮食的"根"，如何基于传统饮食文化，促进"食育"教育在我国的推广是一个值得深思的问题。

（四）饮食有节注重药食同源

俗话说，"药疗不如食疗，药补不如食补"。不良饮食习惯会损害健康，选择合适的食物则对身体有调养作用。人类在长期进化实践中不断积累食物选择的经验，逐渐懂得选择有益食物，不食有害食物，不吃生食。《周礼》记载，早在公元前五世纪以前，就已经有专管食疗的"食医"设置，书中还将食物与药物相提并论，指出"以五味、五谷、五药养其病"，可见我国中医经典理论"药食同源"由来已久，它正是饮食与健康密切关系的产物。要借助饮食调养身体健康，就需要了解每种食物，这种了解并不局限于食物的滋味，还应包含所尝不出的食物性味，即食物的功能属性。

1.日常饮食应调和性味，顺应节气

史书《礼记·内则》曾记载："凡和，春多酸，夏多苦，秋多辛，冬多咸，调以滑甘。"食物具有不同的性味功效，根据季节的不同特点选择性调整摄入食物的种类，可达到调养机体阴阳平衡的效果。

2.注意保持饮食均衡，切忌偏嗜

饮食结构要合理，既要满足机体的生理需要，又要避免饮食构成比例失调，从而造成某些营养素摄入过多，而某些营养素又摄入过少。

（五）饮食有节的现代意义

饮食有节包括饮食教育，这些传统饮食文化的理论在今天仍有重要的实践意义。饮食有节是顾护脾胃功能的基本准则，现代医学研究发现，饮食紊乱症如神经性厌食症、暴饮暴食症患者更容易患上自身免疫系统疾病，而内分泌病和肠道疾病的发病风险也较普通人高 2 倍。因此，饮食有节是保证机体健康的首要原则，也是国民建立良好饮食习惯的前提。在饮食有节的基础上，充分认识日常接触的每种食物的性味，结合药食同源理念可对机体健康起到调养作用。认识食物，首先需要了解食物的来源。同一种食物，地方不同，其形态、功效或有较大差异。我国幅员辽阔、地大物博。因此，鼓励国民了解食物、走近食物，不仅可让其明白不同地区食物的功效差异，还有助于其树立良好的食物观及环境保护观念。其次，认识食物来源后，应该了解食物的性味，结合药食同源理念，明确不同时间选择食物原则的差异，可根据四季五味对食物进行选择，如春天应该多进食性味辛甘的食物如韭菜、葱、姜等，健脾益气，防"肝木"乘"脾土"。还可根据季节明显的气候特点进行选择，如秋天气候干燥，可多摄入养阴润燥、清肺化痰的食物如莲子、百合、银耳、雪梨等。除了以上认识食物、选择适宜食物以调养身体健康外，对经典菜肴进行再创作以适应不同节气、不同人群的需要也是药食同源理念在现代应用中的进一步发展。充分发挥传统饮食文化与中医中药相结合的优势，利用药食同源理论，可有效调养国民身体健康，达到治未病的作用。

四、锻炼形体

中医学认为"形神合一"而为人。所谓"形"，概指整个人体的形体结构而言，包括五脏、六腑、经络、形体、官窍等组织器官和组织结构，以及气、血、津液、精等基本物质。神在人体即情志、意识、思维为特点的心理活动现象，以及生命活动的全部外在表现。形神于生命的重要性正如《素问·上古天真论》所言："形与神俱，而尽终其天年。"形与神的关系，是形态与功能、物质与精神、本质与现象的关系，是相互依存、不可分离的有机整体。古之先贤对形与神关系的唯物和辩证的认识，为健康养生奠定了理论基础，使"养形"成为健康养生的基本原则之一。

一般认为，人的健康首先是指形体的健康，健康健全的形体，其五脏六腑机能正常、经脉通利、气血流畅，神气则自然充沛。因此，健康健全的形体是一个健康人的基础和根本，而健康的形体主要在于运动，所谓动以炼形。早在《吕氏春秋·尽数》说："流水不腐，户枢不蠹，动也，形气亦然……形不动则精不流，精不流则气郁。"静而乏动则易导致精气郁滞、气血凝结，久即患病损寿。这就是现代人提出"生命在于运动"的理论依据。《真人养生铭》指出"人欲劳于形，百病不能成"，形体的运动可使精气流通，气血畅达，增强抗御病邪的能力，提高生命活力。适当的运动不仅能锻炼肌肉、四肢等形体组织，还可增强脾胃的健运功能，促进食物消化输布。华佗指出："动摇则谷气得消，血脉流通，病不得生。"脾气健旺，气血生化充足，故健康长寿。长期能坚持运动，常使人产生满足感和欣快感，因此适当的运动还能愉悦心情、增进智慧。中医养生学主张"动以炼形"，并创造了许多行之有效的动形养生方法，如导引、按摩、五禽戏、八段锦、太极拳、武术等，通过活动形体来使气血和调、经络畅通、官窍通利则百病不生。现代研究证实，适度的运动可以使神经系统正常地发挥其调节作用，提高人体的新陈代谢，增强心肺功能，使组织器官充满活力。运动能提高吸氧能力，促进全身组织细胞的新陈代谢。运动还可提高脂肪组织的脂蛋白酶的活性，加速富含甘油三酯的乳糜和极低密度脂蛋白的分解，因而可降低血脂特别是甘油三酯的含量，使高密度脂蛋白胆固醇的含量升高，显示适当的运动具有抗动脉粥样硬化的能力。

形体宜动，但须中和。即不要过度劳累，要注意劳逸结合，动静结合。如《寿世保元·辨证论》中说"养生之术，每欲小劳，但莫大疲"。至于动静适宜的具体量度，实践中应通过权衡来决定。一般而言，首先要保证动静兼修，每个人的养生都必须心体互用，劳逸结合，不可偏废，只有这样，才能符合生命运动的客观规律，获得运动可延年、静养可益寿的效果。其次根据个人年龄、身体体质、锻炼基础、环境条件，以及个人的性格爱好等实际情况选择项目，制订方案，然后坚持。体力强的人可以适当多动，体力较差的人可以少动，皆不得疲劳过度；病情较重、体质较弱的，可以静功为主，配合动功，随着体质的增强，可逐步增加动功的分量，真正达到锻炼形体，增强体质，延年益寿养生的目的。

五、调养脾胃

中医学称脾胃为"水谷之海""后天之本，气血生化之源"。运化水谷，化生气血是脾胃的基本功能，而气、血、津液是人体机能活动的物质基础。脾胃健旺，化源充足，脏腑功能才能强盛；脾胃是气机升降的枢纽，脾胃升降协调，可促进和调节脏腑之气机，保证生命活动的协调平衡；脾胃运化所化生的水谷之精，能充养先天之精，元气是人身健康之本，脾胃则是元气之本。元代著名医学家李东垣说过："脾胃伤则元气衰，元气衰则人折寿。" 他在《脾胃论》中指出，"真气又名元气，乃先身生之精气也，非胃气不能滋之""内伤脾胃，百病由生"。可见，脾胃是生命之本，健康之本，脾胃的强弱决定着人之寿夭，脾胃虚弱是滋生百病的主要原因。因此历代医家、养生家都很重视脾胃的养护，明代医家张景岳说过："土气为万物之源，胃气为养生之主。胃强则强，胃弱则弱，有胃则生，无胃则死，是以养生家必当以脾胃为先。"明代医学家王文禄指出："养脾者，养气也。养气者，养生之要也。"现代医学家实验证明，调理脾胃能有效地提高机体免疫功能，防老抗衰。

1. 后天饮食调养脾胃

调养脾胃的方法多种多样，首先可以通过后天饮食调养。明代医家张景岳说："凡先天有不足者，但得后天培养之功，亦可居其强半。"饮食调养脾胃，一要做到饮食有节，合理安排一日三餐，定时定量，不饥不饱，不暴饮暴食。《内经》曰："饮食有节，起居有常，不妄作劳，故能形与神俱，而尽终天年，度百岁乃去。"二是"薄滋味"，此处"薄"非少之意，而作"广博"之解。即不要偏食，食物五味要合理搭配，不可偏嗜，保证机体对各种元素的需要。春秋战国时期的思想家墨子就强调饮食的重要性，提出了"其为食也，是以增气、充虚、强体、适腹而已矣"的饮食之道。《素问·生气通天论》也指出："是故谨和五味，骨正筋柔，气血以流，腠理以密，如是则骨气以精，谨道如法，长有天命。"说明广泛吸纳各种食物的好处。从现代医学来看，偏食有诸多害处，嗜好甜食者可引起高胆固醇血症，诱发糖尿病；嗜好肉食者，可导致高脂血症和动脉硬化；嗜好精细食物者，易缺乏纤维素而引起便秘、肥胖、胆石症等。"薄滋味"还反对大吃大喝、多补、大补和乱补，这些对身体有百害而无一利。很多价格昂贵的补益食品，并非其营养丰富，仅是"物以稀为贵"而已，与普通食物的营养价值没有多大的区别。有些补品对不同体质的人不一定都有好处，如有的人乱补人参、鹿茸，不但达不到补养目的，还会导致鼻孔流血，补出一些意想不到的疾病。三是"美饮食"，即讲究食物的合理搭配和烹调技巧。合理的烹饪和饮食能促进人的食欲，有利人体对营养的吸收，达到保养脾胃的目的，脾胃之气旺盛，就能不断吸收营养。药膳食疗就是一个"美饮食，养胃气"的最好例证，让人们在享受美味佳肴的同时达到治病的目的，这是烹饪技巧与治疗疾病的有机结合。四是顺应四时选择饮食而养脾胃。"民以食为天"，饮食调养脾胃也要随着季节变化而选择。夏季要多补充水分，多吃清凉之品，如百合绿豆汤、银耳羹、酸梅汤、西瓜、冬瓜，少吃油腻碍脾之品；秋天干燥，要多吃甘凉清润的莲藕、梨子、麦冬、参须等养胃等食物；冬天寒冷，万物封藏，为了抵御严寒，增强人体阳气，要多食羊肉、桂圆红枣汤等温脾阳的食物；春天阳气生发，万物生长，要多吃莲子羹、茯苓粥等增强脾胃功能和清淡易于消化的食物。

2．注重精神调摄以养脾胃

养脾还要注重精神调摄。因为心平气和，肝气舒畅条达，则脾胃安宁，脾胃的运化功能正常，以达到健脾的目的。同时静心养气，既不会扰乱心血，也不会损耗心气，使心气充和，进而滋养脾脏，养脾得以健胃，"凡愤怒、悲思、恐惧，皆伤元气"。

3．坚持适当运动

调养脾胃需坚持运动，适当的运动可促进脾胃的消化功能，促进人体血液循环，加速人体养料的运送，真正起到养生的作用。

总之，饮食或药物的调养，加上情志相适，并坚持进行适当的体育运动，从根本上提高身体的免疫力，健脾的功效才会更明显。

六、保精护肾

肾藏精，主生长、生殖及发育，为生命之本，被称为"先天之本"，因此历代医家和养生家都非常重视保精护肾，将其作为健康养生的基本原则之一，尤富特色，为历代医家所注重。如张景岳曾曰："善养生者，必宝其精。"喻昌曰："收摄肾气，原为老人之先务。"

我国古代的哲学家早就把"精"看作是生命之源。早在《易·系辞》就云："男女媾精，万物化生"。管子云："精存自生，其外安荣，内藏以为泉流，浩然和平以为气渊，渊之不涸，四体乃固，泉之不竭，九窍遂通，乃能穷天地被四海。"祖国传统医学继承发展了古代的精气学说，认为精是气血形神化生之基。《内经》曰："人始生，先成精，精成而脑髓生，骨为干，脉为营，筋为刚，肉为墙，皮肤坚而毛发长，谷入于胃，脉道已通，血气乃行。"张璐又曰："精不泄，归精于肝而化清血。"认为精是人类繁衍的物质基础，人之形体即由精所生成。而先天生殖之精又是摄取后天水谷之精和形成气血的先决条件。《内经》又曰："失神者死，得神者生。"若"能形与神俱"则可"尽终其天年，度百岁乃去"。把神看作是人类生命活动的象征和要素，但是神的产生仍不离乎精。《内经》曰："两精相搏谓之神""神者水谷之精气""血气者人之神"。可见先天之精是神的基础，后天之精是神的给养，两者不能失其一，故张景岳曰："人生系命于精""精盈则气盛，气盛则神全，神全则身健，身健则病少。神气坚强，老而益壮，皆本于精"。

中医学之肾并非现代医学之肾脏，就其功能涵盖了现代医学生殖、内分泌、神经、免疫等许多器官组织的生理功能，是人身至关重要的脏器。所以先哲称"肾者，精神之舍，性命之根"。管子云："水者何也，万物之本原也，诸生之宗室也。"《尚书·洪范》云："一曰水"，把水位于构成宇宙万物的五种基本元素之首。赵献可又结合《易经》的坎卦，指出："坎以水气潜行地中，为万物受命根本。故曰：润万物者，莫润乎水。"祖国传统医学继承古代哲学思想，把肾归属于五行学说的水，其中即含有肾为性命之根的意义。所以李中梓谓："肾为脏腑之本，十二脉之根，呼吸之本，三焦之源，而人资之以为始者也。"故曰："先天之本在肾"

"精可化气"，肾精所化之气称为肾气，为人体生命活动的原动力，肾气随着男女年龄的递增由逐渐强盛而至衰退，是决定人的生、长、壮、老、已自然变化过程进展的重要因素，对此《内经》有一段"女子七岁，肾气盛，……七七，任脉虚，太冲脉衰少，天癸竭，地道不通""丈夫八岁，肾气实，……八八，天癸竭，精少，肾脏衰"的著名论述。又曰："其年已老而有子者……此其天寿过度，气脉常通，而肾气有余。"说明肾气充盛，为长寿的生理基础。肾脏还有一个附属的重要脏器叫作命门，历代医家虽对命门的部位有所争议，但均认为命门的生理功能是与肾息息相关的，甚至认为是对肾的生理功能的进一步阐释与补充。命门为水火之府，阴阳之宅，内含有功能相反的两种物质：肾阴和肾阳，对机体的代谢及生理功能起调控作用。因此，"人之盛衰安危皆系于此者，以其为生气之源，而气强则强，气衰则病""若命门亏损，则五脏六腑皆失所恃，而阴阳病变无所不至""苦水亏其源，则阴虚之病叠出，火衰其本，则阳虚之证迭出""真水真火，升降既宜，而成既济矣。"可见寓于肾的命门为全身生化之枢纽，而水火既济则是人体保持阴阳平衡的基础。此外，肾在维持人体水液代谢平衡和呼吸吐纳方面也起着极其重要的作用，肾又主骨、生髓，其华在发，开窍于耳及二阴，而齿为骨之余，因此，人体只有肾气充足才能呼吸均匀，骨骼坚实，精力充沛，耳目聪明，动作灵活，思维敏捷，牙齿坚固，毛发光泽，生殖功能正常，二便通调，体格健壮。

正因为精为生命之源，肾为性命之根，因此中医学认为精亏肾衰为人体衰老之主因，在防病治病、健康养生时要注重保精护肾。《内经》曰："阴者藏精而起亟也，阳者卫外而为固也。""精者生之本"。阴精既为化生、资助阳气的基本物质，阴精不足必然会导致人体正常生理功能减退，多病而寿夭。如《内经》所曰："精气夺则虚"。孙思邈亦曰："凡人精少则病，精尽则死。"《中藏经》曾曰："肾气绝则不尽其天命而死。"虞搏曰："肾气盛则寿延，肾气衰则寿夭。"均认为人体衰老的迟早，寿命的长短均与肾气的盛衰密切相关。而肾气又为精所化生，因此精亏又为人体衰老的最基本的原因。

肾精是由来源于父母的先天之精和后天脾胃运化的水谷之精贮藏于肾而形成。因此保精护肾可以从四个方面进行：一是要节欲，使肾精不过分流失。吕不韦曰："圣人修节以止欲，故不过行其情也""知早涩则精不竭"。张仲景曰："房室勿令竭乏。"孙思邈曰："四十以上，常固精养气不耗，可以不老""善摄生者，凡觉阳事辄盛，必谨而抑之，不可纵心竭意，以自贼也。"并特别强调年已"六十者，闭精勿泄"。陈修园曰："寡欲惜精，保行陈气，以延年益寿。"总之，古人认为"欲固寿命之原，莫先于色欲之戒也。"当然对中壮年来说节欲并非绝欲。如葛洪曾说："人复不可都绝阴阳。阴阳不交，则坐致壅阏之病，故幽闭怨旷，多病而不寿也。任情肆意，又损年命，唯有得其节宣之和，可以不损。"即强调性欲要节制，房劳过度耗伤肾精。二是饮食调节，增强营养，使后天之精充盈，则先天之精旺盛。饮食之道，重在合宜，量自身脾胃之所能，充养周身精微之化源。故饮食种类搭配、食量、饮食时间均有讲究之处。三是护腰，腰为"肾之府"，肾虚常腰痛，护腰最好之法是运动锻炼、导引、按摩。四是药物固精护肾。运用药物防治衰老源远流长，早被人们所采用。如王充曾曰："人恒服药固寿，能增加本性，益其身年。"况且，无疾而终世所罕见，因此药物对于治病抗衰自有其不能忽视的功效。肾为性命之根，内涵元气、元精，而衰老的种种迹象又均与精亏肾衰有关，因此运用药物治肾固精为延年益寿的重要方法。钱乙曰："肾主虚"，由于肾易亏而难实，精易泄而难秘，因此历代医家介绍的治肾固精方药又多以补益为主，但又有偏于滋阴和偏于温阳之不同。如朱丹溪以《内经》"年四十而阴气自半"为据，以"阳有余阴不足"立论，强调肾阴不足，相火妄动，为人体衰老的症结所在，而偏重于滋肾养阴。而赵献可、张景岳等则认为：肾阳衰微方为人体衰老的主要病因，而偏重于温补肾阳。如赵氏曰："水虚者固多，火衰者亦不少""议补阴者，须以阳为主。"事实上，两者见仁见智，各有所长，各有所短。在运用时必须从个体的体质与病情实际出发，具体分析，灵活掌握，切忌胶柱鼓瑟，囿于一隅。徐灵胎曾曰："能长年者，必有独盛之处。阳盛者当补其阴；阴盛者当补其阳，然阴盛者十之一二，阳盛者十之八九。"喻昌则谓："年高之人，肾水已竭，真火易露""下虚者，不但真阴虚，究竟真阳亦虚。"两者之论，虽同中有异，但皆属阅历之言，均可作为诊治老年病和选用古今颐养补益方药之参考。

【本章小结】

本章主要介绍了中医健康养生学的两大特点整体调养和辨证施养。中医健康养生学的基本理论，包括保养正气，防御病邪，未病先防，既病防变和愈后防复。中医健康养生学的基本原则，包括顺应自然，调摄精神，饮食有节，锻炼形体，调养脾胃，保精护肾。其中重点是中医健康养生学的基本理论和基本原则。

【第二章思考与练习】

1. 单项选择题
（1）整体观念的内容是（　　　　）。
A. 人体是一个有机整体　　　B. 人与自然环境的统一性　　　C. 人与社会环境的统一性
D. 五脏一体观，形神一体观　　　　E. 以上均是
（2）风者，五行属（　　　　）。
A. 木　　　B. 火　　　C. 土　　　D. 金　　　E. 水
（3）《素问·阴阳应象大论》中提到：喜伤（　　　　）。
A. 肝　　　B. 心　　　C. 脾　　　D. 肺　　　E. 肾
（4）《素问·举痛论》中提到：怒则气（　　　　）。
A. 上　　　B. 下　　　C. 消　　　D. 结　　　E. 缓
（5）顺应（　　　　）就是需要我们在养生活动中明白春生、夏长、秋收、冬藏的自然规律。
A. 四时　　　B. 时令　　　C. 寒暑　　　D. 昼夜　　　E. 冷热

2. 多项选择题
（1）三因制宜包括（　　　　）。
A. 因人制宜　　　B. 因时制宜　　　C. 因病制宜　　　D. 因地制宜　　　E. 因证制宜
（2）下列为阳邪的有（　　　　）。
A. 风　　　　　B. 寒　　　　　C. 暑　　　　　D. 湿　　　　　E. 火
（3）既病防变包括哪些方面？（　　　　）
A. 早诊断　　　B. 早治疗　　　C. 控制传变　　　D. 平衡阴阳　　　E. 避免诱因
（4）未病先防应做到以下哪几点？（　　　　）
A. 顺应四时　　　B. 起居有常　　　C. 阴阳平衡　　　D. 心态平和　　　E. 控制传变

3. 判断题
（1）顺应自然的养生活动应注意坚持春夏养阴，秋冬养阳的原则。（　　　　）
（2）在养生学中重视精神调养，有养生先养心的说法。（　　　　）

4. 名词解释

（1）辨证施养：

（2）六淫：

（3）既病防变：

（4）愈后防复：

5. 简答题

（1）既病防变的具体措施有哪些？

（2）愈后防复的具体措施有哪些？

第三章

中医健康养生学法则

 本章重点

常用的中医养生方法，包括饮食养生、睡眠养生、运动养生、药物养生、沐浴养生、环境养生、情志养生、房事养生、中医适宜技术养生；常用中医养生实施方案，包括体质养生、部位养生、因人养生、因时养生、区域养生的具体实施方法。

学习要求

（1）掌握沐浴养生的注意事项；环境养生的影响因素；情志养生的中医思想；针灸与推拿的养生作用；九种体质特点及养生方法；人体各部养生的实施方案；因人养生和因时养生的养生要点。

（2）熟悉运动养生、沐浴养生方法；环境养生的重要性；情志养生的原则；房事养生的中医理论；体质养生的原理；不同年龄、性别、体质和职业人群的生理心理特点；区域养生的概念及主要内容。

（3）了解运动养生、药物养生基本原则；药物、环境、情志、房事养生常用方法；房事养生的方法和时机；沐浴养生的作用；针灸养生常用方法技术；中医养生文化；不同季节的气候变化特点；各区域环境、文化特点。

中医养生具有中国传统文化特点，以保持生命活动的动静互涵、平衡协调为基本准则，提倡"预防为主"，强调辨证思想，通过形神合一、审因施养、持之以恒、天人相应、内外统一等原则，自觉地、正确地运用养生保健的知识和方法，达到维护健康、防病治病、强身益寿的目的。

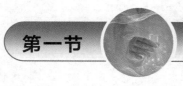

第一节　常用中医养生方法

养生，即保养生命，又称摄生、卫生、道生等。养生可以增进机体健康，促进人的寿命的增长，促进人的自我完善。对比现代医学，传统中医历史悠久，其养生方法更丰富，更具体。在《黄帝内经》中，就提到了很多养生方法。历代医家在探寻中医养生真谛的道路上不断前行，归纳总结出了不少行之有效的养生方法，常见的有饮食养生、睡眠养生、运动养生、药物养生、沐浴养生、环境养生、情志养生、房事养生、中医适宜技术养生等方法。本节将从这些方面进行介绍。

一、饮食养生

饮食养生，是指在中医理论的指导下，根据食物的性味、归经及其功能作用，合理地摄取与调配食物，达到营养机体、增进健康、延年益寿的养生方法。根据药食同源理论，利用食物性味、归经理论治疗疾病的方法，则称为"饮食治疗"或"食物疗法"，又称"食疗"。一般来讲，"食养"适用于包括健康人群在内的所有人群，而"食疗"主要针对患病人群或亚健康人群，但是两者之间并没有绝对的界限。食养和食疗都是预防保健的重要部分。

（一）食物的性味、归经

1. 食物的性味

食物的性味包括四性和五味。

（1）食物的四性。

食物有寒、凉、温、热四种不同的特性，称为四性，又称四气。食物除此四性外，还有平性。寒性或凉性的食物属阴，大多具有清热除烦、泻火解毒、凉血、滋阴等作用，适用于炎热气候环境，或阳热体质，或热性病证。温性或热性的食物属阳，大多具有助阳散寒、温经通络、温中和胃等作用，适用于寒冷气候环境，或阳虚阴寒体质，或寒性病证。平性食物的作用比较缓和，具有补益滋养、调中健脾的作用，适用于普通人群，四季皆可选用。常见的食物按特性分类如下。

① 常见的寒性食物：苦瓜、绿豆、西红柿、黄瓜、马齿苋、海带、紫菜、香蕉、西瓜等。

② 常见的凉性食物：荞麦、小米、豆腐、冬瓜、油菜、菠菜、芹菜、丝瓜、萝卜、梨、绿茶等。

③ 常见的热性食物：肉桂、姜、辣椒、胡椒等。

④ 常见的温性食物：糯米、荔枝、带鱼、龙虾、鸡肉、羊肉、大枣、韭菜、小茴香等。

⑤ 常见的平性食物：粳米、玉米、马铃薯、黄豆、银耳、山药、苹果、猪肉等。

（2）食物的五味。

食物有七种味道，即酸、苦、甘、辛、咸、淡、涩。中医认为，"淡附于甘""涩乃酸之变味"，所以常简称为五味，即酸、苦、甘、辛、咸。其中，辛、甘、淡味属阳，酸（涩）、苦、咸味属阴。

① 辛味食物：具有发散、行气、行血的作用，如生姜、葱白能辛温解表，用于外感表证；韭菜、黄酒能行气活血，用于气滞血瘀证；其他辛味食物有大蒜、辣椒、花椒等。

② 甘味食物：具有补脾、和中、缓急的作用，如大枣能健脾和中；饴糖能缓急止痛；其他甘味食物有蜂蜜、玉米、大米等。淡味食物具有渗湿、利尿作用，如玉米须，可用于水肿或小便不利。

③ 酸（涩）味食物：大多具有收敛、固涩、坚阴固精、柔肝濡筋的作用，如石榴能止泻止痢，其他酸味食物还有乌梅、木瓜、山楂等。

④ 苦味食物：具有清热、泻火、燥湿、降气、坚阴、解毒的作用，如苦瓜能清热泻火，用于解暑或火热实证；苦杏仁可泻肺热，用于热性咳喘等。

⑤ 咸味食物：具有软坚散结、泻下、补肾填髓的作用，如海带、紫菜能软坚散结，用于瘿瘤。

2. 食物的归经

食物的归经是指食物对脏腑或经络的选择作用。比如同为补益之品的食物，就有枸杞补肝肾、莲子补心、黄豆健脾、百合润肺、黑芝麻补肾的区分。同为清热之品，又有梨入肺经清肺热，西瓜入心、胃经，清心胃热，香蕉侧重于清大肠之热，桑葚侧重于清肝肾之虚火，而猕猴桃又侧重于清膀胱之热。

（二）饮食养生的原则

1. 饮食有节

主要包括节制五味、食量有节以及饮食适时。

（1）节制五味。

五味偏嗜会造成相应脏腑的功能失调，易生疾患。《素问·五脏生成》有云："是故多食咸，则脉凝泣而变色；多食苦，则皮槁而毛拔；多食辛，则筋急而爪枯；多食酸，则肉胝而唇揭；多食甘，则骨痛而发落，此五味之所伤也。故心欲苦，肺欲辛，肝欲酸，脾欲甘，肾欲咸，此五味之所合也。"这都说明了饮食要节制五味，五味调和，才有利于脏腑功能的正常运作，五味偏嗜对人体的脏腑乃至人体这个整体都会产生影响，不利于身体健康，因此饮食养生要节制五味。

（2）食量有节。

在日常生活中，饮食不能过饱过饥，饥饱适宜才是养生之道。若饮食过量，会导致胃伤脾弱，胃伤不能及时腐熟水谷，脾弱不能运化水谷精微，就会导致"筋脉横解，肠澼为痔"。长期饮食过饱会引起胃肠病变、导致人体肥胖、诱发动脉硬化等一系列疾病。反之，饮食过饥同样会对人体产生危害。《素问》有记载："故谷不入，半日则气衰，一日则气少矣。"说明长期饮食过饥，会造成人体的气血津液化生不足，人体正气不足就无力与外邪作抗争，人就易生疾患。想要做到饥饱适宜，这就需遵循"早饭宜好，午饭宜饱，晚饭宜少"的原则，即早餐要进食高质量食物，易于消化吸收，保证其营养充足；午餐需要补充上午的消耗，故宜吃饱；晚餐后将要入睡，中医强调"胃不和则卧不安""饱食即卧，乃生百病"，故宜少量进食。

（3）饮食适时。

饮食适时就是指要按照一定的时间，有规律地进食。我国传统饮食习惯是一日三餐，食之有时，即早、午、晚三餐间隔时间约为 4 ~ 6 h。一般情况下，早餐应安排在 6：00 ~ 8：30，午餐应在 11：30 ~ 13：30，晚餐应在 18：00 ~ 20：00 为宜。如果饮食不适时，或忍饥不食，或零食不断，均可导致胃肠功能紊乱，影响营养的吸收，长此以往则变生诸病。

2. 寒温适宜

饮食寒温适宜是指饮食的寒热应适宜人体的温度。在日常生活中，较适宜的进食温度是 10 ~ 40 ℃。《灵枢·师传》曰："食饮者，热无灼灼，寒无沧沧。寒温中适，故气将持，乃不致邪僻也。"指出饮食不可过热，也不可过凉，寒温适中，脾胃之气就可保持平衡而无偏盛偏衰之弊，邪气无从发生。《灵枢·小针解》说："寒温不适，饮食不节，而病生于肠胃。"饮食过寒过热都会损伤胃肠功能，从而造成腹痛、呕吐痰涎、消化不良等疾病。

3. 三因制宜

三因制宜，即因人、因时、因地制宜。根据三因制宜原则合理选择膳食进行调养身体，称为审因施膳，是饮食养生的基本原则之一。人有年龄、性别、体质、职业等的差异，时间上有四季的不同、昼夜的交替、时令的不同，地理环境有地势高低、气候冷暖等不同，故饮食要根据具体情况进行选择。

（1）因人制宜。

因人制宜就是根据人的体质、年龄、性别等不同特点，选择不同的食物进行养生。比如，人的体质有阴阳偏盛偏衰、气血虚实等不同，故饮食养生需根据体质的不同而有所不同。一般来说，阴虚体质者宜食寒凉养阴之品；阳虚体质者宜食温补之品；气虚体质者宜食补气之品；血虚体质者宜食补血之品；脾胃虚弱、气血不足者应食易消化而又营养充足之品；体胖者多痰湿，饮食宜清淡，不宜食肥甘厚腻之品；体瘦者多阴虚内热，宜食甘润生津之品，而不宜进食辛辣热燥之品。另外，年龄不同，其生理特点也有所差异，因此在饮食的选择方面也有所不同。如老年人脾胃虚弱，脏腑功能衰退，故宜食温热熟软，忌黏硬生冷；而小儿脏腑娇嫩、生机旺盛、发育迅速，饮食宜多样化，富含全面营养，含有丰富的维生素、蛋白质和矿物质，也应选择易于消化之品，以呵护脾胃，少食肥甘厚腻之品。

（2）因时制宜。

因时制宜即四季饮食，是指根据时令气候、四时季节、昼夜晨昏的时序规律与脏腑功能的关系安排，选择合适的食物进行养生。《饮膳正要》明确指出："春气温，宜食麦以凉之，夏气热，宜食菽以寒之，秋气燥，宜食麻以润其燥，冬气寒，宜食黍以治其寒"。即春温、夏热、秋凉、冬寒而四时食养的原则。春在五行中属木，与肝相应。春季万物萌生可食葱、豉以助阳升散。夏在五行中属火，与心相应。夏季心火易于旺盛，宜食苦瓜、绿豆、西瓜、莲子等清心之品以清热祛暑，由于人在夏季易多汗，耗伤气阴，应当酌加补益气阴之品。至长夏之际，湿气较重可选山药、薏米、芡实等清淡、化湿之品。秋在五行中属金，与肺相应。秋季气候干燥宜少食辛燥的食物，可选银耳、百合、梨等清肺生津、润燥之品。冬在五行中属水，与肾相应。冬季寒冷，机体阴盛宜食羊肉、猪腰等温补之品以护阳气。

（3）因地制宜。

因地制宜就是根据地域环境特点选用适宜的食物进行饮食养生。由于不同地区的地势环境、气候条件及生活习惯不同，人的生理活动和病变特点也不尽相同。因此，食养也存在着一定差异性。东南沿海地势较低，气候温暖潮湿，居民易感湿热，宜进食清淡、通利、除湿之品；西北高原地势较高，气候干燥寒冷，宜食温中散寒或生津润燥之品。而由于各地水土性质不同，有些地方容易发生地方病，如地方性甲状腺肿，更应因地制宜，进食加碘盐进行预防。

4. 均衡搭配

《素问·藏气法时论》云："五谷为养，五果为助，五畜为益，五菜为充，气味合而服之，以补精益气。"《素问·五常政大论》曰"谷肉果菜，食养尽之。"均提到了粮谷、肉类、蔬菜、果品等几个方面是饮食的主要内容，并且指出了它们在体内起补益精气的主要作用，人们必须根据需要，兼而取之。谷类含有大量的碳水化合物和一定量的蛋白质，肉类富含蛋白质和脂肪，蔬菜水果富含维生素和矿物质。荤素搭配，才能获得全面均衡的营养。

5. 顾护脾胃

脾胃是人体消化吸收的主要脏腑，所饮所食皆需通过脾胃的受纳、运化，始能化为气血，濡养全身。脾胃又是人体升降之枢，脾胃功能正常，人体才能健康。顾护脾胃需从两方面着手，一是饮食物必须适合人的口味，易于消化吸收，进食后使胃舒适；二是要保持脾胃功能健全，做到"食宜软、食宜温、食宜细嚼慢咽"。另外还需注意饮食卫生，主要包括进食前注意手和餐具的消毒，进食中保持精神专注，进食后要漱口以保持口腔卫生，以及选择的食物要新鲜清洁，食物一定要烹饪熟了再吃，防止寄生虫感染。

（三）饮食养生的作用

1. 补充营养

食物补养构成人体和维持人体生命活动必需的基本物质——精、气、血、津液，以保持身体健康。食物的性味、归经不同，营养作用也有所侧重，对不同的脏腑、经络及部位有不同的影响，如梨、百合可润肺，黑芝麻可养肝，黑豆可补肾等。

2. 调偏纠弊

通过食物不同的功效及寒热温凉的偏性，补虚泻实，影响人体脏腑气血津液的生成和排泄，并动态地调整人体阴阳之偏颇，如寒证、热证、虚证等。

3. 防病延衰

通过食物为机体提供充足的营养，强壮身体，预防疾病的发生，或起到辅助治疗或病后康复的作用。如果注重养生保健、及时消除病因，维持机体功能协调，以达到防病延衰的作用。常用于延缓衰老的食物有胡桃、芝麻、桑葚、枸杞、龙眼肉、山药等。

（四）饮食的禁忌

饮食禁忌既包括通常所说的"忌口"，也包括食物之间、食物与中药之间的配伍禁忌，在饮食养生中应密切注意。

1. 忌过食肥甘厚腻

饮食宜清淡，清淡的饮食易于脾胃的消化和吸收。过食肥甘厚腻的食物易损伤脾胃的运化功能，引起肥胖、消渴、痈疽等。

2. 忌误食

河豚、发芽的土豆、野生蘑菇等如果处理不当而误食，就会影响人体健康，甚至危害生命。

3. 忌食"发物"

中医所称的"发物"通常是指可导致旧病复发、加重病情或引起过敏的食物。"发物"一般分为六大类，一为动火发物，如烟、酒、葱、蒜、油炸物等，高血压患者应忌口；二为动风发物，如木耳、鸡蛋等，过敏性疾病的患者应慎用；三为助湿发物，如糯米、酒、肥肉等，湿热病患者应忌食；四为积冷发物，如冬瓜、莴笋、柿子等，脾胃虚弱的人需慎食；五为动血发物，如羊肉、菠菜等，月经过多、尿血等人忌食；六为滞气发物，如大豆、芋头、薯类等，腹胀的人不宜食用。应该指出，所谓"发物"并非绝对忌口，临床应遵医嘱。

4. 病证禁忌

一般来说，寒病忌生冷，热病忌辛辣，阴病忌阴柔滋腻，阳病禁温热辛燥，虚证忌克消攻伐，实证禁补益固涩。《黄帝内经》中也提出了饮食的五个禁忌原则，即"肝病忌辛，心病忌咸，脾病忌酸，肺病忌苦，肾病忌甘苦"。

5. 忌"食复"

张仲景在《伤寒杂病论》中提出了"食复"这一概念，是指病愈后可因饮食不当而导致疾病复发。故大病初愈，胃阳来复之时，切不可多食或进食不易消化的食物。

二、睡眠养生

睡眠养生是根据自然界与人体阴阳变化的规律，采用合理的睡眠方法和措施，保证充足而高质量的睡眠，对人体健康和养生有着重要的影响。

人的一生中大约有 1/3 的时间是在睡眠中度过的，睡眠是人体的一种基本生理需求，反映着人体生命活动的周期性与节律性，同时也是人体生物周期性与自然界阴阳周期性的契合方式与途径。清代文人李渔曾言："养生之诀，当以睡眠居先""睡能还精，睡能养气，睡能健脾益胃，睡能坚骨强筋"，都充分说明了睡眠的重要性。睡眠的质量取决于睡前、睡时、醒后、卧室卧具等相关环节的安排是否合理妥当。

（一）睡前调摄

1. 调摄精神

睡前神宜定，忌七情过极，读书思虑，亦不可剧烈运动。睡前应减慢呼吸节奏，可以适当静坐、散步，看慢节奏的电视，听低缓的音乐等，使身体逐渐入静，静则生阴，阴盛则寐。

2. 稍事活动

睡前散步，练形意拳、瑜伽、太极拳等，可使精神舒缓，情绪稳定，有助于安卧。但是应注意避免活动过量，致阳气浮越而不入阴，难于入眠。

3. 热水泡脚与足底按摩

每晚睡前用 40 ℃左右温水泡脚既可促进经脉疏通、血液运行，又有利于消除疲劳，提高睡眠质量。并可按摩足底涌泉穴等，可以滋肾清热、导火下行、除烦安神。

4. 刷牙漱口

睡前刷牙漱口是保持口腔清洁的重要措施，也是生活起居卫生和养生的基本要求。临睡前刷牙漱口能尽去一日饮食残渣，否则残渣存留在口腔内，可能引起口臭、龋齿、牙周炎等各种疾病。

（二）睡眠时的调摄

1. 睡眠卧位与卧姿

一般主张睡眠卧位，头的朝向宜东西向，根据四时季节"春夏养阳，秋冬养阴"而采用不同的方位。如《千金要方·道林养性》说："凡人卧，春夏向东，秋冬向西。"卧姿一般主张宜右侧卧，因为右侧卧首先可使心脏受压少，可减轻心脏负荷；其次，右侧卧时肝的位置相对最低，肝藏血最多，有利食物的消化和营养物质的代谢；最后，右侧卧时胃及十二指肠的出口均在下方，有利于胃肠内容物的排空。

2. 睡眠时间

根据不同年龄、不同身体状况合理安排睡眠时间，并因人而异，不能一概而论，总体以醒后精力充沛、轻松愉悦、头脑清晰、周身舒适为宜。一般认为，为保证睡眠时间充足，实际睡眠时间成人应为 7～8 h，老年人应为 9～10 h，婴儿应为 18～20 h，学龄儿童应为 9～10 h。要训练并养成良好的睡眠规律，通常早晨 5～6 点起床，晚上 10 点就寝，最晚不迟于 11 点。另外，中医主张一年四季睡眠起居要与四时生、长、化、收、藏的规律相应，如春夏两季宜早起晚睡，以每日睡眠 5～7 h 为宜；秋季宜早睡早起，以每日睡眠 7～8 h 为宜；冬季宜早睡晚起，以每日睡眠 8～9 h 为宜。

3. "子午觉"

一天之中，子为夜半，午为日中，是阴阳对立的两个名词，子为阳之始，午为阴之始。以一天言之，子时为夜半的 23 点～1 点，午时为日中的 11 点～13 点。古人提倡睡眠养生应坚持子午觉，即是每天于子时、午时入睡。子午之时，阴阳交接，体内气血阴阳极不平衡，必欲静卧，以候气复，达到颐养天年的目的。子午之时，也是经气"合阴"及"合阳"之时，此时睡眠有益养阴及养阳。午时是"合阳"之时，人体要小寐，使身体得以平衡过渡。子时，为昼夜之中阴气最重之时，此时安眠极易养阴，睡眠效果、睡眠质量都是最好的。

（三）醒后保养

醒后不急于睁眼，先熨目，即两掌相对，用力由慢而快搓至双掌暖热后，以双掌平熨双目，反复 10 遍。熨目之后静心调息，开始运睛，双睛向右侧运转，然后向上、向左、向下复转向右，运转 3 次之后再反方向运转 3 次。运睛之后紧闭双目片刻，再突然急睁，令双睛尽量外突。急睁双目时要同时从口中吐出浊气，然后通过鼻腔进行深吸气，再以意念将气送至丹田。坚持熨目、运睛可使双目明亮有神，起到调理精气的作用。其他还可行叩齿、咽津、颜面按摩等。

（四）卧具选择

卧具包括床铺、枕头、被、褥、睡衣等。床铺高低以略高于就寝者膝盖水平为好，软硬适中。枕头以稍长能够保持头部睡眠翻身后的位置为宜；枕芯应选质地松软之物，软硬适度。

仰卧时，枕头应放在头肩之间的颈部，使颈椎生理前凸得以维持。侧卧时，枕头应放置于头下，使颈椎与整个脊柱保持水平位置。被宜柔软，宜轻不宜重，可选细棉布、棉纱、细麻布等，使用不宜超过 2 年。褥宜软而厚，随天气冷暖变化加减。睡衣以宽长、舒适、吸汗、遮风为原则。

（五）睡眠禁忌

睡眠禁忌一般分为睡前、睡中和醒后禁忌。睡前不宜饱食、饥饿或大量饮水及浓茶、咖啡等饮料，忌七情过极、读书思虑，亦不可剧烈运动，以免影响入睡；睡中寝卧忌当风、对炉火、对灯光，卧忌言语哼唱，不戴手表、项链、手镯、胸罩等；醒后忌恋床不起，恼怒。

拓展阅读：药王孙思邈的睡眠养生法

唐代医药学家孙思邈被后人誉为"药王"，他也是一位地位很高的道教人物，在很多道教官观里都有"药王殿"。他医德高尚，重视养生，济世救人。孙思邈在其所著的《备急千金要方》中说："凡欲眠勿歌咏，不祥……人头边勿安火炉，日久引火气，头重、目赤、鼻干……夏不用露面卧，令人面皮厚，喜成癣，或作面风。冬夜勿覆头，得长寿……勿顺墙卧，风利吹人发癫及体重。"

分析：睡眠是大脑神经细胞由兴奋转为抑制的保护性反应。如果睡前过于兴奋如唱歌跳舞，势必影响抑制过程，表现为入睡难或者睡后多梦，使大脑得不到充分的休息。因此，睡前半小时不能制造兴奋点，不宜大声歌唱，看电视或电影也不要太晚。此外，应消除不利入睡的环境因素，如喧闹、灯光、噪声或震动等。古人取暖需要用火炉，孙思邈认为人睡觉的时候如果头边有火炉，时间久了会导致头身困重，目赤眼干甚至鼻腔干燥。冬季，很多没有暖气的人家取暖用电暖气，睡觉的时候喜欢放在床头。从人体舒适角度来说，冬季室内温度控制在 18～20 ℃之间最合适。因为在冬季，如果室内温度高于 20 ℃，加之着衣较厚，便会感觉有点热。室内温度过高，可导致室内空气也干燥，损伤人的阴津，使人感觉浑身燥热、眼口鼻喉干涩，从而降低睡眠质量，损害身体健康。

三、传统运动养生

传统运动养生又称为动功养生，是指运用传统运动方式或动功方式进行锻炼，以活动筋骨，调节气息，疏经通络，行气活血，和调脏腑，达到增强体质、延年益寿目的的一种养生方法。关于运动养生，古人早有记载。《庄子·刻意》说："吹响呼吸，吐故纳新，熊经鸟伸，为寿而已矣。"《吕氏春秋》说："流水不腐，户枢不蠹，动也，形气亦然，形不动则精不流，精不流则气郁。"自古以来就有"动以养形""静以养神"的养生箴言。

（一）传统运动养生的特点和机制

传统运动养生是中医学理论指导下的健身运动。以养精、练气、调神为运动的基本特点，练习中做到以静养神，以意领气，以气导形，三者之间协调配合，达到形神一致、意念相随、形气相感、内外和谐的养生作用。

现代科学研究证明，经常而适度的科学运动、锻炼，可有效地促进血液循环，改善新陈代谢；改善大脑的营养状况与脑细胞活力；增强心脏活力与肺的呼吸功能；增加膈、腹肌力量，促进胃肠蠕动；调节人体的水液代谢，促进泌尿系统的功能活动；增强肌肉关节活力，有利于骨骼肌肉的健康；提高机体的免疫力；促进内分泌代谢等，使人体的生命力更加旺盛。

（二）传统运动养生的原则

传统运动养生虽方法众多，但无论哪一种功法都体现了精、气、神、意养生的精髓，练习者只有掌握方法要领，并把握以下原则，方能达到养生的作用。

1. 因人制宜

运动项目的选择上，个人可根据自身身体状况、习惯爱好或希望达到某方面效果为主的健身目的选择某一种方法练习或多种运动方法联合使用。一般来讲，青年人宜选择运动量较大，以练形为主的健身方法，有助于保持旺盛的斗志；中年人宜练形、练神兼顾，协调脏腑、和谐气血、延缓衰老；而老年人则侧重于固护气血、保养精气神，应选择动作相对柔和、不要过于剧烈的运动项目，以免伤筋动骨，对机体造成伤害。

2. 适度原则

孙思邈《备急千金要方》曾说："养性之道，常欲小劳，但莫大疲及强所不能堪耳"。运动需适度，太小达不到锻炼效果，太大则反而易耗伤气血，或对身体造成伤害。一般来说，以运动后身体温暖、微微出汗、稍有疲劳感、经过短暂休息后精神体力能够恢复正常为适度。

3. 提倡循序渐进，持之以恒

先基础后复杂，打好功法基础；动作由简到繁，先易后难；运动量由小到大，循序渐进。运动养生是人一生的事，贵在坚持，持之以恒，方能收到效果。

（三）常用传统运动养生（动功）方法介绍

1. 太极拳

太极拳是我国众多传统运动健身项目中目前流传最广的项目之一，它集中了中国古代运动健身形神兼养、内外合一的精髓，所谓"以意领气，以气运身"，心到、意到、气到、形到，使内气一气贯通，动作圆活连贯，轻柔舒展。若长期练习，具有通调脏腑、疏通经络、补益气血、强健筋骨等作用。

太极拳冠名"太极"，取太极图阴阳合抱、浑圆一体之象为拳法精髓，强调意念、动作、呼吸的密切配合，融导引、武术于一体，属于"内功拳"的一种。其分支流派较多，包括陈氏太极拳、杨氏太极拳、吴式太极拳、武式太极拳、孙式太极拳等，目前较为普及的"简化太极拳"是以杨氏太极拳改编，共有二十四式：起势、野马分鬃、白鹤亮翅、搂膝拗步、手挥琵琶、倒卷肱、左揽雀尾、右揽雀尾、单鞭、云手、单鞭、高探马、右蹬脚、双峰贯耳、转身左蹬脚、左下势独立、右下势独立、左右穿梭、海底针、闪通臂、转身搬拦捶、如封似闭、十字手、收势。

2. 五禽戏

五禽戏，相传为华佗所创，属于医家导引功法。《后汉书·华佗传》言："……吾有一术，名曰五禽之戏：一曰虎，二曰鹿，三曰熊，四曰猿，五曰鸟，亦以除疾，以利蹄足，以当导引。"五禽戏模仿熊、虎、鹿、猿、鸟五种动物的形态动作，在习练时，不仅运动躯干肢体，更要求神态的模拟，并配合一定的呼吸方法，表现出熊的憨厚、虎的凶猛、鹿的柔和、猿的灵活、鸟的轻静。常见的五禽戏动作包括虎举、虎扑、鹿奔、鹿抵、熊运、熊晃、猿摘、猿提、鸟伸、鸟飞等。五禽戏五种动物形态分别归属五行之木、火、土、金、水，若长期练习，有益于人体肝、心、脾、肺、肾的调养。

3. 易筋经

易筋经是通过锻炼以改善人体筋肉的一种传统养生功法，为佛家导引功法之一。其功法内容包括：韦陀献杵势、横担降魔杵、掌托天门、摘星换斗、倒拽九牛尾、出爪亮翅、九鬼拔马刀、三盘落地、青龙探爪、卧虎扑食、打躬击鼓、掉尾摇头等。练习此功法，能激发人体周身气机，提高气的敏感性与传布性。它既能练气，又佐以练力，久练后可使气力倍增。易筋经具有疏通经络、运行气血、防病健身之作用，可用于神经衰弱、胃肠疾病、呼吸系统疾病、肢体关节疼痛、颈腰椎疾病等多种慢性疾病的调治。

4. 八段锦

八段锦是由古代导引术总结发展而成的一种传统养生功法，史书记载距今已有约 800 年的历史。"锦"，为上等的丝织品；八段锦，意为八个精练完美的动作和良好的祛病保健作用。其功法口诀包括：两手托天理三焦，左右开弓似射雕，调理脾胃须单举，五劳七伤往后瞧，摇头摆尾祛心火，两手攀足固肾腰，攒拳怒目增气力，背后七颠百病消。该功法柔筋健骨，养气壮力，行气活血，调理脏腑，且运动量恰到好处，既达到了健身效果，又不让人感到疲劳。现代研究表明，长期习练八段锦能改善神经调节功能，加强血液循环，对腹腔内脏有柔和的按摩作用，可激发各系统的功能，纠正机体异常的反应。

5. 六字诀

六字诀，首见于南北朝陶弘景的《养性延命录》，为医家吐纳功法。其功法操作的核心内容是呼气吐音（字），并有六种变化。六字分别是：嘘（发 xu 声，属肝木）、呵（发 he 声，属心火）、呼（发 hu 声，属脾土）、呬（发 si 声，属肺金）、吹（发 chui 声，属肾水）、嘻（发 xi 声，属三焦）。六字诀的疗效以泻实为主，适用于脏腑实证，通过呼气发音，并延长呼气时间来实现调理脏腑的功能。其中"嘘"字诀适用于肝火旺、眼中赤色兼多泪等病证；"呵"字诀适用于心神烦躁、口舌生疮及热痛等病证；"呼"字诀适用于痰湿热生、泻痢肠鸣、吐水等病证；"呬"字诀适用于咳嗽痰涎、胸膈烦躁、喉舌干等病证；"吹"字诀适用于腰酸软、遗精早泄、宫寒等病证；"嘻"字诀适用于胸腹胀闷、小便不利等病证。

四、药物养生

药物养生，又称中药养生，是以中医药理论为指导，运用具有保健类功效的中药来强身健体、祛病延寿的方法，是中医养生保健的重要手段。中药养生源远流长，古代本草学家早就发现，很多药物具有延年益寿的功效。我国最早的药物学专著《神农本草经》中曾载有"久服不老""轻身延年""耐老"等功效药物百余种。魏晋时期，人们就普遍以服食草本药来祛病延年。明代李时珍著《本草纲目》所载养生类药物达四五百种，堪称养生药物大全。现代药理实验证明，中药的保健功能主要体现在增强免疫、辅助降血压、降血脂、抗氧化、改善睡眠、缓解疲劳、减肥、促进生长发育及改善营养性贫血，保护胃黏膜及化学性肝损害等。

（一）药物养生的应用原则

1. 补虚泻实，养正为先

补虚泻实即扶正祛邪，是药物养生的重要原则。中药养生，特别重视药物的补益扶正作用。年老体弱、正气不足之人，各种组织器官和机体的功能低下，无力抵御外邪，容易出现气血、阴阳及脏腑虚损诸症，通过服用补益扶正药物，可以增强机体抗病能力，扶正以祛邪；而形体肥胖之人，多嗜食膏粱厚味，易致气血痰食壅滞，则泻实是其养生保健之法。只有补通结合，补偏救弊，损其有余而补其不足，才能恢复人体阴阳的动态平衡，达到延缓衰老的目的。

2. 调摄阴阳，健脾益肾

《素问·生气通天论》曰："阴平阳秘，精神乃治"。阴阳失调时人体机体会出现偏盛偏衰的病理现象，利用相应的中草药可以调整脏腑功能，纠正阴阳的盛衰而使其平衡。中医学认为，肾为先天之本，为人体一身阴液和阳气的根本，肾精气充足则能神旺而使人健康，故古代医家创制的很多养生抗衰老方剂中，均以扶助肾阳，敛阴填精，助肾气化为主药。脾胃为后天之本，气血生化之源，人体脏腑功能的强弱总与脾胃功能相关，任何口服药物都必须由脾胃吸收利用，故而养生方中，多配补脾和胃、滋养中焦、助运脾胃之品，以维持后天化源的正常。且后天之本与先天之本具有相互化源、相互补充的作用，故健脾益肾成为自古以来中医养生的基本原则。

3. 辨证遣药，三因相宜

药物养生需辨证遣药，兼顾三因，合理施养。人有禀赋、体质、年龄、性别等的不同，中医学辨证论治原则强调对症遣方选药，方可纠正偏颇，达到固本补虚、强身健体之效。如气虚之人宜选用益气健脾药，血瘀体质者宜用活血化瘀等药；药物养生还需根据地理环境的特点、气候的不同，选用适宜的中药。如东南洼地，湿气偏重，常于方中加入藿香、苍术、厚朴等芳香燥湿健脾之品；而西北高原，多偏干寒，则常加入肉桂、干姜、熟地黄等温阳散寒益肾之物。四时阴阳气候的变化对人体生理功能和病理变化也有一定影响。所谓"天人相应"，药物养生也当遵循四时阴阳变化的规律，合理选择四时适宜药物。如春季为肝旺之时，不宜过用"补药"，宜选用清淡温平药物；冬季寒冷，宜选温阳类药物，以助人体阳气潜藏。否则，随便用药不但达不到养生效果，反而伤害机体。

4. 谨慎药补，忌偏忌滥

人类的生、老、病、死是不可抗拒的自然规律，药物保健作为一种辅助方法，运用得当，则对增强体质、防病抗衰确有良好作用。但养生保健的形式和方法多种多样，不可一味追求药物补养，对无虚无病者一般不提倡使用药物。用药的目的在于协调阴阳，凡药都有偏性，遣方用药需根据个体的体质和身体状况灵活选用，不辨虚实盲目滥服误补，可能会适得其反伤害机体，导致气血阴阳失调，脏腑功能紊乱，发生病变。因此，药补养生，需要循序渐进，根据具体情况合理使用，适可而止，切不可滥补滥服。

（二）药物养生方法

药物养生方法包括内服和外用两大类。

1. 内服中药

内服形式多样，传统方式以单纯中药加工制成各种剂型。一般根据养生者的状况和实际需求，辨证遣方，选择合适的药物和剂型。以服用方便，安全有效为原则。常见剂型有以下几类。

（1）汤剂：最常用剂型。煎煮时要注意方法，尤其是一些特殊药材，如人参、西洋参等名贵药材，若与其他药同用时，宜单独另煎取汁兑服。阿胶、鹿角胶等宜烊化服，而不宜与药同煎。

（2）丸剂：由药材细粉或提取物与其他辅料制成的球状制剂，分为蜜丸、水丸、蜡丸、浓缩丸、滴丸等多种，因其服用方便，深受养生者喜爱。如十全大补丸、六味地黄丸等。

（3）散剂：药材或提取物经粉碎、均匀混合制成的粉末状制剂。其较丸剂容易分散和吸收，内服、外用皆可。如三七粉等。

（4）煎膏剂：由药材煎煮液浓缩，加炼蜜或糖制成。近年来比较流行的养生膏方即属于此类。

（5）胶囊剂：将药物或与适宜辅料充填于空心硬胶囊或密封于软胶囊材中制成的固体制剂，分软胶囊和硬胶囊，如三宝胶囊、西洋参胶囊等。

（6）颗粒剂：由药材细粉或药材提取物与适宜辅料制成有一定粒度的颗粒状制剂，可分为单味颗粒或复方颗粒。如七宝美髯颗粒等。

（7）茶剂：药材或药材提取物与茶叶或其他辅料混合制成的内服制剂。可分为块状茶剂、袋装茶剂、可煎煮茶剂。也可以按药物的性能特点、配方要求等，直接将方药经煎煮或冲泡饮用。具有制作简便易行，有效成分溶出量大，饮服方便，服后易吸收，作用迅速，效果明显等优点。如益寿茶、减肥茶等。

（8）酒剂：古称"醪醴"，是将中药溶于酒中，通过一定的方法和工艺制成的液体制剂。酒为百药之长，具有善行药势而达于脏腑、四肢百骸之性，药借酒力、酒助药势可充分发挥其效力，达到防病治病、强身保健作用。药酒配制方便、药性稳定、安全有效。分为治疗性药酒和保健类药酒两大类。治疗性药酒以祛邪治病为主，有内服和外搽之分，主要有祛风散寒、止咳平喘、清热解毒、养血活血、舒经通络等作用，广泛用于临床慢性病的防治；保健酒以补虚强壮、延年益寿、调节和改善身体功能为主要目的，主要有滋补气血、温肾壮阳、养胃生津、强心安神、抗老防衰等作用，如人参酒、参芪酒、参茸酒等。

2. 外用中药

根据需求选择合适的中药，经一定的炮制和加工后，以不同应用形式施以体表或相关经脉、腧穴上，以达到养生保健的目的。常用方法有以下几类。

（1）敷贴：包括膏药和穴位敷贴两种。膏药制法有多种，如橡皮膏、软膏等，多具有祛风除湿、温经通络、活血化瘀、消肿止痛、坚骨续筋等功效，用于肢体、关节、筋骨的运动功能障碍。穴位敷贴多具有补虚扶弱，协调脏腑、平衡阴阳的功能。根据不同选穴配药，达到一定的养生效果。

（2）熏蒸：将配伍好的中药加清水煎煮，用含药蒸汽熏蒸全身或局部的一种方法，其机理是利用中药的有效成分微粒子雾化，使人体皮肤充分吸收，达到养生祛病的作用。

（3）洗浸法：古称"浸渍法"，属于"药浴"范畴。指选配某些中草药制成煎剂，浸泡全身或局部，以达到养生保健作用。

（4）熨敷：用加热后的中草药熨敷于体表一定部位或穴位，借助热力和药力的双重作用，达到温通经脉、调和气血、养生保健目的的一种方法。本法可以将中草药加热直接热敷于局部，外加包扎，若凉了再用热熨斗热之。也可用布袋盛装炒热的药或用蒸锅蒸热的药外熨局部或穴位。每次热力保持 20～30 min 为佳。根据病症还可采用葱熨法、蚕沙法、盐醋熨法等。

熨敷法多用于风寒湿痹所致的筋骨疼痛、肩颈背痛、腰膝关节酸痛等症，也可缓解疲劳、调节亚健康状态。

（三）常用养生方药类型

养生方药主要包括补益扶正和延缓衰老两大类。扶正方药以补益类药物为主，分为补气、养血、助阳、滋阴四类；抗衰药类则包括补益、利湿化痰、活血化瘀等作用的各类方药。现分述如下。

1. 补气类

补气类中药具有补气功能，可改善气虚体质或气虚证候。补气药可调节脏腑功能，增强机体活力和人体免疫力。常用于以食欲不振、大便溏薄、体倦神疲、自汗、少气懒言、胸闷气短等为主要特征者的养生保健。

（1）常用补气药：人参、党参、太子参、西洋参、黄芪、白术、灵芝、山药、茯苓、甘草、五味子、刺五加、大枣、蜂蜜等。

（2）常用补气方：气阴两虚者宜选生脉散/饮；脾气虚弱者宜选四君子汤、参苓白术散、补中益气汤等；肺气虚易感冒者宜选玉屏风散、补肺汤；肾气虚夜尿频多者宜选肾气丸。

2. 补血类

补血类中药具有滋养营血、改善血虚体质、调节免疫、抗衰延年、增强记忆力的保健作用。多用于体质虚弱、气血不足，以面色苍白或萎黄无华，唇爪苍白、头昏眼花、两目干涩、视力减退、心悸、失眠多梦，或月经量少色淡，甚则闭经等为主要特征者的养生保健。

（1）常用补血药：熟地黄、何首乌、阿胶、当归、枸杞子、龙眼肉、楮实子等。

（2）常用保健方：心脾两虚宜选归脾丸；温补气血宜选八珍汤、十全大补丸等。

3. 补阳类

补阳类中药以补助人体阳气为主要功能，具有改善虚寒体质及阳虚证，扶正强壮和抗衰老作用。本类药以温补肾阳、强壮筋骨为主。多用于以形寒肢冷、腰膝酸软冷痛、性欲淡漠、老人咳喘、尿频、女子不孕、生长发育迟缓或早衰为主要特征者。因药性温偏燥，易助火伤阴，阴虚火旺者慎用。

（1）常用补阳药：紫河车、冬虫夏草、鹿茸、肉苁蓉、锁阳、巴戟天、补骨脂、胡桃仁、淫羊藿、益智仁、菟丝子、杜仲、蛤蚧、仙茅等。

（2）常用补阳方：资生大造丸、河车丸、保养延寿不老丹、全鹿丸、龟鹿二仙胶、延生护宝丹、金匮肾气丸。

4. 滋阴类

滋阴类中药以滋养阴液、生津润燥、清心安神为主要功能，具有改善阴虚体质及阴虚火旺证候的作用，部分药物还具有抗衰、抗癌作用。多用于以形体消瘦、口燥咽干、眩晕失眠、五心烦热、潮热盗汗等为主要特征者。本类药多为甘寒质润，脾胃虚弱、腹满便溏者慎用。

（1）常用滋阴药：枸杞、沙参、麦冬、天冬、玉竹、百合、石斛、黄精、旱莲草、女贞子、五味子、龟板、山茱萸、银耳等。

（2）常用滋阴方：心阴虚宜选天王补心丸；肝肾阴虚宜选大补阴丸、左归丸；养神益智、填精化气、滋补强壮、延年益寿可选用龟鹿二仙胶；补腰膝、壮筋骨、滋阴养血宜选二至丸、七宝美髯颗粒；驻颜延年宜选二精丸。

5. 其他保健抗衰方药

（1）清热利湿类：具有清热解毒、祛湿通泻的作用，可改善湿热体质及证候，多用于以身体酸痛、内蕴湿热、二便不畅为主要特征者。常用药物有黄连、黄芩、茵陈、车前草、淡竹叶、滑石等。中成药有甘露消毒饮、清热祛湿颗粒等。

（2）化痰降浊类：具有健脾、利湿、化痰的作用，可改善痰湿体质及证候。常用的祛痰利湿药有薏苡仁、茯苓、陈皮、山药、赤小豆、冬瓜皮、莱菔子、白芥子等；降脂减肥药物有绞股蓝、荷叶、茯苓、泽泻、赤小豆、薏苡仁、山楂、五加皮等。中成药有二陈汤、参苓白术散、六君子丸、排毒养颜胶囊等。

（3）活血化瘀类：具有活血化瘀、通络止痛的作用，可改善血瘀体质及证候。如桃仁、红花、当归、三七、川芎、益母草等。常用方剂有血府逐瘀汤、身痛逐瘀汤、少腹逐瘀汤、膈下逐瘀汤、通窍活血汤等。中成药有丹参片、血塞通片等。

（4）疏肝解郁类：具有疏肝解郁、调畅气机的作用，可改善气郁体质及证候。一般在阿胶、地黄、当归、枸杞子等补养肝血之品的基础上，辅以香附、佛手、柴胡、枳壳、青皮等行气解郁之药。中成药有逍遥丸、柴胡疏肝散、越鞠丸等。

（四）常用养生方药剂型

1. 膏 方

膏方，又称膏剂，以其剂型而名，属于中医学方剂中的丸、散、膏、丹、酒、露、汤、锭八种剂型之一。一年四季气候中，春生、夏长、秋收、冬藏，根据中医理论，冬季是进补的最佳季节，而进补首选膏方。膏方可以广泛地运用于内、妇、儿、外、骨、眼耳口鼻等科疾患以及体虚者。膏方一般由 20 味左右的中药组成，具有良好的滋补作用。它是在复方汤剂的基础上，根据患者不同体质、不同证型而确定不同处方，经浓煎后掺入某些辅料（如蜜、枣）等而制成的一种稠厚状半流质或冻状剂型，是一种具有高级滋补和治疗预防综合作用的成药。临床预防疗效佳，深受患者欢迎。

2. 药物香囊

俗话说："带个香草袋，不怕五虫害"。早在两千多年前，我国民间就有佩戴香囊，以避除秽恶之气，增强体质，保证自身健康的风俗。香囊防病治病，是中医外治法中的一种，称为香佩疗法。根据中医内病外治的理论，皮毛腠理与五脏六腑相通，其药物外用，药性可以从皮肤毛窍汗孔肌腠，通过经络，直达脏腑，从而起到调整人体阴阳平衡、鼓舞正气、抵御外邪、祛邪外出之功。现在常用中药香囊多具有芳香化浊、驱虫避秽、益气活血、安神定志、补气抗邪等防病治病之功，受到广大人民群众的喜爱。

五、沐浴养生

古时的"沐"是洗头，"浴"是洗身，现在合称为"沐浴"。沐浴养生是为了清洁人体进而调理身体，其中会用到水、中药、日光、泥沙、空气等有形或无形的天然材料，来营造一个健康的物理环境，以达到防病健身的方法。

（一）温泉浴

高于某一地区全年平均温度的泉水可以定义为温泉，由于各个地区的地质、海拔、纬度、经度以及气候特点等都不一样，所以目前国内外对温泉的定义尚没有一个统一的标准。中医认为，温泉性味多为辛热。外用洗浴可以防治疥癣和其他疮毒。同时能温通经脉，舒筋活血，浸泡温泉后能使人放松心情，感到快乐，从而增强体质。辛氏《三秦记》记载了秦始皇在骊山修建"骊山汤"用温泉治疗疮疾的故事。东汉张衡在《温泉赋》中记载了天然温泉在沐浴和治疗疾病方面的主要功效。唐代以后，温泉洗浴日渐兴盛，温泉洗浴成为皇家贵族最喜欢的一种养生方式。《本草纲目》是综合性天然草药的创始，其中记载了各种类型温泉的医疗和养生功效。温泉水主要治疗风湿、肌肉和关节挛缩、肌肉皮肤、手足麻木及各类癣病等皮肤疾患。由此可见，我国历代医家对温泉在治疗各种疾病方面的认识早有体会。

所谓春生、夏长、秋收、冬藏，由于四季气候条件不同，温泉在不同季节的养生效果也不同。前人概括为春日沐浴，升阳固脱；夏日沐浴，清澈甘甜，清热解暑；秋季泡泉，肺润肠蠕；冬日洗潭，丹田温灼。在春季泡温泉的重点是调养，并可与食物和滋补之品相结合。而夏季是人体腠理疏松，易耗气伤津的季节，因此在此时节泡温泉可清解暑气，起到消暑降火之效。秋季气候干燥，人体阳气渐收，阴气渐长，此时温泉浴可温煦滋润，增强体质，并可与运动相结合。在寒冷的冬季泡温泉可散寒舒筋，温经通络，调畅气血，同时对部分慢性病患者具有一定的治疗作用。

需要注意的是，温泉泡浴不同于一般的泡澡，由于温泉成分不同，泡澡的时间长短也要有所差异。每次浸泡时间应为 10～20 min。如果泉水温度适宜，时间可以稍长。如果泉水温度较高，时间则不应该太长。在洗碳酸盐浴时，必须避免气体吸收太多，以免引起不适的刺激反应。因此可隔日泡浴，或连续泡浴两天后休息一日。泡完澡后，切勿突然站立，以免因体位性低血压而致摔倒。女性在经期和孕期都不宜进行温泉浴。患有急性发热性疾病、急性感染性疾病、高血压等病人不宜洗温泉浴。温泉浴室应保持通风和温暖，泡浴时身体保持半坐位的姿势，心脏部位应没于泉水之中。浴后应立即擦干身体，保持 10～30 min 的静卧姿势。如果在泡浴时长时间出汗，或者口渴，可饮少量温水以补充津液消耗。泡浴次数过多、时间过长、温度过高都不适宜，均会影响机体的健康及降低温泉浴的疗效。

（二）日光浴

日光是一切生命的源泉，中医自古有"采日精"之说，即采集阳光以生发清阳之气，驱散机体在内之浊气，也是所谓的补阳气。日光浴在我国历史悠久，《黄帝内经·素问》中有"冬三月，此谓闭藏，水冰地坼，无扰乎阳，早卧晚起，必待日光"的冬季沐日养生记载。古人认为"火气之精为日"。"火气"即阳气，阳气的精华是阳光。《养生论》主张"晒以朝阳"，指出日光浴的最佳时间。《理瀹骈文》提出"对日坐定"，主张全身晒法。日光浴时无论背晒、对日晒或全身晒都须依据病情需要而定。唐代名医孙思邈在《千金要方》中指出："凡天和暖无风之时，令母将儿于日中嬉戏，数见风日，则血凝气刚，肌肉牢密，堪耐风寒，不致疾病"，这就更加详细地阐明了沐浴阳光的时机、方式和好处。中医认为日光浴是以天时之阳气补益人之阳气，日光浴可促进机体清阳之气升，浊阴之气降，起到强身健体之功。现代医学认为阳光中的紫外线可使皮肤中的脱氢甾类物质转变为维生素 D，能提高钙、磷的代谢，预防和治疗佝偻病；紫外线还可以抑制附着在皮肤上的细菌和其他微生物群，在疾病预防和治疗中发挥特殊作用；温暖阳光下的红外辐射可以显著降低人体局部温度，快速扩张冠状动脉，促进新陈代谢和组织再生，并且在预防感染和镇痛方面具有很大的作用。日光浴还能增加人体角质形成细胞和汗渍细胞的分泌，有利于保持皮肤营养。

日光浴时应注意以下几点：①日光浴的治疗场所多选在安静的户外进行，有助于在常规治疗期间享有放松、舒适的环境，益于身体健康。②时间不宜过长。强烈日照的持续时间可从 10 min 逐渐提高到 1 ~ 2 h；夏季 5 月 ~ 9 月是阳光照射强烈的季节，宜选择上午 9：00 到 11：00 或下午 3：00 至 4：00 为宜。③在享受阳光治疗时，有必要防止正午的阳光直射头面部，仅将需治疗的身体区域暴露即可。照射的过程以少量出汗为宜，如大量出汗应该立即停止照射并休息，补充含有盐的饮料。④避免在饱餐前后 1 ~ 2 h 内进行日光浴。饭后容易引起低血糖，会影响肠胃功能的消化和吸收。

（三）泥浆浴

我国的诸多医学著作中均有关于泥浆疗法的记述。《肘后备急方》云："急且尿疮中，乃拔向日闭气三步，以刀掘地，作小坎。以热汤沃坎中泥作丸，如梧子大，服之。并以少泥，泥之疮上佳。"近年来，泥浆浴在国外很流行。泥浆中含有大量矿物质，如硅、氢氧化铝、氧化锌和氧化镁等，具有振奋精神、清洁身体、收缩毛孔和美白肌肤的营养功效，对皮肤病、类风湿性关节炎、关节疼痛有良好的辅助治疗效果，健康人群进行泥浆浴有助于消除疲劳。

中医养生学认为泥浆浴的养生作用主要为以下三点。①镇痛作用：微温的泥浆可以降低中枢神经系统对人体功能的敏感性，从而减轻风湿性关节炎、跌打损伤、腰腿痛和其他疾病患者的痛感，经过几次泥浆浴治疗，一些患者的疼痛会逐步缓解。②按摩功效：当泥浆被涂抹到人体的皮肤表面，人体皮肤细胞会产生相应的阻力，进而增强人体皮肤的弹性，类似于对皮肤的健康按摩。③营养作用：泥，尤其是矿泥，含有多种对人体有益的矿物质元素，在长时间泥浴后，可以对皮肤角质层有一定的营养作用。

应该注意的是，在泥浆浴之前，应避免大量饮酒和暴饮暴食；浴前应仔细检查身体，如在浴中出现呕吐、反胃等不适症状，要马上停止泥浆浴；洗浴时间通常应限制在 20 min 以内，时间不宜过长；浴后应尽快补充一些淡盐水。

（四）沙 浴

我国传统医学认为沙浴具有通经活络、祛湿驱寒、活血化瘀的作用。沙浴能大补元气，促进体内寒浊湿邪的排出，增强免疫力，特别是对关节炎、风湿、体寒、宫寒、胃寒、颈肩酸痛、腰酸背痛等有显著作用。《千金要方》《本草拾遗》中，都有关于沙浴疗法较为详细的记载。唐慎微《证类本草》："六月河中诸热砂，主风湿顽痹不仁，筋骨挛缩，脚疼冷风掣，瘫缓，血脉断绝。取干沙日暴令极热，伏坐其中，冷则更易之。"沙浴可促进体内气血运行，有利于十二经脉的通畅，进而抵御外邪。沙浴比泥浆浴更容易增加人体汗腺激素的分泌，可以有效加速水肿的消失，促进新陈代谢，具有消炎消肿之功。沙浴还可预防人体血液及淋巴液的渗出，促进伤口渗出物的吸收。

（五）森林浴

森林浴是指在森林中或树林茂密的地方，暴露肢体或少穿衣服，并配合适当的运动，呼吸森林中散发出来的物质和空气，使人的性情、心理、体魄都得到锻炼和养成的一种养生方法。《千金翼方》有"山林深处，固是佳境"之言。宋代《夷坚志》更记载了众多养生者饱受"绿福"之乐。明代龚廷贤《寿世保元·延年良箴》更明确提出"山林逸兴，可以延年"。由此可见，无论是古代医学家还是养生学者，都认识到森林作为一个良好的自然环境，能够让人祛病延年。

同时，森林浴并不适合所有人群，有部分养生学者认为，森林早晚露水重、湿度大，据中医理论，湿为阴邪，其性趋下，易袭阴位。机体阳气不足（怕冷、四肢发冷等）、体质湿热（易生痘痘和暗疮、有口臭、小便黄等）的人群，湿邪更易乘虚而入。湿气为患，会使人头重脚轻，浑身无力，出现大便溏稀、黏滞不爽的症状，严重者应配以健脾化湿的中药进行调理。即便选择森林浴，也不主张过早，因为晨间森林中湿度大，温度低，对气道不利，宜在太阳升起的 8 点左右，即可进入森林呼吸新鲜空气。

（六）药 浴

药浴是一种传统的中医制剂外治法，属于祖国传统医学外治范畴，是中药学的重要内容。春秋时期的香汤是药浴的雏形，早期多用于疮疡肿毒。《礼记》载"头疮则沐，身有疡则浴"，《五十二病方》中也载有许多药浴方法，如用雷丸治"疸"，竹叶熏烧疤痕。《黄帝内经》提出中药药浴法治疗外感疾病："其有邪者，渍形以为汗"，并在此基础上发展了"汤熨"的方法。东汉《伤寒杂病论》扩大了中药药浴法的使用范围，在洗、熨、熏、淋的基础上，又出现了坐浴、浸足、熏洗等各种方法。此外，中药药浴被广泛用于治疗疮毒等皮肤疾患。

中医认为人体浸泡于药液之中可使中药作用于穴位、经络，利用汗法之理，使药性循经而行，起到祛风除湿、活血化瘀、排汗解毒，进而调节脏腑气血的作用。采用药浴法治疗局部疾病时，常采用熏蒸或外洗法直接作用于疮面。在此过程中，药物直接接触皮肤表面，具有祛风、止痒、消炎、解毒、消肿和去除腐肌的作用。黄芩、黄连、苦参、百部等清热燥湿的中药常作为治疗癣、阴道滴虫等病症的外洗药。

（七）蒸汽浴

马王堆汉墓出土的《五十二病方》中建议用中药熬制的热药蒸汽熏蒸治疗疾病，如用骆阮熏治痔疮。《金匮要略》中也详细记录了皮肤熏蒸和清洗的方法治疗花斑癣，以及中药处方治疗女性狐惑病糜烂的方法。《肘后备急方》中描述了运用黄柏熏洗治疗感冒、毒药和痈肿；《千金要方》中记载了使用"太子参防风汤"和"艾薰"治疗刘太后中风的处方和方法。

中医认为蒸汽浴时，人处于湿热空气的蒸腾中，外至皮肤，内至脏腑，皆得濡养，既可开发阳气，振奋气机，又可滋阴润燥、利水消肿，具有调和营卫、镇静安神的作用。中药蒸汽浴治疗能够起到祛除体内湿气，驱风散寒、舒筋通络的功能和作用。患者应结合自身体质条件，遵医嘱，配合不同中药进行中药蒸浴治疗。

六、环境养生

通过改造直接或间接影响人类生活各种活动空间，进而达到颐养生命、增强体质、预防疾病的目的称为环境养生。具体来说，环境养生又分为三大类，即气候环境养生、地理环境养生和个人生活环境养生。

（一）气候环境养生

早在 2000 年前，中医就提出了因时制宜、延年益寿的方法，根据四季气候变化规律，合理安排日常生活，以保障生命活动的正常进行。《素问·四气调神大论》云："夫四时阴阳者，万物之根本也。所以圣人春夏养阳，秋冬养阴，以从其根，故与万物沉浮于生长之门也。逆其根，则伐其本，坏其真矣。"季节和气候的变化是自然界的固有规律，地球上万物的生长和发展与之息息相关。正如中医基础理论"天人相应"，强调人与自然协调统一。环境气候变化具有春暖、夏热、夏长湿、秋凉、冬寒的特点。为了生存，人类逐渐接受与改变，以适应其自然气候的变化。所以因时制宜，益寿延年的养生原则是"春夏养阳、秋冬养阴"，应从饮食、睡眠、日常活动等方面进行实践，从而延长寿命。

就衣食住行而言，可根据子午流注合理安排每天的作息时辰。《素问·四气调神大论》云："春三月……夜卧早起，广步于庭，被发缓形，以使志生……夏三月……夜卧早起，无厌于日，使志无怒……秋三月……早卧早起，与鸡俱兴……冬三月……早卧晚起，必待日光，使志若伏若匿。"就饮食而言，应以四时变化和阴阳消长为依据，五味调和能滋补内脏之气的治疗作用。《备急千金要方》云："春七十二日，省酸增甘，以养脾气……夏七十二日，省苦增辛，以养肺气……秋七十二日，省辛增酸，以养肝气……冬七十二日，省咸增苦，以养心气……季月各十八日，省甘增咸，以养肾气。"早上吃温性食物，能使阳气升发，晚上吃寒性食物，利于阳气收敛，以便入睡。当脾胃虚寒、大便稀溏时，不宜多食寒凉之物，而虚火上炎、大便秘结时，不宜多食温热之物。

（二）地理环境养生

由于自然地理的不同，造成气候环境、饮食和社会环境也不同，这往往对人们的生存质量产生较大的影响。特殊地理位置的优势和劣势，往往决定了不同地域人的寿命。《素问·五常政大论》云："一州之气，生化寿夭不同……高者其气寿，下者其气夭"，生活在高山上的人往往健康长寿，而生活在低洼地区的人大多寿命短。《千金翼方·择地第一》云："山林深远，固是佳境，独住则多阻，数人则喧杂。必在人野相近，心远地偏，背山临水，气候高爽，土地良沃，泉水清美，如此得地十亩平坦处便可构居。……若得左、右映带，岗阜形胜，最为上地。地势好，亦居者安，非他所望也。"孙思邈不建议让人们转移到高山密林中生活。虽然空气很好，但生活中有许多不便。他建议择一风景优美之地，人烟相对稀少，依山傍水而居，如果周围有些许山林环绕，地理环境几乎是完美的。此外，清代养生家曹庭栋在《老老恒言》中云："辟园林于城中，池馆相望，有白皮古松数十株，风涛倾耳，如置身岩壑。"曹庭栋以自己的亲身经历告诉大家，虽然他一直处在喧嚣的城市之中，但随着绿色植物盆栽增多，可以形成一个独立的空间，仿佛置身于大自然中，不仅可以呼吸新鲜的之气，还可以净化心灵。结合现代生活研究发现，适宜人类居住的地理位置应该具有干净充足的水、优雅清新的空气、充足的阳光、良好的植被环境、宁静优美的风景、宜人的生活、便利的生活设施等优势。

（三）居住环境养生

人一生中大部分时间都在居住场所里度过，所以居住环境对人们的健康生活有很大的影响。怎样选房建房，营造自然舒适的居住环境，对保障身体健康起着不可忽视的作用。

1. 居室外环境

外部选址应定位在空气清幽优雅、依山傍水、人文环境优美的地方。

2. 居室结构

居室结构涉及居室朝向、居室面积两个方面的问题。我国传统民居一般都是坐北朝南，采光通风两相宜。房子的占地面积要合适，高度要适中。面积太小和低高度会使采光和自然通风受限，环境易寒冷潮湿。面积太大和高度太高，则会影响舒适性和保暖性。因此，居室结构的选择应因地制宜，充分和认真考虑当地的地理、气候、内部环境、生活习惯、人文、历史和民族风情等。

屋内合理的装修布局也有促进健康的作用。《千金要方·道林养性第二》记载："至于居处不得绮靡华丽，令人贪婪无厌，……但令雅素净洁，无风雨暑湿为佳"，房间内部建筑装饰风格应简洁、大气、低调，避免铺张浪费、奢华和放纵，装饰品的摆放方式应整洁有序，避免混乱，可以让人们摆脱物质诱惑，自然平静下来，以温和的方式生活。

七、情志养生

七情是指人的七种情志变化，包括喜、怒、忧、思、悲、恐、惊。在正常情况下，七情是人体评价外界事物和现象所做出的七种不同的情感反应。若突然、强烈或持久的不良情志刺激，超过了人体心理承受和调节能力，就会导致疾病的发生。情志养生即是认可任何一种情绪活动均是人的正常生理和心理需求，必须保持一个适度的状态。

《素问·气交变大论》："有喜有怒，有忧有丧，有泽有燥，此象之常也"。人体正常的情志变化形成了五脏六腑气血的正常运行规律，有利于疾病的预防和身心健康的整合。任何环境现象都会刺激人们的情绪发生明显的变化。如果情绪变化超出极限，脏腑功能发生变化，就会出现阴阳失衡、气血不调和的情况。因此，情志受损的首要原因是过激的情绪，比如惊讶、喜悦、咆哮和悲伤导致的情绪突然变化，长期的情志内耗肯定会直接导致身体生病。情志致病与多种因素有关，但综合起来就是内因和外因。

1. 人类身体的自身原因导致的精神活动的极端

如《素问·调经论》曰："血有余则怒，不足则恐"，《灵枢·本神》："肝气虚则恐，实则怒"。此二种不良情绪可影响机体正常气血运行而导致疾患。《素问·脏气法时论》云，脏腑功能失调则会引发情志的变化，"五精所并，精气并于心则喜，并于肺则悲，并于肝则忧，并于脾则畏，并于肾则恐……"正常的心理状态是保证体内气血基本正常、四肢骨骼协调、免疫功能健康的重要条件。如果个人情绪得不到控制，不良情绪可能导致气血失调，脏腑、经络、脏腑功能障碍，气血缠结。《灵枢·口问》："夫百病之始生也，皆生于风雨寒暑，清湿喜怒……"《黄帝内经》还讨论了在疾病发展和进步的过程中，情绪的变化将有助于严重疾病向好或坏的主要方向转变，如《素问·玉机真脏论》："然其卒发者，不必治于传，或其传化有不以次，不以次入者，忧恐悲喜怒，令不得以其次，故令人有大病矣"，情志的波动和变化不仅会引起其他相关脏腑的局部病变，也会直接影响全身经络气血运行导致疾患。

2. 人体情绪与自然条件的变化密切相关

《灵枢·邪客》讲"人与天地相参也，与日月相应也"。即人体的状态与春夏秋冬自然条件的变化密切相关。一方面，随着季节的变化，人类的情绪也会随之改变，《素问·生气通天论》"苍天之气，清净则志意治"，《素问·五常政大论》"伏明之纪，是谓胜长……其病昏惑悲忘，从水化也"，《素问·气交变大论》："岁木太过，风气流行，脾土受邪"。另一方面，人具有社会属性，社会是影响情绪发展和变化的最重要因素。《黄帝内经》中提到，由于人类社会的特有属性，在社会和经济地位等一系列因素中，如果一个人实现不了个人的社会价值，可能会引起气血运行失调、脏腑功能紊乱，导致疾病的产生。

3. 七情与五脏有关

情绪过度会对相应器官造成损害。《素问·五运行大论》："怒伤肝，喜伤心，思伤脾，忧伤肺，恐伤肾"。怒则伤肝，肝主藏血，它具有宣泄情绪活动的效用。适度范围内的愤怒状态可以疏通肝气，但如果过于猛烈，很容易致病，正所谓"七情伤人以怒为甚"。《灵枢·邪气脏腑病形》云"若有所大怒，气上而不下，积于胁下，则伤肝"。临床上可以看到脸红、胸闷、呼吸短促、头痛等症状，故《素问·生气通天论》曰"大怒则形气绝，而血菀于上，使人薄厥"，即怒气冲冠，肝气上逆会耗伤精气神。《三国演义》中的"三气周瑜"，少年得志的周瑜就是大怒而致薄厥。按照正常的思维逻辑，人们普遍认为喜悦应该有助于身心，它可以减轻紧张，让人感觉良好，并疏通经络，正所谓人逢喜事精神爽。但过喜则有伤身体，《素问·调经论》载有"喜则气下"，《灵枢·本神》云"喜乐无极则伤魄，魄伤则狂"，表现为口干、舌燥、体热、手脚慌乱等症状。《灵枢·癫狂》提到"狂者……得之有所大喜"，《儒林外史》记载的"范进中举"，范进因欢喜过度，心气走神，导致疯狂。思则伤脾，忧则伤肺，思想是人类的生存本能，《灵枢·本神》："因志而存变谓之思"，但思前想后太过，易导致心神涣散，气机受阻。《灵枢·本神》："脾愁忧而不解则伤意，意伤则悗乱，四肢不举。"说的就是过度思考会伤脾，阻碍气血输布，久而久之，由于脏腑的生化功能不足，身体变得疲倦和虚弱。因此长时间的过度思考也会影响脾胃的运化，导致血液消耗、神经衰弱、睡眠不良、健忘等不适症状。《素问·痿论》云"悲哀太甚，则胞络绝，胞络绝则阳气内动……"说的是过度担忧惆怅会使心气失衡，气机郁结。临床一般表现为面色苍白、心慌气短、面色蜡黄、意识混乱冰冷、眼睛呆滞、言语不多、个人抑郁和颓废等典型症状。《灵枢·本神》提出："因悲哀动中者，竭绝而失生"，说明悲哀过度可以耗伤心肺二气。恐则气下，惊则气乱，多伤心肾，恐惧和惊讶是受到惊吓后最情绪化的感受。恐为肾之志，受恐吓而不释，气泄于下，致使肾气失固，精气下泄而发生病变，一般临床表现为下肢无力酸痛、心脏悬空、二便失禁等，故《灵枢·本神》云："恐惧而不解则伤精，……精时自下"。当一个人处于极度恐惧中时，诸如二便失禁、遗精等症状被视为"恐则气下"。突然受惊，导致心气紊乱，气血失和，心神失常等病变被视为"惊则气乱"，临床表现为惊慌、恐慌、难以入睡、易醒，重者神志混乱。正如《素问·举痛论》所说："惊则心无所倚，神无所归，虑无所定，故气乱矣"。

八、中医适宜技术养生

中医适宜技术多以中医基础理论为指导，在经络与腧穴上施以特定的技术以达到防治疾病，养生保健的目的。中医适宜技术源远流长、种类繁多，在养生保健中具有重要的地位。本节重点介绍针灸养生技术与推拿养生技术。

（一）针灸养生

针灸养生，是以中医经络学说为指导，运用针刺、艾灸、拔罐等手段，通过刺激人体的经络、腧穴，以达到增强体质、防病延年、养生保健目的的一种外治方法。

1. 针灸养生作用

针灸养生是通过刺激经络系统和腧穴发挥作用的。其作用具体包括：

（1）通经络，畅气血。

经脉是人体气血运行的通道，疏通经络是传统养生之根本，经脉通畅，气血则旺。当机体经脉及局部经络阻滞不通时，在体表特定部位施以针灸等方法，外来刺激通过经络传注于里，从而调节脏腑功能活动，达到防病保健的目的。

（2）理脏腑，调虚实。

保持脏腑正常功能状态是养生的重要环节。当脏腑功能失调，人体相应部位和经络腧穴会出现酸、麻、胀、痛的感觉，以及色泽、形态的变化。适当地刺激相应的经脉和腧穴，通过经络的联络沟通、传导感应，可以调整虚实、平衡脏腑，达到防治疾病的目的。

（3）扶正气，抗病邪。

经络具有激发经气、鼓舞正气、抗御病邪作用。当病邪侵犯人体时，经络能调动机体潜在自身调节能力和抗病能力，改善不良功能状态。如人体正气虚时，针灸可以起到扶正补虚作用；邪盛状态时，针刺可起到祛邪泻实作用，从而保持了人体形、神的健康，达到祛病延年的目的。

（4）平阴阳，防衰老。

阴阳调和是人体健康的关键，也是经络养生方法。经络调理具有双向的调节作用，可以调整阴阳的偏盛偏衰，损其有余，补其不足，从而达到养生保健作用。

2. 针灸养生常用方法技术

针灸养生的方法技术众多，各有所长，综合运用效果较好。常用技术包括针刺、艾灸、拔罐、刮痧、敷贴等。

1）针刺养生

针刺养生是以经络腧穴理论为指导，选择不同的针刺器具，应用不同的手法和方式，刺激身体一定部位，以激发经络气血、调节脏腑功能，从而达到祛病延年的养生方法。常用方法有以下几类。

（1）毫针：适用于全身各部腧穴。使用时根据不同养生需求选取适宜的穴位、针具和针刺手法，以达最佳针刺效果。养生针刺多选用关元、气海、肾俞、足三里、膏肓、百会、大椎、三阴交等能鼓舞人体正气，具有保健作用的穴位。

（2）皮肤针：又称梅花针、七星针。皮肤针法是运用皮肤针叩刺人体表皮上的腧穴或经络，使局部皮肤充血红晕或渗出微量血液，以防治疾病、养生保健的方法。常用方法是以督脉、足太阳膀胱经为主，其次在四肢肘、膝以下部位，特定穴所在的循行部位的循经叩刺。

（3）三棱针：用三棱针刺破血络或腧穴，以达到通经活络、养生保健作用的方法。三棱针法以开窍泄热、活血化瘀见长，常选用委中、曲池、大椎等穴。使用三棱针需无菌操作，动作快，部位浅，出血不宜过多，避免刺激大血脉。气血虚弱或有出血倾向者不宜使用。

（4）耳针：采用针刺或其他方法刺激耳郭的相应部位，以养生保健的方法。耳针可以调节脏腑功能，具有抗衰、保健、减肥、养颜等作用，常用于调整内分泌失调、失眠、镇痛、减肥、戒烟、戒酒等。耳穴的刺激方法较多，目前常用毫针、埋针、刺血、压丸等方法防治疾病。其中耳穴压丸因其无副作用，刺激持续，疼痛轻微，在养生美容方面最为常用。

2）艾灸养生

艾灸养生是指借灸火的热力和药物的作用，在身体某些特定穴上施灸，以达到扶正固本、防病保健、延年益寿的一种养生方法。古人对艾灸养生推崇备至，《扁鹊心书》云："人于无病时，常灸关元、气海、命门、中脘……虽未得长生，亦可保百余年寿矣。"艾灸养生还有补益气血、温经散寒的作用，不仅用于常人强身保健，也可用于久病体虚之人的调养，是行之有效的养生方法。常用养生灸法有以下几种。

（1）艾炷灸：分为直接灸和间接灸两种。

① 直接灸：又分瘢痕灸和无瘢痕灸。艾炷大小及壮数根据穴位所在部位酌情选用，一般3~9壮不等。瘢痕灸常选用足三里、关元、气海等穴。

② 间接灸：用姜片、蒜片、盐粒或药物等将艾炷与施灸腧穴皮肤之间隔开施灸的一种方法。此法可自行施术，养生保健多用此法。

（2）艾条灸：分为悬起灸和实按灸两种。

① 悬起灸：属于无创灸法。一般每穴灸 15 ~ 30 min，至皮肤红晕为度。此法操作简便，可自灸神阙、足三里等穴，提高人体免疫能力。

② 实按灸：将艾条或在艾绒里加入配方药末制成的艾卷点燃，隔数层布或绵纸实按在穴位上，使热力透达深部的一种灸法。此法多用于虚寒、痰湿体质的人养生保健。

（3）温针灸：将艾绒或艾条段置于毫针针柄上，点燃施灸，使热力通过针身传导到腧穴内。温针灸是一种针刺与艾灸相结合的方法，具有较好的宣通气血、温通经脉的养生作用。

（4）温灸器：将艾绒或艾条放置于专门的施灸器具里，点燃后放于腧穴处进行熨灸的方法。此法具有活血化瘀的作用。其操作方便、安全有效，对居家养生保健及畏灸者尤为适宜。

3）拔罐养生

拔罐养生是利用加热或吸抽等方法，形成罐内负压，使吸附部位或穴位处充血、瘀血，以达到调整机体功能、防病保健目的的一种养生方法。

拔罐法是常见保健疗法之一。罐疗通过经络系统作用于脏腑，具有疏通经络、开泄腠理、行气活血、消肿止痛等作用。多用于风寒、痰湿等体质人群，具有养颜排毒、养生保健作用。现代研究认为，拔罐对机体有双向调节作用，既可增强人体的免疫能力，局部血管的扩张又可促进新陈代谢，调节脏腑功能，有效地预防疾病。罐的种类很多，操作方法也不断改进和发展。用于养生保健常用罐法有以下几种。

（1）火罐法：用火在罐内燃烧，利用罐内负压吸附在皮肤上。常用火吸法有：闪火法、投火法、贴棉法、滴酒法、架火法等。根据不同养生需要和施术部位，操作时可选择留罐、闪罐、走罐、刺络拔罐、留针拔罐等方法。

（2）抽气法：将抽气罐扣在施术部位上，利用抽气筒或机械装置抽出罐内空气，形成负压而吸附皮肤。此法多用于家庭保健，负压可控，使用安全。

（3）水罐法：通过水煮或蒸汽等方法加热罐内空气，利用罐内空气冷却时形成的罐内负压，吸附体表的一种方法。此法多选用竹罐。也可以根据养生需求，在水中加入适量的中药，使药物在皮部直接吸收，增强拔罐效果。

拔罐常选穴位：背俞穴、涌泉、三阴交、足三里、关元、大椎。

4）刮痧养生

刮痧养生是运用刮痧器具在体表一定部位反复刮拭、摩擦，使皮肤局部出现红色粟状或黯红色出血点等变化，以达到养生保健作用的方法。刮痧是中国传统自然疗法之一，因其简便易行、效果显著，近年来被广泛运用到亚健康调理、养颜美体等养生保健领域。

常用养生刮痧方法包括头部、颈部、背部、胸胁部、四肢部刮痧。

（1）头部刮痧：可依次循侧头、前头、后头沿头部少阳经、阳明经、太阳经脉刮拭，或以百会为中心，呈放射状向全头发际刮拭。头部刮痧可以改善头部血液循环，疏通全身阳气，预防头痛、脱发、失眠、感冒等。

（2）颈部刮痧：从哑门至大椎穴，从风池经肩井、肩髃穴，分别刮拭督脉和颈部两侧。该法具有育阴潜阳、补益正气的作用，可预防感冒、头痛、五官科病症等。

（3）背部刮痧：一般由上向下，先刮正中线的督脉，再刮两侧膀胱经和夹脊穴。背部刮痧具有良好的养生保健作用，可调节全身气机和五脏六腑功能。

（4）胸胁部刮痧：自上而下从天突穴经膻中至鸠尾穴刮拭胸部任脉，或由内而外，沿两胁肋刮拭阳胆经和阴肝经循行线。该法具有舒调上焦、宽胸理气的作用。

（5）四肢刮痧：一般按照先上肢后下肢，沿经络由上而下，先外侧后内侧的顺序刮拭。此法具有调理全身经络气血和脏腑功能的作用。

5）敷贴养生

敷贴养生又称穴位敷贴，属中医外治法之一。该法是将调制好的中药施于体表特定的部位或穴位，借以达到养生保健及防治疾病的目的。穴位敷贴多采用具有一定刺激性及芳香走窜的药物，通过皮肤对药物的吸收，发挥药物和经络穴位的双重效应。有些药物如斑蝥、甘遂、白芥子等还具有一定"发疱疗法"的特征。例如，"冬病夏治"所用的三伏贴由白芥子、延胡索、细辛和甘遂等药物调制而成，其过强的刺激性，可使皮肤局部充血、起疱，犹如灸疮，又被称为"天灸"，其对慢性虚寒性咳喘、过敏性鼻炎、关节痹痛等有较好的防治作用。

穴位敷贴一般用新鲜草药捣烂成泥，或干药研末成粉，加适量水或醋、蜜、酒、姜汁等溶剂，调和成膏或制成丸、散等剂型，直接敷贴选定的穴位上，用纱布或胶布固定。敷贴时间视药性及刺激强度和个体敏感性不同，适当调整。

敷贴养生常选穴：神阙、大椎、关元、涌泉、足三里、膻中、至阳、肺俞、心俞、膈俞、膏肓俞、肾俞、天突、中府等穴。

（二）推拿养生

推拿养生，又称保健按摩法，是指通过各种手法刺激体表经络或腧穴，以达到培补元气、益寿延年的一种方法，是我国传统养生保健常见方法之一。

1. 推拿养生作用

推拿具有疏通经络，活血化瘀；舒筋活络，缓急止痛；调和营卫，平衡阴阳；调理脏腑，通畅气机等作用。推拿具有较好的养生保健效果，研究发现，推拿可以加快血液循环，改善微循环和淋巴循环；可以改善局部组织间代谢，提高机体整体新陈代谢能力；可增加血液中白细胞总数和白细胞的吞噬能力，具有调节机体免疫能力，增强人体抗病能力及抗炎、退热作用；推拿手法产生的摩擦力可改善皮肤呼吸，增加局部皮肤的光泽和弹性，减少皱纹；可提高局部组织的痛阈，放松肌肉，减轻或消除肿痛；还可以调节神经系统功能，对中枢神经和周围神经有抑制或兴奋作用。

2. 常用推拿手法

推拿手法施行时需掌握一定的技巧和特点，只有在持久、有力、均匀、柔和、深透的条件下，才能保证推拿的力量透达体内，产生效应。保健推拿手法较多，根据手型动作的不同，可分为以下六大类。

（1）按压类手法。

按压类手法是以手指端或指腹、掌面或掌根等部位，在体表施术部位，逐渐用力向下垂直按压，按而留之的一类手法。可用于全身各部保健。此类手法包括按法、点法、拨法、掐法等，几种方法可结合起来使用。如点按足三里、气海、关元等保健穴。

（2）摩擦类手法

该法是以摩擦的方式在肌肤表面进行的一类手法。主要有摩法、擦法、推法、搓法、抹法等。此类手法可通过单方向直线运动，或环旋运动，作用于机体胸胁、腹部、肩背、腰臀及四肢等部位，具有加强血液和淋巴液循环、促进新陈代谢、调节脏腑功能作用。

（3）摆动类手法

摆法类手法是指通过腕部有节律的摆动，使压力轻重交替地呈脉冲式持续作用于机体的一类手法。包括擦法、揉法、一指禅法等。适用于全身各部，其中擦法多用于肌肉丰厚部位。此类手法可改善血液循环，缓解肌肉疲劳，提高机体免疫力，减肥消脂，轻身延年。

（4）挤压类手法

此法是指用挤压、提捏肌肤的方式作用于机体的一类手法。包括拿法、捏法、挤法、拧法、扭法等。此类手法多适用于颈项、肩部、脊背和四肢部。具有舒筋通络、解痉止痛、健脾和胃等作用。

（5）叩击类手法

叩击类手法是指以虚掌有节奏地拍击作用于机体体表，或使机体产生振动感应的一类手法。包括拍、击、捶（叩）、捣等手法。这类手法适用于肩臂、腰背及四肢部。具有疏通经络、调和气血的作用，常用于肩颈、腰背痛、头痛等亚健康状态的调理保健。

（6）运动关节类手法

这类手法是指根据关节结构特点，对肢体关节进行屈伸、内收、外展、旋转、牵拉，使其被动运动的一类手法。包括摇法、扳法、拔伸等。操作时，使施术部位肌肉放松，关节活动幅度和力量要适度，以免造成拉伤。此法具有滑利关节、舒经通络作用，常用于长期从事固定体位办公，患有关节屈伸不利，肌肉酸痛等亚健康症状的调理。

第二节　常用中医养生实施方案

《素问·宝命全形论》提到："人以天地之气生，四时之法成"，人居天地间，受先天因素、后天调养或地域差别等因素的影响，会形成不同的体质状态。中医健康养生实施方案有必要根据人体不同体质、不同部位，因人、因时、因地，量体裁衣式制订适宜的养生方法，从而达到增强体质、延缓衰老、促进康复的最终目的。本节内容主要包括体质养生、部位养生、因人养生、因时养生和区域养生五个部分。

一、体质养生

体质是指人体生命过程中，在先天禀赋和后天获得基础上所形成的形态结构、生理功能和心理状态方面综合的、相对稳定的固有特质。体质养生就是通过中医体质辨识，针对不同的体质特征采取相应的措施，以调整机体体质状态，使偏颇体质逐渐得到改善，达到减少疾病、增强体质的目的。

中医体质学说理论来源于《黄帝内经》，且分类方法较多。目前，使用最广泛的是根据人体脏腑气血阴阳、津液盛衰和气化的强弱等，把体质大体分为平和质、气虚质、阳虚质、阴虚质、痰湿质、湿热质、瘀血质、气郁质和特禀质九种基本类型。

（一）平和质

平和质是理想的体质状态，是指体内阴阳平和、脏腑气血功能正常，属先天禀赋良好，后天调养得当之体质类型。

1. 体质特点

体形匀称，精力充沛，面色红润，毛发润泽，目光有神，食欲、睡眠良好，二便正常，舌淡红，苔薄白，脉象从容和缓，节律一致。平素性格随和开朗，对环境的适应能力较强。

2. 形成原因

先天禀赋良好，后天调养合理，具有良好的生活习惯。

3. 调养原则

调养气血，平衡阴阳。

4. 养生方法

（1）精神调摄。保持豁达乐观的生活态度，及时调整不良情绪，保持心情愉快。

（2）饮食调养。首先，要膳食平衡、不宜偏嗜。《黄帝内经》明确指出："五谷为养，五果为助，五畜为益，五菜为充，气味和而服之，以补精益气。"即五味调和，不可偏嗜。其次，要顺时调养，维持平和。春季阳气初生，应摄入升而不散、温而不热之品，不可过食辛热升散之物。可多食蔬菜，如菠菜、芹菜、春笋、荠菜等。夏季阳气隆盛，气候炎热，宜选用清热解暑，清淡芳香之品，不可过食寒凉。秋季阳气收敛，阴气滋长，宜食用濡润类食物，如芝麻、甘蔗、梨、百合、葡萄等。冬季天寒地冻，阳气深藏，食宜养阴潜阳，宜食用鳝鱼、龟、鳖等。

（3）起居调养。《黄帝内经》曰："起居无节，故半百而衰也。"阴阳调和之人要根据季节变化和个人的具体情况制定出符合自己的起居作息制度，使身体的生理功能保持稳定平衡的状态，以适应生活、社会和自然环境等变化。

（4）运动调养。基本原则是积极主动，兴趣广泛；运动适度，不宜过量；循序渐进，适可而止；经常锻炼，持之以恒；全面锻炼，因时制宜。具体实施可根据自身情况及爱好选择适合的锻炼方法。

（二）气虚质

1. 体质特点

形体特征为肌肉松软。常见体倦乏力，语声低怯，气短懒言，易汗出，易感冒，甚至头晕、健忘，舌淡苔白，脉弱。平素性格内向、情绪不稳、胆小不喜欢冒险。

2. 形成原因

多由于先天禀赋不足，后天失养。如早产或幼时喂养不当，或因大病、久病之后失于调养，或饮食劳倦所伤。

3. 调养原则

健脾益气，培补元气。

4. 养生方法

（1）精神调摄。气虚者应保持稳定平和的心态，因过思伤脾，悲忧伤肺，故气虚质者不可过度劳神或过思过悲，以免耗伤元气，加重病情。

（2）饮食调养。脾主运化，为气血生化之源，饮食调养可选择健脾益气作用的食物。如小米、粳米、山药、扁豆、红薯、牛肉、兔肉、鸡肉、鸡蛋、鲢鱼、胡萝卜、香菇等。不宜多食生冷苦寒、辛辣燥热食物，忌峻补、滥补。

（3）起居调养。"脾为生气之源，肺为主气之枢"。气虚体质之人日常生活要起居有常，避免不必要的繁劳，做好防护，免受外邪侵袭。

（4）运动调养。气虚体质者，体能偏低，过度运动则可伤气。因此，运动时应选择适当的运动量，持之以恒，做到"行劳而不倦"。较为合适的健身功法如太极拳、太极剑、八段锦等，亦可选择散步、慢跑。不宜强体力运动、出大汗的运动，忌用力过猛和长久憋气的动作，以免耗损元气。

（5）药物调养。常用的补气类中药有人参、黄芪、党参、白术、山药、莲子、龙眼肉、大枣等。亦可针对具体情况服用玉屏风散、薯蓣丸、补中益气丸、八珍丸、归脾丸等补气类中成药。

（三）阳虚质

1. 体质特点

形体特征为多形体白胖，肌肉松软。常见平素喜暖畏寒，喜食热食，手足欠温，面色㿠白或晦暗，大便溏薄，小便清长，舌淡而胖嫩，苔白水滑，脉沉细。性格多沉静、内向。

2. 形成原因

由于先天禀赋不足，或大病、久病之后，或房劳太过，或过食生冷寒凉之品，或常服苦寒清热之药而导致。

3. 调养原则

壮阳助火，温补脾肾。

4. 养生方法

（1）精神调摄。阳虚者要善于调节自己的情感，去悲忧、防惊恐，消除不良情绪的影响。要注意自我调整或与人倾诉，宽宏大量，以愉悦改变心境。

（2）饮食调养。"肾阳为根，脾阳为继"，阳虚体质者可适当选用鸡肉、鹿肉、鳝、虾、龙眼、胡桃、韭菜等食物。忌食生冷、苦寒食物，如绿茶、冷饮、西瓜、苦瓜、绿豆、田螺、蟹肉等。

（3）起居调养。遵照"春夏养阳"的原则，春夏之季应常晒太阳，借自然阳气培补人体之阳，其中尤以晒脊背为佳，能起到壮人阳气、温通经脉的作用。夏季不宜室外露宿，室内外温差不宜过大，寒冷的冬季更应注意防寒保暖。

（4）运动调养。以振奋、提升阳气的锻炼方法为主。可选择散步、慢跑、太极拳、五禽戏、八段锦以及其他较缓和的运动项目，运动量以微微出汗，不感劳累为度，不易过汗。亦可做日光浴、空气浴以壮卫阳。运动时间一年中以春夏为佳，一日之内以阳光充足的上午为好。按摩疗法中捏脊法是改善小儿阳虚体质的好方法。

（5）药物养生。常用补阳中药有肉苁蓉、巴戟天、紫河车、补骨脂、杜仲、续断、菟丝子、狗脊、葫芦巴等。亦可选用中药膏方进行体质调补。

（四）阴虚质

1. 体质特点

形体特征多为体形瘦长。常见手足心热，失眠多梦，口燥喉干，眩晕耳鸣，双目干涩，视物昏花，大便秘结，甚至午后面色潮红，舌红少苔，脉细数。心理特征多为性情急躁，外向好动。

2. 形成原因

素体阴虚，或热病之后，或过食辛辣燥热、温补食物，或纵欲耗精、积劳阴亏，或吸烟日久化火伤阴，或长期服用利尿药、清热利湿药等所致。

3. 调养原则

滋阴降火。

4. 养生方法

（1）精神调摄。阴虚之人宜静养心神、舒缓情绪。可通过读书、抚琴、弈棋、练书法等方式，在提高个人素养的同时，使精神得到修炼，心神渐复宁静。波动的情绪可使阴虚加重，故应节制自己的情绪，保持稳定的心态，安神定志，以舒缓情志。

（2）饮食调养。选择性味甘寒或甘凉质润多汁之品，如芝麻、糯米、绿豆、龟、鳖、海参、鲍鱼、牛奶、牡蛎、蛤蜊、海蜇、鸭肉、猪皮、豆腐、甘蔗、桃子、银耳等育阴潜阳，少食或不食辛辣燥烈、煎炸炙烤等伤阴之品。

（3）起居调养。根据"秋冬养阴"的原则，阴虚者应保证充足的睡眠时间，避免工作紧张、熬夜、剧烈运动，同时要节制房事，以免耗伤阴精。

（4）运动调养。运动锻炼重点调养肝肾之功，可练太极拳、八段锦、固精功、六字诀中的"嘘"字功等比较柔和的功法，内练生津咽津，达养阴之功。避免高强度、大运动量的锻炼形式，以免出汗过多，损伤阴液，加重阴虚。

（5）药物调养。常用的补阴药物有百合、枸杞子、桑葚、沙参、麦冬、黄精、玉竹、天花粉、冬虫夏草、白木耳等，还可选择适合阴虚体质的药膳食用。

（五）痰湿质

1. 体质特点

形体肥胖，或腹部肥满松软。常见肢体沉重倦怠，胸脘痞闷，口中黏腻，或平素痰多，大便溏薄，舌体胖大、苔腻，脉滑。

2．形成原因

先天禀赋不足，或嗜食肥甘厚腻之品，或过度安逸、缺乏运动，或久居湿地。

3．调养原则

调理脏腑，化痰除湿。

4．养生方法

（1）精神调摄。痰湿体质者性格偏温和，可多参加社交活动，广交朋友，培养广泛的兴趣爱好，情绪舒畅，使肝脾调和，水湿运化正常，痰湿易于去除。

（2）饮食调养。饮食宜清淡，少食肥甘厚味。适当摄入具有宣肺、健脾、补肾、除湿、化痰作用的食物，如白萝卜、冬瓜、荸荠、紫菜、海蜇、洋葱、白果、大枣、扁豆、薏苡仁、红小豆、冬瓜仁、杏仁、白豆蔻等。体形肥胖的痰湿之人，应少吃寒冷、油腻、滋补、酸涩的食物，少饮酒，以免助湿生痰。

（3）起居调养。合理安排作息时间，生活有规律，不宜居住在潮湿的环境里，避免受寒雨淋，以免湿邪外侵。

（4）运动调养。痰湿体质者要多进行户外活动，多参加体育锻炼，以舒展阳气、通达气机，有益于脾的运化，促进水湿代谢。

（5）药物调养。合理选用芳香化浊、健脾化湿的药物，如茯苓、白果、半夏、薏苡仁、白术、藿香、佩兰、泽泻等。

（六）湿热质

1．体质特点

形体偏胖，常见面垢如油，易生粉刺、疮疖，心烦倦息，身体困重，口干口苦或口臭、口有异味，大便燥结或黏滞不爽，小便短赤，男性阴囊潮湿，女性带下色黄，舌质红，苔黄腻，脉滑数。

2．形成原因

素体湿热，或嗜食烟酒辛辣，恣食肥甘厚味。

3．调养原则

清热利湿。

4．养生方法

（1）精神调摄。湿热体质性情急躁，外向好动。平素应保持心态稳定，切忌郁怒，以免化火助热。当出现不良情绪时，可采用节制法、疏泄法、转移法进行化解疏导。

（2）饮食调养。改变不良的饮食习惯，戒除烟酒嗜好，多食具有清热利湿作用的食物，如薏苡仁、莲子心、茯苓、紫菜、绿豆、红小豆、鸭肉、鲫鱼、冬瓜、苦瓜、丝瓜、黄瓜、西瓜、芹菜。忌用辛辣燥烈、大热大补的食品，少食辣椒、生姜、大葱、大蒜等。

（3）起居调养。养成良好的生活习惯，不要长期熬夜，或过度疲劳，保持二便通畅，以利湿热排泄。

（4）运动调养。湿热体质者多体格强壮，应选择运动量偏大或剧烈的运动，如中长跑、游泳、爬山、各种球类运动、武术等活动，以增强代谢、祛除湿热；运动时应避开暑热环境。六字诀中的"呼""嘻"字诀，有健脾清热利湿之效，可经常练习。

（5）药物调养。常用药物如车前草、荷叶、金钱草、生甘草、杏仁、薏苡仁、白蔻仁、苏梗、金银花、蒲公英、野菊花、紫花地丁、黄芩等。

（七）气郁质

1. 体质特点

忧郁面容，烦闷不乐，胸胁胀满，走窜疼痛，或乳房胀痛，时欲太息、嗳气，咽中如有异物梗阻，大便或干或溏，舌淡红，苔白，脉弦。

2. 形成原因

先天遗传，或后天所欲不遂，忧郁思虑过度。

3. 调养原则

疏肝理气，愉悦情志。

4. 养生方法

（1）精神调摄。气郁质之人性格多内向，敏感多疑，忧郁脆弱，应主动参加社会活动，多听轻松的音乐，培养积极进取的竞争意识，以培养开朗豁达的性格。

（2）饮食调养。多食具有理气解郁、调理脾胃的食物，如小麦、高粱、橙子、陈皮、橘子、柚子、玫瑰花、茉莉花、绿萼梅、莲子、龙眼、红枣、萝卜等；不可多食乌梅、石榴、青梅、杨梅等酸涩收敛之物及寒凉之品。

（3）起居调养。起居有常，生活规律，防寒保暖，调节性情、舒畅情志，衣着宽松舒适，适当参加户外活动。

（4）运动调养。运动能促进气血的运行，也可调畅情志，因此，气郁体质者应多参加户外活动或各种形式的运动。

（5）药物调养。常用的理气药物有柴胡、川楝子、郁金、佛手、青皮、陈皮、枳壳、香附、香橼等。

（八）瘀血质

1. 体质特点

面色晦暗，或色素沉着，皮肤紫斑或干燥、粗糙，口唇黯淡或紫，舌质紫黯或有瘀点或瘀斑，脉细涩或结代。

2. 形成原因

先天禀赋不足，或后天外伤，或久病入络，或忧思太过。

3. 调养原则

活血化瘀，疏通经络。

4. 养生方法

（1）精神调摄。血瘀的形成多与气郁有关，瘀血质人应培养乐观、豁达的精神，精神愉悦则气血和畅，营卫流通，有益于瘀血质的改善。

（2）饮食调养。选用具有活血化瘀、疏肝理气功效的食物，如山楂、韭菜、黑豆、玫瑰花、黄酒、葡萄酒等。不宜多食寒凉、收涩的食物。

（3）起居调养。生活要有规律，注意劳逸结合、动静结合，避免寒冷刺激。

（4）运动调养。多做户外活动，坚持运动，以促进气血运行。

（5）药物调养。常用活血化瘀中药有当归、山楂、桃仁、红花、田七、川芎、丹参、益母草等。

（九）特禀质

1. 体质特点

特禀质与现代医学"过敏体质"相类似。通常表现为经常鼻塞、流涕、打喷嚏等，易患哮喘，容易对药物、花粉、食物等过敏，皮肤易出现荨麻疹等。

2. 形成原因

先天禀赋不足、后天调养失当，或环境、药物等因素所致。

3. 调养原则

益气固表，养血祛风。

4. 养生方法

（1）饮食调养。应避免食用各种致敏食物，减少过敏发作机会。饮食宜清淡，少食生冷、辛辣、肥甘油腻及各种"发物"，如鱼、虾、蟹、牛肉、羊肉、韭菜、茴香、芒果、桃子、杏等，以免引动伏痰宿疾，引起过敏。

（2）起居调护。要做好日常预防和保养工作。根据个体情况调护起居，在陌生的环境中要注意日常保健、减少户外活动，避免接触各种动植物，减少发病机会。季节更替之时，要及时增减衣被，增强机体对环境的适应能力。养成良好的睡眠习惯，顺应四时变化，以适寒温。

（3）运动调养。特禀质者要加强锻炼，以增强体质，提高身体对致敏物质的抵抗能力。

（4）药物调养。可适当服用具有益气固表的中药，如黄芪、灵芝、人参、红枣等，以调节机体免疫功能。

二、部位养生

部位养生主要对机体不同部位的组织、器官进行有针对性的预防保健。其基本特点是从整体观念出发，局部保健入手。具体运用时，根据个人实际情况，针对性地对某个重点部位，选择适当的方法进行养生保健。

（一）头面部养生保健

头面部的养生保健，主要包括头发及头部、颜面部、眼睛、口腔、鼻部、耳部保养。

1. 头发及头部养生保健

"肾主骨，其华在发""发为血之余"，肾精充足，毛发就会柔顺有泽。因此，头发的保养，重在补益肾精，调理脏腑气血。

（1）梳头。梳头有疏通气血、健脑提神、祛风明目、荣发固发的作用。梳头使用的梳具应由天然材料制作，如木梳、牛角梳。梳头的正确方法是：从前发际的边缘向后颈部梳理，最好达到风府、风池穴的部位；从中间依次向两侧前后梳理，直到耳上部为止，反复梳理 3 ~ 5 min 或 36 次，至头皮微热为度，早晚各 1 次。

（2）洗发。洗发可保持头部清洁卫生，改善血液循环，提高大脑皮质的活动能力，消除疲劳。洗发前宜轻轻梳理头发，并稍加搓揉按摩头皮片刻，水温以温水为适。洗头间隔应根据头发情况而定，一般每周可洗头 1~2 次。干性发质者，可适当延长洗头时间，油性发质可略增加，但不宜洗发过勤。

（3）按摩。按摩也是保养头发的重要手段。按摩可直接作用于头部的经络及穴位，起到祛风通络、活血健脑的作用。

① 栉头：双手十指微屈分开，以十指端用力紧贴头皮并向深部用力，从头前向脑后梳理，反复数次。

② 拿头：五指分开，指端着力，沿督脉、膀胱经和胆经头部循行路线自前向后拿头顶部。

③ 击头：双手十指分开微屈，以指端连续广泛地叩击头部，或沿头部督脉、膀胱经、胆经循行路线叩击，每次约 1~2 min。

④ 揉按：取头维、神庭、头临泣、前顶、百会、后顶、络却、风府、风池、率谷等穴，每次揉按约半分钟。

（4）中药美发。历代本草文献中关于中药美发的论述很多，如人参、枸杞子、何首乌、黄芪、当归、白芷、川芎、红花、桑葚、黑芝麻、胡麻、地黄、侧柏叶、三七等。此外，七宝美髯丹、首乌延寿丹等中成药，有补肾气、填精髓、乌须发之功，亦可酌情选用。

2. 颜面部养生保健

（1）按摩。面部自我按摩是颜面保健美容的重要方法。颜面按摩应从中间下方向外侧上方用力，手指动作与皮肤皱纹成垂直方向，施力要轻柔。如面部有炎症、外伤和其他病变时，不要轻易按摩，防止感染扩散和加重病情。

① 推摩面额：以一指禅推法推额部，从印堂开始，推向头维、太阳、鱼腰、攒竹、印堂，往返推 2~3 遍，可减少额部皱纹。

② 摩面：将手掌搓热，用双手从下向上、从内向外，轻轻摩拭面部，以面部微热为度。该法具有活血养颜、润泽皮肤、减少皱纹、防止衰老的作用。

③ 点按穴位：用大指或中指指腹按揉攒竹、阳白、太阳、四白、迎香、地仓、上星、百会、风池、率谷、头维等穴，每穴半分钟。同时指压足三里和三阴交，以配合调节全身气血。

（2）针灸。针灸可通过调理经气，起到延缓颜面衰老和美容作用。

面部施术一般多用针刺法，多浅刺或平刺。艾灸多用艾柱无瘢痕灸或艾条温和灸。预防颜面衰老的针灸方法如下。鱼尾纹：针刺瞳子髎、太阳。额纹：针刺阳白、印堂、上星、头临泣、头维。眼袋：针刺承泣、四白、瞳子髎、睛明、脾俞、足三里。上睑下垂：针刺攒竹、鱼腰、丝竹空、脾俞、足三里。口角下垂：针刺颧髎、太阳、地仓、巨髎、合谷。面无光泽：针灸关元、膈俞、脾俞、足三里、少海、内关及面部腧穴。面色发黄：针灸气海、脾俞、中脘、阴陵泉、足三里及面部腧穴。灸足三里法：在足三里用艾条温和灸 30 min，有健脾润泽颜面皮肤的作用。

（3）中药敷面。用中药桃仁、杏仁、防风、白芷、玉竹、当归、白附子、白术、白芍、赤芍、冬瓜仁、珍珠、茯苓、猪蹄、白僵蚕、猪脂、白蔹、甘松等，制成面膏、面脂、粉剂，用于洗面和敷面。

3. 眼睛养生保健

"五脏六腑之精气皆上注于目"，眼睛及其功能是脏腑功能的外在表现，而"肝开窍于目""肝气通于目"，目与肝的关系更为密切。因此，眼睛的保健以维持脏腑的功能正常、养肝调肝为要。

（1）运目。

① 端坐凝神，头正腰直，两眼球同时向左旋转 5~6 次，再向左后视数次。然后向前注视片刻，再向右旋转 5~6 次，右后视数次，再向前注视片刻（"后视"是两眼球同时用力，向一侧外耳方向偏视）。

② 早晨醒后，先闭目，眼球从右向左，从左向右，各旋转 10 次；然后睁目坐定，用眼睛依次看左上角、右上角、左下角、右下角，反复 4~5 次。晚上睡觉前，先睁目运睛，后闭目运睛各 10 次左右。

③ 可在清晨、休息或夜间，有选择地望远山、树木、蓝天、白云、明月、星空，但不宜长时间专注一处，否则有害无益。

（2）摩目。

摩目又称"浴眼"。包括熨目和按摩，可使眼部气血流通，减轻视疲劳。熨目是双掌相搓令热，乘热敷熨双目。按摩穴位可起到疏通经络、运血养目、清心明目、防治近视之效。常用穴位有百会、气海、命门、大椎、光明、太冲、太溪、风池、攒竹、四白、瞳子髎、太阳、睛明等穴位。

（3）闭目养神。

亦称"常冥"。闭目养神有消除视力疲劳、调节情志的作用，也是医治目疾有效的辅助方法。具体做法是：排除杂念，全身自然放松，闭目静坐 3~5 min，每天定时做 3 次。

（4）中药保健。

分外用和内服两类。内服方：菊花 9 g、桑叶 9 g、薄荷 3 g、羚羊角 0.5 g、生地黄 9 g、夏枯草 9 g，水煎后，先熏后洗，有疏风清肝明目之作用。外治可用荞麦皮、绿豆皮、黑豆皮、决明子、菊花做成药枕，有疏风散热、明目退翳之功。中成药如杞菊地黄丸、石斛夜光丸等，亦可选择应用。

此外，对眼睛的保健还应注意以下几点：忌在光线不足之处看书写字；忌强光刺激；忌乘车或卧床时看书；忌常食辛辣刺激之品；忌情绪急躁；忌房事太过。

4. 口腔养生保健

口腔是人类进食、发音和呼吸的器官，也是身体健康的一道重要防线。古云："百病养生，莫先口齿。"中医认为，口腔与脏腑关系密切，如《世医得效方》云："口为身之门，舌为心之官，主尝五味，以布五脏焉。"脏腑的生理、病理变化常反映于口腔的不同部位。反之，口腔保健也能作用于脏腑，促进脏腑功能的强健。

（1）固齿。

中医认为，肾主骨，齿为骨之余。肾气强盛，则牙齿坚固。肾气衰，牙齿松动脱落、齿枯、齿槁、龈肉萎缩。所以，保护牙齿不仅能预防和治疗牙病，也是强肾补肾的措施之一。

① 叩齿。最早见于晋代葛洪《抱朴子》"牢齿之法，晨起叩齿三百下为良。"叩齿法：口微闭，然后上下牙齿有节律互相轻叩作响，用力不宜过大，每日晨起叩齿 1 次或早晚叩齿各 1 次，每次 36 下。

② 咀嚼。咀嚼具有促进唾液分泌、健脾益胃、强肾固齿、洁口防龋的作用。咀嚼分有物咀嚼和无物模拟咀嚼两种。有物咀嚼是指日常的进食咀嚼。无物咀嚼是在口中无食的情况下进行类似嚼食过程的运动，是古代一种独特的传统养生保健方法，无物咀嚼时要注意所有牙齿的参与。还有一种咀嚼胶姆糖法，包括咀嚼泡泡糖和口香糖。此法可预防龋齿的发生，但

每次咀嚼时间应控制在 10 min 左右。

（2）漱口洁齿。

西周时期《礼记》有"鸡初鸣，咸盥漱"的记载。《永类钤方》曰："盐汤漱涤，叩啄，永卫生之道也"，提出用盐洁口。刷牙同样是保持口腔卫生的重要措施。成人一般每日应早晚刷牙各一次，婴儿可用棉棒蘸冷开水清洁口腔，儿童刷牙要选用儿童牙刷、牙膏。

（3）咽津。

咽津，即吞咽唾液。中医称唾液为"金津玉泉""琼浆甘露"。常行之能增液补肾强身，防治口咽和胃肠疾病。常用的方法如梁代陶弘景咽津法："清旦未起，先啄齿二七，闭目握固，漱满唾三咽……百病皆除。"又如明代冷谦咽津法："平明睡起时，即起端坐，凝神息虑，舌抵上腭，闭口调息，津液自生，渐至满口，分作三次，以意送下。"搅水津：即舌搅口腔，闭唇鼓腮漱唾 36 下，分 3 口咽下，意送丹田。搅海咽津：亦称"赤龙搅海"，用舌在口腔中，牙齿内外轻轻搅动，以增加唾液，然后将唾液咽下。

（4）防治口腔病变。

常见口腔病变有牙周炎、龋齿、口腔溃疡、口腔霉菌感染等。要积极预防这些病变的发生，当病变发生后要及时治疗，以免造成进一步的损害。

> **拓展阅读：叩齿法的历史故事**
>
> 叩齿乃是一项中国古老的养生术。叩齿最早有案可查的文献是张家山出土的汉简《引书》中记载的"学（觉）以涿（啄）齿，令人不龋。其龋也，益涿（啄）之。"讲到了每天早上起床以后叩齿，具有预防和治疗龋齿的功效。
>
> 道经中较早提到叩齿的是葛洪在《抱朴子·内篇》卷 15 "杂应篇"中所说的"或问坚齿之道。抱朴子曰：能养以华池，浸以醴液，清晨建齿三百过，永不摇动"。葛洪的理论是否管用呢？我国南北朝时期颜之推在其传世代表作《颜氏家训》中现身说法："吾尝患齿，摇动欲落，饮食热冷，皆苦疼痛。见抱朴子牢齿之法，早朝叩齿三百下为良；行之数日，即便平愈，今恒持之。"唐代医家孙思邈在《千金方》中也说："每旦，以一捻盐内口中，以温水含，揩齿及叩齿百遍，为之不绝，不过五日，口齿即牢密。"叩齿之法从葛洪到颜之推、孙思邈，历经历史名家检验，流传至今，可见确实有一定疗效。今天我们的谚语"朝暮叩齿三百六，七老八十牙不落"即强调了叩齿对固齿的重要性。

5. 鼻部养生保健

鼻为呼吸道门户，司嗅觉，助发音，为肺系之所属。古代医家认识到鼻为五脏六腑缩影，能反映五脏六腑的生理状态和病理变化。

（1）按揉迎香：用拇、食指按鼻翼两侧鼻唇沟上迎香穴 36 次。本法能改善上呼吸道血液循环，增强黏膜抵抗力，提高机体免疫功能，防治过敏性鼻炎、鼻窦炎、气管炎等。

（2）擦热山根：两手拇指鱼际处互相搓热，用热手沿鼻梁两侧上下搓擦 36 次，上至眉头的攒竹穴，下至迎香穴。此法宣通肺窍，不仅改善鼻腔通气功能，而且也能美化鼻梁。

6. 耳部养生保健

耳为肾之外窍，通于脑，是人的听觉器官。由于耳与脏腑、经络的关系非常密切，所以既可根据耳郭的变化对全身疾病进行诊断，又可通过耳穴刺激防病治病。

（1）日常保健。尽量避免噪声刺激，有巨大声响时，做好阻隔措施，避免巨大的声源压力对鼓膜的冲击性损伤。挖耳容易伤及鼓膜，引起耳膜穿孔，还会将脏东西带进耳内，引起化脓性感染，故切忌挖耳。

（2）按摩耳郭：将双手掌心对称地按于两耳屏部，慢慢地向下、向后至耳根，再向上至乳突，至颞部，再向前、向下回到两侧耳屏。至两耳郭潮红发热为度，可防治耳鸣、耳聋。

（3）防止药物中毒。对内耳听神经损伤的药物有百余种，主要有氨基苷类抗生素、治疟药、止痛剂、利尿剂、麻醉剂、抗惊厥药、抗炎药物、抗癌药物、抗结核药物、避孕药以及砷、汞等制品，临床应用时，一定要严格遵守用药禁忌，防止药物中毒。

（二）四肢养生保健

四肢养生保健，主要包括上肢的保养和下肢的保养两部分。

1. 上肢养生保健

（1）揉拿上肢：以拇指与其余四指分别揉拿上肢的内侧、前侧和外侧，力量应深沉柔和，方向应从上向下，每日做 5～10 遍。

（2）点揉穴位：以拇指或食中二指的指端依次点揉肩髃、极泉、曲池、手三里、内关、外关、合谷、劳宫、后溪等穴。

（3）叩击上肢：术者用虚掌或空拳由轻到重、再由重到轻快速叩击受术者上肢数遍，以肩、肘、腕三关节为重点。

（4）摇肩关节：立正站好，右腿向前跨出一步，右手叉腰，摇动左侧肩关节；然后立正还原，再出左腿，摇动右侧肩关节。摇动的幅度宜大，速度适中，每侧摇动 20～30 圈。

2. 下肢养生保健

（1）日常保健。

① 泡脚。泡脚方法是先把双脚浸泡在约 38 ℃的热水中，边泡边洗，不断摩擦双脚，每次 15～20 min。长期坚持，可促进血液循环，使足部血脉畅通，有助于消除疲劳，易于入睡。注意水温不宜过热或过冷，水量以浸过踝关节为度。

② 护足。要注意足部保暖，鞋袜应宽大柔软舒适，使脚经常保持通气。

（2）按摩、推拿。

① 拿法。术者用拇指与其余四指在受术者下肢的后侧施以拿法，顺序为下肢的外侧、后侧、内侧。

② 擦叩法。术者用一手小鱼际由上而下，由受术者大腿部及小腿前外侧施以擦法数遍，用双手掌侧及空拳交替叩击上述部位数遍。

③ 推擦涌泉。以两掌或两手拇指推擦涌泉穴，局部有温热感为宜。每侧推擦 5 min，可与泡脚同时进行。

④ 点揉穴位。以拇指或食中二指点揉血海、梁丘、膝眼、阳陵泉、足三里、三阴交、太溪、昆仑，每穴约 30 s。

（三）胸背腰腹养生保健

胸背腰腹养生保健，主要分别针对胸部、背部、腰部和腹部进行保健和养护。

1. 胸部养生保健

（1）推摩胸部。仰卧位，用双手掌面由上而下交替轻推胸部中线及两侧数遍。

（2）推擦季肋。以两掌沿胸壁往返推擦，以局部有温热感为度，时间大约 3 min。

（3）按摩胸部腧穴。用拇指或中指揉压天突、膻中、中府、云门、屋翳、天池，每穴 30 s。

2. 背部养生保健

（1）捶背。

① 自己捶打。双手握拳至背后，自下而上沿脊背轻轻捶打，捶打时，身体可稍稍前倾，至可能达到的最高部位时，再自上而下至腰骶部，可连续捶打 5 ~ 10 次。

② 他人捶打。坐、卧均可，捶打方法与自己捶打相同，力度以震而不痛为度，可用手掌面拍打，也可用拳轻轻捶打。

（2）捏脊。

俯卧位，裸背，术者用拇指与食指配合，将受术者脊柱中间的皮肤捏拿起来，自腰骶部开始，左右两手交替捏拿皮肤，直至大椎，可连续捏拿 3 次。

3. 腰部养生保健

（1）两手背互相搓热后，成半握拳状，掌指骨节抵于脊柱正中，手背紧靠两侧腰肌，上下擦揉，直至腰部发热。不拘次数和时间，随时均可。

（2）轻拍腰骶。两掌轻拍腰骶，拍时应虚掌拍打，拍 10 次左右。

（3）横擦腰骶。两掌重叠置于腰骶部，左右往返横擦腰骶，时间 3 min。

（4）弹拨腰背肌。两手手指置于背部，或以一手拇指横放于脊柱两侧的腰背肌上，另一手按压于拇指上，并着力左右拨动腰背肌，时间 3 min。

4. 腹部养生保健

（1）日常保健。

注意腹部保暖，年老和体弱者可用肚兜系于腹部。

（2）腹部推拿。

仰卧位，术者立其右侧。术者用双手拇指或手掌由受术者胸骨剑突部沿肋骨边缘，做轻缓的"八"字形分推数次，双手掌沿结肠方向顺时针交替推数次，然后用双手掌由上而下摩上腹、中腹及小腹部 10 次，再沿结肠走向顺时针抚摩数次。

三、因人养生

中医养生注重个体差异，不同年龄、性别、体质、职业等的人群，具有不同的生理和心理特点，对疾病的易感性也不同，这就需要在养生的过程中，在辨识个体差异的基础上，选择适当的养生方法，因人施养，才能有益身心健康，达到益寿延年的目的。体质养生的内容已在前面讲述。

（一）年　龄

在人的一生中，生、长、壮、老、已是自然规律，不同年龄阶段，脏腑精气与功能状态都不相同。《论语·季氏》云："君子有三戒：少之时，血气未定，戒之在色；及其壮也，血气方刚，戒之在斗；及其老也，血气既衰，戒之在得。"养生贯穿于整个生命过程中，应根据不同年龄阶段的生理特点，选择与之相应的养生保健方法，达到调和五脏、维护健康的目的。

1. 少儿养生

少儿是指从出生到十二岁这段时期。《素问·病机气宜保命集》指出：少儿"和气如春，日渐滋长"，《温病条辨·解儿难》说：少儿"脏腑薄，藩篱疏，易于传变；肌肤嫩，神气怯，易于感触"。少儿在生理上，既有生机蓬勃、蒸蒸日上的一面，又有脏腑娇嫩、形气未充的一面。

明代儿科医家万全提出，小儿五脏具有肝常有余、脾常不足、肾常亏虚、心火有余、肺脏娇嫩等特点。小儿脾常不足、脾胃虚弱，应饮食有节，食贵有时。小儿肺脏娇嫩，易感冒、咳喘，应顺应天时寒温增减衣物。《小儿病源方论·养子十法》云："一要背暖，二要肚暖，三要足暖，四要头凉……"提出头宜凉，背、肚、足宜暖，衣被忌厚热，勿令大汗出，恐致表虚肺卫不固，风邪伤人。充养肾气除了调养脾胃，还要根据少儿生长发育特点进行适宜的锻炼，以促其能力和智力的开发。少儿心、肝常有余，故少儿好动，感受外邪后容易化热，热盛则易动风、神昏等。

针对少儿的生理特点，一方面要满足不断生长发育的需要，增强饮食营养；另一方面，针对尚不成熟完善的脾胃功能，要进行正确的喂养，对脾胃给予适当的调护。同时，在这个阶段，要给予恰当的教育与训练，包括德行教育与健康心理的培养、智力开发、健康教育和美学教育等。

2. 青少年养生

青少年是指 12 岁到 24 岁这一阶段，统称青春期。青春期又可分为青春发育期和青年期。从 12 岁到 18 岁为青春发育期，从 18 岁到 24 岁为青年期。青少年是人生中生长发育的高峰期，又是形体、心理和智力发育的关键时期。这一阶段青少年体重迅速增加，第二性征明显发育，生殖系统逐渐成熟。随着生理方面的迅速发育，心理行为也出现了许多变化。但是，此时人生观和世界观尚未定型，还处于"染于苍则苍，杂于黄则黄"的阶段，如果能按照身心发育的自然规律，注意体格的保健锻炼和思想品德的教育，可为一生的身心健康打下良好的基础。

青少年时期的养生要注重心理素质的培养，家长和教师要以身作则，为人师表，循循善诱，激发青少年积极进取、刻苦奋斗的精神，培养良好的个性与习惯。青少年应该在师长的引导协助下，加强思想意识的锻炼和修养，力求养成独立自觉、坚强稳定、直爽开朗、亲切活泼的个性。贯穿于青春期最大的特征是性发育的开始与完成，因此，青春期的性教育尤为重要，包括性知识和性道德教育两方面。帮助他们充分了解两性关系中的行为规范，破除性神秘感，教导他们正确区别和重视友谊、恋爱、婚育的关系。

青少年生长发育迅速，代谢旺盛，必须全面合理地摄取营养，特别注重蛋白质和热能的补充。女青年不应为减肥而过度节食，以致营养不良。男青年也不可自恃体强而暴饮暴食，寒热无度。另外，这一时期学习压力大，用脑强度大，饮食中可适当增加一些有益大脑发育的食物，如各种水产肉类、干果等。

持之以恒的体育锻炼，是促进青少年生长发育，提高身体素质的关键因素。要注意身体的全面锻炼，选择项目时，要同时兼顾力量、速度、耐力、灵敏度等各项素质的发展。青少年不应自恃体壮、精力旺盛而过劳。而应做到"起居有常，不妄作劳"，既要专心致志地学习、工作，又要有适当的户外活动和正当的娱乐休息，保证充足的睡眠。如此方能保证精力充沛，提高学习、工作效率，有利于身心健康。

3. 中年养生

中年是指从 36 岁到 60 岁这段时期。《灵枢·天年》云："人生……三十岁，五脏大定，肌肉坚固，血脉盛满，故好步；四十岁，五脏六腑十二经脉，皆大盛以平定，腠理始疏，荣华颓落，发鬓斑白，平盛不摇，故好坐。五十岁，肝气始衰，肝叶始薄，胆汁始减，目始不明。"这段论述概括了中年人的生理、心理特点。现代研究表明，人类在 30 岁以后，大约每增加一岁，机体功能则减退 1%。衰变、嗜欲、操劳、思虑过度是促使早衰的重要原因，也是许多老年慢性病的起因。中年的养生保健至关重要，如果调理得当，就可以保持旺盛的精力而防止早衰、预防老年病，可以延年益寿。

进入中年期，心身负担繁重，各种矛盾、困难和挫折均可引起较大的情绪波动。思虑伤脾、郁怒伤肝而耗伤精气心神，导致多病早衰。因此，中年人要精神畅达乐观，不要为琐事过分劳神。不要强求名利、患得患失。当忧虑焦躁情绪不佳时，可对亲朋好友倾吐自己的苦闷，或适当参加文体活动，使焦虑情绪聚集于体内的能量释放出来，缓解心理上的压力。

中年时期身体逐渐衰退，合理的膳食结构可延缓衰老。中年人饮食应以健脾、益肺、补肾之品为主，少食肥甘厚腻，避免肥胖。同时注意预防疾病，如多进食含钙丰富食物以防骨质疏松；少吃盐，"咸入肾"，避免过食盐增加患高血压的风险。中年人要养成规律的工作、生活习惯，注意劳逸结合。体育锻炼、文娱活动是积极的休息方式，如太极拳、八段锦、五禽戏等中国传统健身功法以及游泳、登高、对弈、垂钓等，既可怡情养性，又可锻炼身体，如能持之以恒，必受益无疑。

中年后气血渐亏，应节育保精，避免房事频繁，以免阴精亏耗，损伤肾气。《泰定养生主论》指出："三十者，八日一施泄；四十者，十六日一施泄，其人弱者，又宜慎之""人年五十者，二十日一施泄。……能保持始终者，祛疾延年，老当益壮"。中年人应根据实际情况，节制房事，以固秘精气，维护生命之根基。

4. 老年养生

人体于 60 岁以后进入老年期。《素问·病机气宜保命集》说：老年人"精耗血衰，血气凝泣""形体伤惫……百骸疏漏，风邪易乘"。《灵枢·天年》早有"六十岁，心气始衰，苦忧悲，血气懈惰，故好卧；七十岁，脾气虚，皮肤枯；八十岁，肺气衰，魄离，故言善误，……"的说法。人到老年，机体会出现生理功能和形态学方面的退行性变化。其生理特点表现为脏腑气血津液等生理机能的自然衰退，机体调控阴阳平衡的稳定性降低。

老年人应知足谦和，老而不怠。《遵生八笺·延年却病笺》强调："知足不辱，知止不殆"。要求老年人明理智，生活知足无嗜欲，做到人老心不老，退休不怠惰，热爱生活，保持自信，勤于用脑，进取不止。此外，老年人多孤独垂暮、忧郁多疑，应多与孩子沟通交流，更多地融入生活，保持良好的心态。

《寿亲养老新书·饮食调节》指出："高年之人，真气耗竭，五脏衰弱，全仰饮食以资气血"。故当审慎调摄饮食，以求祛病延年。老年人的饮食调摄，应该营养丰富，适合老年生理特点。年高之人，精气渐衰，应该摄食多样饮食，使谷、果、畜、菜适当搭配，做到营养丰富全面，以补益精气、延缓衰老。老年人之脾胃虚衰，消纳运化力薄，其饮食宜清淡。多吃鱼、瘦肉、豆类食品和新鲜蔬菜水果，不宜吃浓浊、肥腻或过咸的食品。老年人阳气日衰，而脾又喜暖恶冷，故宜食用温热之品护持脾肾，勿食或少食生冷，以免损伤脾胃。老人脾胃虚弱，加上牙齿松动脱落，咀嚼困难，故宜食用软食，忌食黏硬不易消化之品。老年人宜谨记"食饮有节"，不宜过饱，主张老人少量多餐，既保证营养供足，又不伤肠胃。

老年人的气血不足，护持肌表的卫气常虚，易致外感，当谨慎调摄生活起居。老年人应慎衣着，适寒暖，要根据季节气候的变化而随时增减衣衫，要注意胸、背、腿、腰及双脚的保暖。老年人机体功能逐渐减退，较易疲劳，尤当注意劳逸适度，保持良好的卫生习惯。面宜常洗，发宜常梳，早晚漱口。临睡前，宜用热水洗泡双足。要定时排便，经常保持大小便通畅，及时排除导致二便障碍的因素，防止因二便失常而诱发疾病。

年老之人，精气虚衰，气血运行迟缓，故又多瘀多滞。运动锻炼应遵循因人制宜、适时适量，循序渐进、持之以恒的原则。参加锻炼前，要请医生进行全面检查，了解身体健康状况及有无重要疾病。在医生的指导下，选择恰当的运动项目，掌握好活动强度、速度和时间。适合老年人的运动项目有太极拳、五禽戏、武术、八段锦、慢跑、散步、游泳、乒乓球、羽毛球、老年体操等。锻炼时要量力而行，要根据主观感觉、观测心率及体重变化来判断运动量是否合适，酌情调整。锻炼三个月以后，应进行自我健康小结，总结睡眠、二便、食欲、心率、心律正常与否。一旦发现情况，应及时就诊，采取措施。

老年人由于生理上退行性改变，机体功能减退，无论是治疗用药，还是保健用药，都不同于中青年。一般而言，老年人保健用药应遵循以下原则：宜多进补少用泻；药宜平和，药量宜小；注重脾肾，兼顾五脏；辨体质论补，调整阴阳；掌握时令季节变化规律用药，定期观察；多以丸散膏丹，少用汤剂；药食并举，因势利导。如此方能收到补偏救弊，防病延年之效。

（二）性 别

《素问·阴阳应象大论》认为："天地者，万物之上下也；阴阳者，血气之男女也。"人类由于天癸在男女体内表现的功能不同而存在性别差异，发病的规律也不尽相同，养生的方式就有差异。

1. 女性养生

妇女在解剖上有胞宫，在生理上有月经、胎孕、产育、哺乳等特点，其脏腑经络气血活动的某些方面与男子有所不同，女子"以血为本"。妇女具有感情丰富、情不自制的心理特点，精血神气颇多耗损，极易患病早衰。做好妇女的卫生保健，有着特殊重要的意义。她们的健康不仅影响自身寿命，还关系到子孙后代的体质和智力发展。为了预防并减少妇女疾病的发生，保证妇女的健康长寿，除了注意一般的卫生保健外，尚须注重经期、孕期、产褥期、哺乳期及更年期的卫生保健。

月经期养护以保持经血行泄有度为主。行经期间，血室正开，邪毒易于入侵致病，必须保持外阴、内裤、卫生巾的清洁，勤洗勤换内裤、卫生巾。洗浴宜淋浴，不可盆浴、游泳，严禁房事、阴道检查。经期宜加强寒温调摄，尤当注意保暖，避免受寒，切勿涉水、淋雨、冒雪、坐卧湿地、下水田劳动。经期，经血下泄，阴血偏虚，肝失濡养，不得正常疏泄，每产生紧张忧郁、烦闷易怒之心理，易出现乳房胀痛、腰酸疲乏、少腹坠胀等症。因此，在经前和经期都应保持心情舒畅，避免七情过度。经期也应适当活动，有利于经行畅利，减少腹痛，但不宜过劳，要避免过度紧张疲劳、剧烈运动及重体力劳动。

孕妇的情志、饮食等变化直接影响胎儿的生长发育，《万氏妇人科》说："妇人受胎之后，所当戒者，曰房事，曰饮食，曰七情，曰起居，曰紧急，曰医药"。妊娠期宜舒畅情志，戒除恼怒，气调则胎安，气逆则胎病。妊娠期应戒房事以免损伤胎元，讲究劳逸适度，不宜过劳以免堕胎、小产等；也不可贪逸卧床，易引发难产、胎位不正等。妊娠期需要充足的营养供胎儿生长发育，早期妊娠反应明显，宜清淡易消化食物，少量多餐。中晚期，饮食宜营养丰富，但不可贪食。此外，不可过食生冷，勿食辛辣与肥甘厚味，以防化热伤阴损及胎元。历代医家均提倡怡情养生，《竹林女科》说："宁静即是胎教"，孕妇宜陶冶性情，心静于内，使气血和顺，利于胎儿生长发育。

产后 6 ~ 8 周时间内属产褥期。由于分娩时耗气失血，机体处于虚弱多瘀的状态，需要较长时间的精心调养。产后调护对于产妇的身体恢复、婴儿的哺乳具有积极意义。产后充分休息静养，有利于生理功能的恢复。产后不宜过早操劳负重，避免发生产后血崩、阴挺下脱等病。睡眠要充足，要经常变换卧位，不宜长期仰卧，以免子宫后倾。然而，静养绝非完全卧床，除难产或手术产外，一般顺产可在产后 24 小时起床活动，并且逐渐增加活动范围，以促进恶露畅流、子宫复元，恢复肠蠕动，令二便通畅，有利于身体康复。产妇的饮食宜清淡可口、易于消化吸收，又富有营养及足够的热量和水分。产后 1 ~ 3 天的新产妇可食小米粥、软饭、炖蛋和瘦肉汤等。此后，凡蛋、奶、肉、骨头汤、豆制品、粗粮、蔬菜均可食用，但需精心细做。产褥期因有恶露排出，产后汗液较多，且血室正开，易感邪毒，故宜经常擦浴淋浴，更需特别注意外阴清洁，预防感染。每晚宜用温开水洗涤外阴，勤换会阴垫。如有伤口，应使用消毒敷料，亦可用药液熏洗，有利于消肿止痛。内衣裤要常洗晒，产后百日之内严禁房事。此外，产妇分娩已重伤元气，需给予关心体贴，令其情怀舒畅，可以防止产后病的发生。

哺乳期的妇女处于产后机体康复的过程，又要承担哺育婴儿的重任，该期保健对母子都很重要。每次哺乳前，乳母要洗手，用温开水清洗乳头，避免婴儿吸入不洁之物。哺乳后也要保持乳头清洁和干燥，不要让婴儿含着乳头入睡。如仍有余乳，可用手将乳汁挤出，或用吸奶器吸空，以防乳汁淤积而影响乳汁分泌或发生乳痈。乳母应加强饮食营养，增进食欲，多喝汤水，以保证乳汁的质量和分泌量。忌食刺激性食品，勿滥用补品。乳母必须保持心情舒畅，起居有时，劳逸适度。还要注意避孕，用延长哺乳作为避孕的措施是不可靠的。最好用避孕工具，勿服避孕药，以免抑制乳汁的分泌。

妇女在 45 ~ 50 岁进入更年期。更年期是女性生理机能从成熟到衰退的一个转变时期，亦是从生育机能旺盛转为衰退乃至丧失的过渡时期。由于肾气渐衰，冲任二脉虚惫，可致阴阳失调，出现头晕目眩、头痛耳鸣、心悸失眠、烦躁易怒或忧郁，月经紊乱、烘热汗出等症，称为更年期综合征，轻重因人而异。更年期妇女应当正确认识自己的生理变化，解除不必要的思想负担，排除紧张恐惧、消极焦虑的心理和无端的猜疑。这个阶段的饮食营养和调节重点是顾护脾肾、充养肾气，调节恰当可以从根本上预防或调治其生理功能的紊乱。女性更年期常有月经紊乱，也是女性生殖器官肿瘤的好发年龄，若出现月经来潮持续 10 天以上仍不停止，或月经过多而引起贫血趋势时，则需就医诊治。

2. 男性养生

男性具有强悍阳刚之质，形态表现为肌肉筋骨强健隆起，肢体运动敏捷有力；心理上具有主动勇敢、争强好胜、喜动恶静的特征；具有处事果断刚毅、敢想敢说敢为、做事干脆利落的气质。男性在社会交往、家庭生活和事业上通常都表现出较强的好胜心和自尊心。较女性而言，刚强有余而柔韧不足，对事物的细节处理和自制能力相对较弱。

男子以精为基础，男子在性生活中，通过排精，消耗相当数量的精液，以满足生理和心理上的需求。男性的这种排精功能，决定了他们易于精亏的生理特点，故不可以欲竭其精。中医学认为精是神产生的物质基础，而神对精又有支配作用。精可养神，神可御精，积精可全神，宁神可保精。因此，男子应注重自身的道德修养，增强心神的安定性，以期神清情静。

吸烟对健康的危害已被科学研究所证实，吸烟会降低男子精液质量，使精子数目减少，导致少精子症和弱精子症；还可诱发精索静脉曲张，导致不育。

饮酒过度有诸多危害，现代研究证明，酒能破坏精子膜结构，使精子发生畸变或活力减弱，说明酒对男性生殖有不利影响，过量饮酒还会使前列腺充血，诱发前列腺炎。

肾中所藏的先天之精，须赖后天饮食水谷精微不断化生，才能泉源不竭，行使其正常的生理功能。所以饮食应饥饱适度，荤素结合，膳食平衡。可适当食用血肉有情之品，如鸭肉、羊肉、海参、虾等，益精填髓，强身健体。辛甘温热之品大都有生阳助阳之功，男子若合理食用，能资助阳气，增进健康。

（三）职　业

在劳动过程中，可能产生多种职业病危害因素。《素问·宣明五气》说："久视伤血，久卧伤气，久坐伤肉，久立伤骨，久行伤筋。"因此，应根据职业的不同选择适宜的养生方式，以减轻因职业造成的健康伤害。

1. 体力劳动者养生

体力劳动者以筋骨肌肉活动为主，其特征是消耗能量多，体内物质代谢旺盛。不同工种的劳动者在进行生产劳动时，身体需保持一定体位，采取某个固定姿势或重复单一的动作，局部筋骨肌肉长时间地处于紧张状态，负担沉重，久而久之可引起劳损。

热量是体力劳动者能进行正常工作的保证，其膳食首先要保证足够热量的供给。为此必须注意膳食的合理烹调和搭配、增加饭菜花样，提高食欲，增加饭量以满足机体对热量及各种营养素的需要。此外尚需根据不同工种选食相应的食物，可在一定程度上抵消或解除有害因素的危害。如从事高温作业的工人，因出汗甚多，体内损失的无机盐和水分多，因此除了较多地补充蛋白质及总热量外，还要注意补给含盐饮料、维生素 B、维生素 C 等。在冷冻环境下的体力劳动者，增加总热量时，应注意增加脂肪的比重，在矿井、地道、水下等不见阳光的环境下作业的人员，要注意补充维生素 A、维生素 D。长期接触苯的劳动者，膳食中应提高蛋白质、碳水化合物和维生素 C 的摄入量，限制脂肪的摄入量。

不同工种的工人，采用不同的某种固定姿势或一定的体位进行生产劳动，身体某一部分肌肉持续运动，而另一部分肌肉处于相对静止状，身体的肌群不能得到均衡发展，应根据自己的工种而选择相应的体育运动项目进行锻炼。如商店营业员、车工等，长时间处于站立姿势，腰腿肌肉紧张疲劳，还容易发生驼背、腰肌劳损，又因重力作用，血液循环回流不畅，容易发生下肢静脉曲张。因此，平时可多做些散步、慢跑、打拳、摆腿、体操等活动。钟表装配工、雕刻工、打字员等，长时间地坐着工作，可选择全身性活动，特别是球类运动，有助手指、手腕的灵巧、敏感，并可健脑益智，改善微循环。

体力劳动者上班时应严格遵守劳动纪律和操作规程，认真执行劳动保护措施，防止工伤事故发生。下班后，应保证充足的睡眠，可以放松精神，解除筋骨肌肉的紧张与疲劳。除此之外，可在工作间隙采取不同的休息方式。如站立工作 2 小时，其他体位工作 2 小时。也可以工作 1~2 小时后休息几分钟。其次，每天都要有一定的自我松弛的时间，如下班后可跳舞、听音乐、观鱼赏花、洗温水浴等，或做自我按摩。

要保证大脑充盛，健康长寿，体力劳动者也要勤用脑。要培养自己的学习兴趣，结合职业特点选修不同的课程。如学习园艺、烹调、缝纫、绘画等，并有意识地锻炼记忆力，下班后多读书看报，也可以参加一些动脑筋的游艺活动，如弈棋、猜谜语等。

2. 脑力劳动者养生

脑力劳动者是使用人体最精密的"仪器"——大脑进行精神思维活动以工作的。大脑长期处于紧张状态，可致脑血管紧张度增加，脑供血常不足，而产生头晕头痛；又往往经常昼夜伏案，久而久之，则易产生神经衰弱症候群；脑力劳动者长期承受单一姿势的静力性劳动，使肌肉处于持续紧张的状态，易致气血凝滞，可诱发多种疾病。因此，脑力劳动者的保健原则应是健脑强骨，动静结合，协调身心。

勤劳工作，积极创造，可以刺激脑细胞再生，恢复大脑活力，是延缓人体衰老的有效方法。但大脑不宜过度使用，一般说来，连续工作时间不应超过 2 小时。在眼睛感到疲乏时宜停下来闭目默想，然后眺望远景，作深呼吸数十次。有节奏地工作和学习，不仅有助于保护大脑，保持饱满的精神状态，而且还可以提高记忆力，获得事半功倍的效果。

脑力劳动要求有良好的工作环境。首先须具备流通的新鲜空气，充足的氧气可使大脑持续兴奋的时间延长，增强判断力。其次是良好的采光，明暗适中的自然光不仅有助于注意力集中，并且阳光中紫外线还可帮助恢复身体疲劳。另外，16 ℃左右的室温最利于大脑保持清醒状态。写字台高度应与工作性质、工作者身高相适应。一般以肘部自然下垂稍高的水平为好。台灯也是脑力劳动者必配的工具，台灯可增加需光面积，同时使周围环境变得灰暗，减少了无用环境因素对大脑的干扰。

脑组织由脂质、糖蛋白、钙、磷等物质构成，大脑在活动时还需要多种物质参与代谢。因此脑力劳动者除每日摄取必要热量外，必须补充某些特殊营养物质，如此才能保证大脑正常工作。

脑力劳动者通过运动、按摩可以达到舒筋活络、调畅气机的目的，从而防止各种骨关节病、心脏病、脑病的发生。体育运动是脑力劳动者最佳保健方式，倒行可活动背部的肌肉韧带，调节脊神经功能，可以有效地防治脑力劳动者的常见病，如颈椎病、腰腿关节病、肩周炎。

四、因时养生

因时养生，就是按照时令节气的阴阳变化规律，运用相应的养生手段保证健康长寿的方法。这种"天人相应，顺应自然"的养生方法，是中国养生学的一大特色。《素问·四气调神大论》曰："春三月，此谓发陈，天地俱生，万物以荣……。夏三月，此谓蕃秀，天地气交，万物华实……。秋三月，此谓容平，天气以急，地气以明……。冬三月，此谓闭藏，水冰地坼，无扰乎阳……。"四季由于日地位置不同，有着各自的特点。对于人的养生而言，只有顺应这种自然规律的变化，才能维持身体的健康。天时的变化，除了四季气候的变化外，还包括昼夜时辰、月的盈亏、二十四节气、五运六气等。以下主要介绍四时养生和昼夜养生两方面。

（一）四时养生

《易·系辞》中说："变通莫大乎四时"。四时阴阳的变化规律，直接影响万物的荣枯生死，人们如果能顺从天气的变化，就能保全"生气"，延年益寿，否则就会生病或夭折。所以，《素问·四气调神大论》说："夫四时阴阳者，万物之根本也。所以圣人春夏养阳，秋冬养阴，以从其根，故与万物沉浮于生长之门。逆其根，则伐其本，坏其真矣。故四时阴阳者，万物之始终也，死生之本也。逆之则灾害生，从之则苛疾不起，是谓得道。"简要告诉人们，四时阴阳之气，生长收藏，化育万物，为万物之根本。春夏养阳，秋冬养阴，乃是顺应四时阴阳变化的养生之道的关键。所谓春夏养阳，即养生养长；秋冬养阴，即养收养藏。

1. 春季养生

春三月，从立春到立夏前，包括立春、雨水、惊蛰、春分、清明、谷雨六个节气。春为四时之首，万象更新之始，《素问·四气调神大论》指出"春三月，此谓发陈。天地俱生，万物以荣"，春归大地，阳气升发，冰雪消融，蛰虫苏醒。自然界生机勃发，一派欣欣向荣的景象。所以，春季养生在精神、饮食、起居诸方面，都必须顺应春天阳气升发，万物始生的特点，注意保护阳气，着眼于一个"生"字。

春属木，与肝相应。肝主疏泄，在志为怒，恶抑郁而喜调达。故春季养生，既要力戒暴怒，更忌情怀忧郁，要做到心胸开阔，乐观愉快，对于自然万物要"生而勿杀，予而勿夺，赏而勿罚"（《素问·四气调神大论》），在保护生态环境的同时，培养热爱大自然的良好情怀和高尚品德。所以，春季"禁伐木，毋覆巢杀胎夭"（《淮南子·时则训》），被古代帝王视作行政命令的重要内容之一。而历代养生家则一致认为，在春光明媚，风和日丽，鸟语花香的春天，应该踏青问柳，登山赏花，临溪戏水，行歌舞风，陶冶性情，使自己的精神情志与春季的大自然相适应，充满勃勃生气，以利春阳生发之机。

春回大地，人体的阳气开始趋向于表，皮肤腠理逐渐舒展，肌表气血供应增多而肢体反觉困倦，故有"春眠不觉晓"之说，往往日高三丈，仍睡意未消。然而，睡懒觉不利于阳气生发。因此，在起居方面要求夜卧早起，免冠披发，松缓衣带，舒展形体，在庭院或场地信步慢行，克服情志上倦懒思眠的状态，以助生阳之气升发。

春季气候变化较大，极易出现乍暖乍寒的情况，加之人体腠理开始变得疏松，对寒邪的抵抗能力有所减弱。所以，春天不宜顿去棉衣。特别是年老体弱者，减脱冬装尤宜审慎，不可骤减。为此，《千金要方》主张春时衣着宜"下厚上薄"，既养阳又收阴。我国民间历来有"春捂秋冻"之说，如果过早脱去棉衣极易受寒，易患流感、上呼吸道感染、气管炎、肺炎等呼吸系统疾病。

春季阳气初生，宜食辛甘发散之品，而不宜食酸收之味。故《素问·藏气法时论》说："肝主春……肝苦急，急食甘以缓之，……肝欲散，急食辛以散之，用辛补之，酸泄之"。酸味入肝，且具收敛之性，不利于阳气的生发和肝气的疏泄，且足以影响脾胃的运化功能，故《摄生消息论》说："当春之时，食味宜减酸增甘，以养脾气"。春时木旺，与肝相应，肝木不及，故当用补，然肝木太过则克脾土，故《金匮要略》有"春不食肝"之说。一般说来，为适应春季阳气升发的特点，为扶助阳气，此时，在饮食上应遵循上述原则，适当食用辛温升散的食品，如麦、豉、花生、葱、香菜等，而生冷黏腻之物，则应少食，以免伤害脾胃。

在寒冷的冬季里，人体的新陈代谢，藏精多于化气，各脏腑器官的阳气都有不同程度的下降，因而入春后，应加强锻炼。到空气清新之处，如公园、广场、树林、河边、山坡等地，玩球、跑步、打拳、做操，形式不拘，取己所好，尽量多活动，使春气升发有序，阳气增长有路，符合"春夏养阳"的要求。年老行动不便之人，乘风日融和，春光明媚之时，可在园林亭阁虚敞之处，凭栏远眺，以畅生气。

初春，气候转暖，温热毒邪开始活动，致病的微生物细菌、病毒等，随之生长繁殖。因而风湿、春温、温毒、温疫等，包括现代医学所说的流感、肺炎、麻疹、流血、猩红热等传染病多有发生、流行。预防措施，一是讲卫生，除害虫，消灭传染源；二是多开窗户，使室内空气流通；三是加强保健锻炼，提高机体的防御能力。因此，开春之后，惬意之时，需注意"虚邪贼风，避之有时"，尤其是素体虚弱或罹患慢性肺部疾患的人，均需格外警惕。

2. 夏季养生

夏三月，从立夏到立秋前，包括立夏、小满、芒种、夏至、小暑、大暑六个节气。夏季烈日炎炎，雨水充沛，万物竞长，日新月异。正如《素问·四气调神大论》所说："夏三月，此谓蕃秀；天地气交，万物华实"。人在气交之中，故亦应之。所以，夏季养生要顺应夏季阳盛于外的特点，注意养护阳气，着眼于一个"长"字。

夏属火，与心相应，所以在赤日炎炎的夏季，要重视心神的调养。《素问·四气调神大论》指出："使志无怒，使华英成秀，使气得泄，若所爱在外，此夏气之应，养长之道也"。就是说，夏季要神清气和，快乐欢畅，胸怀宽阔，精神饱满，如同含苞待放的花朵需要阳光那样，对外界事物要有浓厚兴趣，培养乐观外向的性格，以利于气机的通泄。嵇康《养生论》说，夏季炎热，"更宜调息静心，常如冰雪在心，炎热亦于吾心少减，不可以热为热，更生热矣。"这里指出了"心静自然凉"的夏季养生法，很有参考价值。

夏季作息，宜晚些入睡，早些起床，以顺应自然界阳盛阴衰的变化。"暑易伤气"，炎热可使汗泄太过，令人头昏胸闷，心悸、口渴、恶心，甚至昏迷。所以，安排劳动或体育锻炼时，要避开烈日炽热之时，并注意加强防护。午饭后，需安排午睡，一则避炎热之势，二则可恢复疲劳。

夏日炎热，腠理开泄，易受风寒湿邪侵袭。有空调的房间，也不宜室内外温差过大。纳凉时不要在房檐下、过道里，且应远门窗之缝隙。可在树荫下、水亭中、凉台上纳凉，但不要时间过长，以防"贼风"入中得阴暑症。夏日天热多汗，衣衫要勤洗勤换，久穿湿衣或穿刚晒过的衣服都易使人得病。

五行学说认为夏时心火当令，心火过旺则克肺金，故《金匮要略》有"夏不食心"之说。味苦之物亦能助心气而制肺气。夏季出汗多，则盐分损失亦多。宜多食酸味以固表，多食咸味以补心。阴阳学说则认为，夏月伏阴在内，饮食不可过寒，如《颐身集》指出："夏季心旺肾衰，虽大热不宜吃冷淘冰雪，蜜水、凉粉、冷粥。饱腹受寒，必起霍乱。"心主表，肾主里，心旺肾衰，即外热内寒之意，故冷食不宜多吃，少则犹可，食多定会寒伤脾胃，令人吐泻。西瓜、绿豆汤、乌梅小豆汤，为解渴消暑之佳品，但不宜冰镇。夏季气候炎热，人的消化功能较弱，饮食宜清淡不宜肥甘厚味。夏季致病微生物极易繁殖，食物极易腐败、变质，肠道疾病多有发生。因此，讲究饮食卫生，谨防"病从口入"。

夏天运动锻炼，最好在清晨或傍晚较凉爽时进行，场地宜选择公园、河湖水边、庭院空气新鲜处，锻炼项目以散步、慢跑、太极拳、广播操为好，有条件最好能到高山森林、海滨地区去疗养。夏天不宜做过分剧烈的运动，因为剧烈运动可致大汗淋漓，汗泄太多，不仅伤阴，也伤损阳气。出汗较多时，可适当饮用盐开水或绿豆盐汤，切不可饮用大量凉开水；不要立即用冷水冲头、淋浴。否则，会引起寒湿痹证、"黄汗"等多种疾病。

夏季酷热多雨，暑湿之气容易乘虚而入，易致中暑。如果出现全身明显乏力、头昏、胸闷、心悸、注意力不能集中、大量出汗、四肢发麻、口渴，恶心等症状，是中暑的先兆。应立即将病人移至通风处休息，给病人喝些淡盐开水或绿豆汤。从小暑到立秋，人称"伏夏"，即"三伏天"，是全年气温最高，阳气最盛的时节。对于一些每逢冬季发作的慢性病，如慢性支气管炎、肺气肿、支气管哮喘、腹泻、痹证等阳虚证，是最佳的防治时机，称为"冬病夏治"。其中，以老年性慢性支气管炎的治疗效果最为显著。

3. 秋季养生

秋季，从立秋至立冬前，包括立秋、处暑、白露、秋分、寒露、霜降六个节气。气候由热转寒，是阳气渐收，阴气渐长，由阳盛转变为阴盛的关键时期，是万物成熟收获的季节，人体阴阳的代谢也开始阳消阴长过渡。因此，秋季养生之道，应着眼于一个"收"字。

秋气内应于肺。肺在志为忧，悲忧易伤肺。肺气虚，则机体对不良刺激耐受性下降，易生悲忧情结。秋高气爽，秋天是宜人的季节，但气候渐转干燥，日照减少，气温渐降；草枯叶落，花木凋零，常在一些人心中引起凄凉、垂暮之感，产生忧郁、烦躁等情绪变化。因此，《素问·四气调神大论》指出"使志安宁，以缓秋刑，收敛神气，使秋气平；无外其志，使肺气清，此秋气之应，养收之道也"，说明秋季养生首先要培养乐观情绪。保持神志安宁，以避肃杀之气；收敛神气，以适应秋天容平之气。我国古代民间有重阳节（阴历九月九日）登高赏景的习俗，也是养收方法之一，登高远眺，可使人心旷神怡，一切忧郁、惆怅等不良情绪顿然消散，是调解精神的良剂。

秋季，自然界的阳气由疏泄趋向收敛，起居作息要相应调整。《素问·四气调神大论》说："秋三月，早卧早起，与鸡俱兴"。早卧顺应阳气之收，早起，使肺气得以舒展，且防收之太过。初秋，暑热未尽，凉风时至，天气变化无常，则使在同一地区也会有"一天有四季，十里不同天"的情况。因而，应需多备几件秋装，做到酌情增减。不宜突然着衣太多，否则易削弱机体对气候转冷的适应能力，容易受凉感冒。深秋时节，风大转凉，应及时增加衣服，体弱的老人和儿童，尤应注意。

《素问·藏气法时论》说："肺主秋……肺欲收，急食酸以收之，用酸补之，辛泻之"。酸味收敛补肺，辛味发散泻肺，秋天宜收不宜散。所以，要尽可能少食葱、姜等辛味之品，适当多食一点酸味果蔬。秋时肺金当令，肺金太旺则克肝木，故《金匮要略》又有"秋不食肺"之说。秋燥易伤津液，故饮食应以滋阴润肺为佳。《瞿仙神隐书》主张入秋宜食生地粥，以滋阴润燥。总之，秋季时节，可适当食用如芝麻、糯米、粳米、蜂蜜、枇杷、菠萝、乳品等柔润食物，以益胃生津，有益于健康。

秋季，天高气爽，是开展各种运动锻炼的好时期。可根据个人具体情况选择动作缓和、趋静的运动，如太极拳、健身球、站桩、散步等，不必追求汗出，唯使气血流通，精神清爽即可。

秋季是肠炎、痢疾、疟疾、"乙脑"等病的多发季节，预防工作显得尤其重要。要搞好环境卫生，消灭蚊蝇，注意饮食卫生，不喝生水，不吃腐败变质和被污染的食物。秋季总的气候特点是干燥，故常称之为"秋燥"。预防秋燥除适当多服一些维生素外，还应服用宣肺化痰、滋阴益气的中药，如人参、沙参、西洋参、百合、杏仁、川贝等，对缓解秋燥多有良效。

4. 冬季养生

冬三月，从立冬至立春前，包括立冬、小雪、大雪、冬至、小寒、大寒六个节气，是一年中气候最寒冷的季节。严寒凝野，朔风凛冽，阳气潜藏，阴气盛极，草木凋零，蛰虫伏藏，用冬眠状态养精蓄锐，为来春生机勃发作好准备，人体的阴阳消长代谢也处于相对缓慢的水平，成形胜于化气。因此，冬季养生之道，应着眼于一个"藏"字。

为了保证冬令阳气伏藏的正常生理不受干扰，首先要求精神安静。为此，《素问·四气调神大论》有"冬三月，此为闭藏……使志若伏若匿。若有私意，若已有得"之说。意思是欲求精神安静，必须控制情志活动。

冬季起居作息，《素问·四气调神大论》说："冬三月，此谓闭藏。水冰地坼，无扰乎阳；早卧晚起，必待日光。……去寒就温，无泄皮肤，使气亟夺，此冬气之应，养藏之道也"。在寒冷的冬季里，不应当扰动阳气，因此，要早睡晚起，日出而作，以保证充足的睡眠时间，以利阳气潜藏，阴精积蓄。至于防寒保暖，也必须根据"无扰乎阳"的养藏原则，做到恰如其分。衣着过少过薄，室温过低，则既耗阳气，又易感冒。反之，衣着过多过厚，室温过高，则腠理开泄，阳气不得潜藏，寒邪亦易于入侵。《素问·金匮真言论》说："夫精者身之本也，故藏于精者，春不病温"。说明冬季节制房事，养藏保精，对于预防春季温病，具有重要意义。

冬季饮食对正常人来说，应当遵循"秋冬养阴""无扰乎阳"的原则，既不宜生冷，也不宜燥热，最宜食用滋阴潜阳、热量较高的膳食。从五味与五脏关系有之，则如《素问·藏气法时论》说："肾主冬……肾欲坚，急食苦以坚之，用苦补之，咸泻之"。这是因为冬季阳气衰微，腠理闭塞，很少出汗。减少食盐摄入量，可以减轻肾脏的负担，增加苦味可以坚肾养心。具体地说，在冬季为了保阴潜阳，宜食谷类、羊肉、鳖、龟、木耳等食品，宜食热饮食，以保护阳气。由于冬季重于养"藏"，此时进补是最好的时机。

"冬天动一动，少闹一场病；冬天懒一懒，多喝药一碗"。这句民谚，说明了冬季锻炼的重要性。冬日虽寒，仍要持之以恒进行自身锻炼，但要避免在大风、大寒、大雪、雾露中锻炼。还须指出，在冬天早晨，由于冷高压的影响，往往会发生逆温现象，即上层气温高，而地表气温低，大气停止上下对流活动，工厂、家庭炉灶等排出的废气，不能向大气层扩散，使得户外空气相当污浊，因此冬季也不宜户外晨练。

冬季是麻疹、白喉、流感、腮腺炎等疾病的好发季节，除了注意精神、饮食运动锻炼外，还可用中药预防。冬寒也常诱发痼疾，如支气管哮喘、慢性支气管炎等。心肌梗塞等心血管病、脑血管病，以及痹证等，也多因触冒寒凉而诱发加重。因此防寒护阳，是至关重要的。同时，也要注意颜面、四肢的保健，防止冻伤。

（二）昼夜养生

一日之中昼夜阴阳变化有其消长节律，而人体的阳气亦随着这种节律而消长。《素问·生气通天论》说："故阳气者，一日而主外，平旦人气生，日中而阳气隆，日西而阳气已虚，气门乃闭。是故暮而收拒，无扰筋骨，无见雾露，反此三时，形乃困薄。"《灵枢·顺气一日分为四时》说："夫百病者，多以旦慧、昼安、夕加、夜甚。"人体阳气白天多趋于表，夜晚多趋于里。当人体发生疾病时，早晨阳气生发，能够抵御邪气，所以通常早晨病情轻；中午阳气旺盛，能够制伏邪气，所以中午病情安定；傍晚阳气开始衰减，邪气逐渐亢盛，所以傍晚病情加重；半夜阳气深藏内脏，邪气亢盛已极，所以半夜病情最重。因此，随着一日之阴阳变化，养生还应该注意掌握早晨、中午、傍晚和夜晚几个特殊时间段的保健方法，顺应一日阳气的变化。

古语说："一年之计在于春，一日之计在于晨。"早晨为一天的开始，对人体而言是一个非常重要的阶段，关系着一天的身体与精神状况。太阳初升，人体的脏腑功能也处于升发的状态，营养需求量大，所以早餐宜吃好，有规律的进食早餐对预防脾胃病、眩晕、胆囊结石的发生有一定作用。早上应尽量保持心情愉快，适当鼓励自己，保持快乐的心态。此外，不宜养成早晨晚起的不良起居习惯，尤其对于青壮年，一是不利于人体阳气的升发，二是易消磨人的意志和进取精神。

午时即现代二十四小时制的 11：00 至 13：00，此时阳气达到顶点，适宜午睡。古人提倡睡子午觉，半夜 11 点到 1 点，为子时，人的阳气开始生发，直到午时，阳气达到最旺；而午时阴气初生，一直到子时达到最盛。所以子时和午时，一个是阳气初生的时候，一个是阴气初生的时候，不论阴气和阳气，在初生的时候都很弱小，需要着意保护。午后的小憩，尤其在炎热的夏季，可促进阴阳消长和气机的转换，不仅可以使上午升发耗散的阳气得以培补，更可使下午乃至晚上精力充沛。但要注意，午餐后不宜立即睡觉，午睡时间不宜过长，通常以 30 min 左右为宜。

傍晚太阳落山，自然界阴寒之气渐盛，阳热渐消，气温通常会逐渐降低。这时，人体阳气开始由表入里，可根据自身情况进行短时间、柔和舒缓的有氧运动。此时，经过一天的工作学习，人的阳气渐虚，活动渐少，代谢减退，营养需求相对较少，所以晚餐宜少。如果晚餐摄入太多，由于夜晚人体阳气相对较虚，运化无力，加之活动较少，能量无法消耗，极易引起肥胖。

夜晚，自然界阳气续降，阴气续长，气温较低，工作学习应适当添加衣物，休息宜加盖被褥，以防伤及人体阳气。睡前一般不宜进食夜宵，否则不但妨碍脾胃的消化吸收，还可影响睡眠。夜晚阳气收敛内藏，皮肤腠理也随之闭密，到了深夜，不要扰动筋骨，减少外出，尽可能避免室外雾露的侵袭，早点休息，切忌熬夜。若长期熬夜工作或玩乐，扰动人体阳气内藏蓄养，可能会造成阴虚火旺体质的形成。临睡前不宜饮用大量浓茶、咖啡、高浓度酒精等兴奋、刺激性的饮料，也不宜大量饮水，以免夜尿过频影响睡眠时间和质量。

案例 1：四时养生

赵某，男，65 岁，退休。吸烟 40 余年，偶饮酒。患慢性阻塞性肺疾病 20 余年，冬季常易复发，发作时咳嗽，咯痰，痰稀薄色白，喘息不能平卧，经住院治疗后病情平稳。目前舌暗淡，苔白腻，脉细滑。请为患者拟定四时养生方案。

中医辨证分析：慢性阻塞性肺疾病基本病机为本虚标实，肺脾肾亏虚为本，痰浊、痰热、痰瘀阻肺，甚而痰蒙清窍。

养生要点：补益肺脾，温肺化痰。

春季：春季养生重在"生"字，慢性疾病人群由于长期患病，身体不适，易影响心情，容易出现情绪低落，可到空气清新的地方散步、户外活动，根据自身情况，选择适合自己的活动方式。饮食适当食用辛温升散的食品，而生冷黏腻之物，则应少食，以免伤害脾胃。

夏季：夏季天气炎热，易扰乱心神，要重视心神的调养。夏天运动锻炼，最好在清晨或傍晚较凉爽时进行，场地宜选择公园、河湖水边、庭院空气新鲜处，锻炼项目以散步、慢跑、太极拳、广播操为好，有条件最好能到高山森林、海滨地区去疗养，夏天不宜做过分剧烈的运动。从小暑到立秋，人称"伏夏"，即"三伏天"，是全年气温最高，阳气最盛的时节。慢性阻塞性肺疾病可在此时"冬病夏治"，如采用"火龙灸""三伏贴"等。

秋季：秋气内应于肺，肺气虚易产生悲忧情绪，可与家人外出秋游，保持情绪稳定。秋季天气逐渐转凉，天气变化无常，需根据自己情况及时增加衣服。秋燥易伤肺，可使用一些滋阴润燥之品，如银耳、百合、芝麻、蜂蜜等柔润食物。

冬季：冬季天气寒冷，慢性阻塞性肺疾病患者需注意保暖，减少户外活动，出门可佩戴口罩。要早睡晚起，保证充足的睡眠时间。当遵循"秋冬养阴""无扰乎阳"的原则，既不宜生冷，也不宜燥热，以食用滋阴潜阳、热量较高的膳食为宜。为避免维生素缺乏，应摄取新鲜蔬菜。为了保阴潜阳，宜食谷类、羊肉、鳖、龟、木耳等食品，宜食热饮食，以保护阳气。由于冬季重于养"藏"，此时进补是最好的时机。

五、区域养生

我国幅员辽阔，跨经纬度较广，陆地从极东的黑龙江与乌苏里江交汇处主航道中心到极西的帕米尔高原，从极南的南海曾母暗沙到极北的漠河县漠河镇，各地气候、物产、风俗都存在着显著差异。长期以来，因为受水土性质、气候类型、气象因素、生活条件差异的影响，人们的生活饮食习惯、体质特点、其所患疾病的种类程度也形成了一些区域特点。故《淮南子》说："土地各以其类生，是故山气多男，泽气多女；障气多暗，风气多聋，林气多癃，木气多伛，岸下气多肿。石气多力，险阻气多瘿，暑气多夭，寒气多寿，谷气多痹，丘气多狂，衍气多仁，陵气多贪，轻土多利，重土多迟，清水音小，浊水音大，湍水人轻，迟水人重"。区域养生是中医养生学整体观念中"因地制宜"的应用体现。区域养生是根据不同的区域地理环境等特点，制定有利于个体健康或疾病治愈的养生保健，利用地理环境对人体生理、病理的影响，对人体健康状况进行干预，避开不利于个体健康的外部环境，采取适宜的调摄方法，从而达到保养生命、维护健康等目的。区域养生主要包括以下三个方面：

（一）顺应自然，适应环境

"人与天地相参也，与日月相应也"，自然界的一切运动变化，必然直接或间接地影响人体生理、病理变化。如我国东南气候多湿热，人体会增加散热，减少产热以适应环境，故东南地域居民的皮肤腠理多疏松，体格多消瘦。而西北地处高原，气候多干燥寒冷，人体会增加产热，减少散热以适应环境，故西北地域居民的皮肤腠理多致密，体格多壮实。"顺应自然"是中医养生的重要原则之一，区域养生即要顺应自然法则，不违背自然规律，合理安排起居，同样也强调要充分发现并利用区域环境对人体有利的因素，注意避开有害的因素，最大限度发挥人的能动性，与万物沉浮于生长之门。

"一方水土养一方人"，每个地理环境都有其独特的特点，人与自然相应，长期生活在特定的生活环境中，人们会主动形成一些生活习惯以适应环境，但现代社会由于工作等原因，很多人远离家乡，穿行南北，在陌生之地安家生活，部分身体素质差的人不能适应地理环境的变化，则会出现身体不适，甚至生病等"水土不服"的情况。所以当生活环境改变时，应当发挥主观能动性，顺应环境变化，合理调整自己的行为生活和身心状态，以迅速适应当地的气候特点、饮食习惯、人文风俗等。

（二）择善而居，优化环境

居住生活环境的优劣，直接影响人的寿命的长短。一般来说，温暖湿润，四季分明，光照充足，雨量丰沛的亚热带季风气候地区是最适宜人们居住生活的区域。其次，水源、空气、土壤也都是人类赖以生存的自然环境，我们要健康地生活在这块土地上，就要慎重选择适宜自己的自然环境，并采取有效的保健预防措施，尽量避免自然环境中的有害因素对人体的不良影响。如远离矿藏，避开高压线、强磁场和有超声波、放射线的地方，选择有阳光充沛，空气流通清新，水源洁净充足，环境优美安宁的地方生活。

如果生活区域或环境在某方面有所欠缺，则可主动采取措施消除或减少不良环境对人体健康的影响。如部分地区岩石和土壤中氟或砷过高，人们可以通过打深井或者进行水质处理，除去水中过量的氟或砷，防治地方性氟中毒和砷中毒。又如北方气候寒冷，居住在北方的人，为了适应当地漫长的冬季取暖需要，建筑可多采用厚墙或夹层暖墙，使得屋内冬暖夏凉；而南方气候潮湿，建筑可多采用干栏式或半干栏式，不仅可以阻隔地面的潮气，空气流通便于通风干燥，适应高温多雨的气候，还可以防范野兽和毒蛇。

（三）因地制宜，未病先防

《医学源流论·五方异治论》云"人禀天地之气以生，故其气体随地不同"，体质特点、饮食习惯、疾病和治疗方法也具有不同的地域特点。《素问·异法方宜论》就详细论述了地域方土不同，人受不同水土性质、气候类型、生活条件、饮食习惯影响形成了东南西北中五方人的体质差异及其特征，养生保健、防病治病的方法也各异，值得后人学习和借鉴。

东方靠近海边，盛产鱼、盐，居住在东方之人吃鱼多而嗜咸，该地的人们，大都皮肤色黑，腠理疏松，易病热积于中，外发疮疡。所以，东方之人的养生，需要注意饮食不能太咸而生内热。炎热季节时，应注意穿着轻薄、透气，保持皮肤清洁，以防皮肤生疮，必要时适当服用清热解毒之药以保健身体。

西方依山陵而居，其地多风、干燥，居住在西方之人喜欢吃酥酪膏肉一类的厚味饮食，因此体型多肥胖，常因饮食不节，情志失调生病。因此，西方之人的养生，则应着重调摄精神情志，尽量做到"恬淡虚无"，以保持心境的宁静快乐。饮食上应该尽量多食用一些清淡的蔬菜瓜果，少吃肥甘厚味，以防内伤脾胃。

北方地势高，风寒凛冽，居住在北方之人体质特点是人体多脏寒。故此，居住在北方之人，其养生应该注意顾护阳气，秋冬寒冷季节尤其要注意加厚衣被、鞋袜以防寒保暖，日常可服用一些温中助阳、健脾消食化滞的保健药食。

南方阳气盛，炎热多雨，居住在南方之人体质特点是皮肤腠里疏松，容易被湿邪所困。所以南方之人的养生之道，应该以养阴清热、祛湿通经为主。尤其是在气候炎热的季节，要注意穿轻薄、透气良好的衣服，住通风透气、遮阴干爽的房子，日常可饮用清凉饮料，以防暑热伤人。

中央地区，地势低，物产丰富，劳动较少，居住在中央方位之人体质特点是体弱阳虚，易伤于湿。所以，其养生之道，应该以扶养阳气、祛除湿气为主，故日常应多锻炼身体，平时也可服用一些益气助阳、化湿利湿、强筋壮骨的药食来进行养生。

【本章小结】

本章主要介绍了中医养生学中常用的养生方法及常用养生实施方案。常用养生方法有饮食养生、睡眠养生、运动养生、药物养生、沐浴养生、环境养生、情志养生、房事养生、中医适宜技术养生；养生实施方案分为体质养生、部位养生、因人、因时、区域养生。其中药物养生基本原则；沐浴养生的作用；环境养生的影响因素；针灸养生常用方法技术；中医健康养生实施方案中的九种体质特点及养生方法；人体各部养生的实施方案；因人养生和因时养生的养生要点是本章学习重点和难点。

【第三章思考与练习】

1. 单项选择题

（1）温水浴的水温为（　　　）。

A. 36～38 ℃　　　B. 低于 36 ℃　　　C. 高于 38 ℃　　　D. 任意温度　　　E. 高于 38.5 ℃

（2）冷水浴的水温为（　　　）。

A. 低于 20 ℃　　B. 低于 25 ℃　　　C. 低于 30 ℃　　　D. 低于 35 ℃　　　E. 低于 15 ℃

（3）如果没有吃饭、饭前后在（　　　）小时之内均不适合日光浴。

A. 半小时　　B. 1 小时　　C. 2 小时　　D. 3 小时　　E. 4 小时

（4）泥浆浴的时间要控制在（　　　）上下，不能太长；出浴后要尽快补充一些水分与盐分。

A. 5 分钟　　B. 10 分钟　　C. 15 分钟　　D. 20 分钟　　E. 30 分钟

（5）适合人类居住的自然环境有（　　　）。

A. 低洼地区　　B. 雾霾地区　　C. 炎热地区　　D. 避风幽静地区　　E. 潮湿地区

（6）《黄帝内经》中详细阐述了五脏与情绪的关系正确的是（　　　）。

A. 怒伤肝　　B. 思伤肺　　C. 喜伤脾　　D. 恐伤心　　E. 悲伤肾

（7）选配某些中草药制成煎剂，浸泡全身或局部，以达到养生保健作用的方法是（　　　）。

A. 敷贴　　B. 熏蒸　　C. 洗浸法　　D. 熨敷　　E. 艾灸

（8）用姜片、蒜片、盐粒或药物等将艾炷与施灸腧穴皮肤之间隔开施灸的方法是（　　　）。

A. 直接灸　　B. 间接灸　　C. 悬起灸　　D. 实按灸　　E. 温针灸

（9）小儿五脏的特点，肝常（　　　）。

A. 不足　　B. 有余　　C. 亏虚　　D. 娇嫩　　E. 焦躁

（10）女子以（　　　）为本。

A. 气　　B. 血　　C. 精　　D. 神　　E. 津液

（11）男子以（　　　）为基础。

A. 气　　B. 血　　C. 精　　D. 神　　E. 津液

（12）气虚体质的调养原则是（　　　）。

A. 温补脾肾，温阳化湿　　　B. 补益脾肺，升阳举陷　　　C. 疏肝理气，调畅气机

D. 滋阴降火，镇静安神　　　E. 清心泻火，宁心安神

（13）《素问·四气调神大论》曰："春三月，此谓（　　　），天地俱生，万物以荣……"

A. 蕃秀　　B. 容平　　C. 发陈　　D. 闭藏　　E 潜藏

（14）夏属（　　　），与（　　　）相应。

A. 木，肝　　B. 火，心　　C. 金，肺　　D. 水，肾　　E. 土，脾

（15）关于平和质人的调养原则是（　　　）。

A. 调养气血，调理阴阳　　　B. 健脾益气，培补元气　　　C. 活血化瘀，疏通经络

D. 疏肝理气，愉悦情志　　　E. 清心泻火，宁心安神

（16）辨证瘀血质人的脉象特点是（　　　）。

A. 弦脉　　B. 细脉　　C. 涩脉　　D. 紧脉　　D. 滑脉

（17）关于气郁体质人的调养原则是（　　　）。

A. 调养气血，平衡阴阳　　B. 健脾益气，培补元气　　C. 活血化瘀，疏通经络

D. 疏肝理气，愉悦情志　　E. 清心泻火，宁心安神

（18）胸胁、乳房胀满，走窜不定多见于（　　　　）体质人。

A. 瘀血质　　B. 痰湿质　　C. 气郁质　　D. 特禀质　　E. 阴虚质

（19）容易对药物、花粉、食物等过敏，皮肤易出现荨麻疹等症状多见于（　　　　）体质人。

A. 瘀血质　　B. 痰湿质　　C. 气郁质　　D. 特禀质　　E. 气虚质

（20）头发健康与否与中医学（　　　　）脏功能最为密切。

A. 心　　B. 肝　　C. 脾　　D. 肾　　E. 肺

（21）以下中药具有美发作用的是（　　　　）。

A. 何首乌　　B. 茯苓　　C. 白芷　　D. 羌活　　E. 麻黄

（22）下列方法中，具有健脾润泽颜面皮肤的作用的最佳方法是（　　　　）。

A. 平刺瞳子髎、太阳穴　　B. 针刺攒竹、鱼腰　　C. 灸足三里

D. 浅刺地仓、颧髎　　E. 浅刺合谷、三阴交

（23）与眼睛功能关系最密切的脏腑是（　　　　）。

A. 心　　B. 肝　　C. 脾　　D. 肾　　E. 肺

（24）以下方法中，具有防治过敏性鼻炎、鼻窦炎、气管炎作用的最佳方法是（　　　　）。

A. 搅海咽津　　B. 按揉迎香　　C. 常冥　　D. 运目　　E. 按揉合谷

（25）我国北方区域的特点之一是（　　　　）。

A. 日照充足　　B. 地势低平　　C. 炎热潮湿　　D. 寒冷干燥　　E. 辐射强烈

2. 多项选择题

（1）属于沐浴养生的包括（　　　　）。

A. 热水浴　　B. 冷水浴　　C. 泥浆浴　　D. 蒸汽浴　　E. 药浴

（2）热水浴的作用有（　　　　）。

A. 清洁肌肤　　B. 活血通络　　C. 振作放松

D. 强壮体魄　　E. 宁心安神

（3）热水浴的注意事项有（　　　　）。

A. 水温适宜　　B. 浴次恰当　　C. 浴处宜暖而忌风

D. 饥、饱不浴　　E. 少用肥皂

（4）冷水浴使用宜忌（　　　　）。

A. 患心脏病、高血压、癫痫、胃炎等病者

B. 患肺结核，病毒性肝炎者

C. 患急性、亚急性传染病、尚未康复者

D. 饮酒、禁食、饱腹、劳累剧烈或剧烈运动后

E. 糖尿病、肥胖患者

（5）温泉浴的注意事项有（　　　　）。

A. 洗澡次数过多　　B.洗澡时间过长　　C.洗澡温度过高

D.一天疗程过长　　E.不宜饮水

（6）日光浴时间通常为（　　　　）。

A. 夏季：7 ~ 9 点与 16 ~ 18 点这两个时间段可选

B. 春秋，选择 8 ~ 11 点以及 15 ~ 17 点

C. 冬天，11～14 点可以选择

D. 时间上以 20~30 min 为佳，1 天 1 次

E. 时间上以 30~60 min 为佳，1 天 1 次

（7）蒸气浴禁忌症包括（　　　）。

A. 急性炎症　　　B. 心绞痛　　　C. 甲亢　　　D. 癫痫　　　E. 肥胖症

（8）室内环境养生的影响因素包括（　　　）。

A. 光照　　　B. 温湿度　　　C. 材料选择　　　D. 氛围营造　　　E. 自然环境

（9）情志养生健康保养方式有（　　　）。

A. 戒骄戒躁　　　B. 清净平和　　　C. 善调情绪　　　D. 避生三气　　　E. 顾护脾胃

（10）保持一个人的情绪健康的方法有（　　　）。

A. 说理开导法　　　B. 移情解惑法　　　C. 发泄解郁法

D. 以情胜情法　　　E. 培土生金法

（11）以下属于传统运动养生原则的有（　　　）。

A. 掌握传统运动养生的要领　　　B. 因人制宜　　　C. 适度原则

D. 提倡循序渐进，持之以恒　　　E. 锻炼时间宜长

（12）常用传统运动养生方法包括（　　　）。

A. 太极拳　　　B. 五禽戏　　　C. 易筋经　　　D. 八段锦　　　E. 六字诀

（13）用于养生保健火罐法常用操作方法有（　　　）。

A. 留罐法　　　B. 闪罐法　　　C. 走罐法　　　D. 刺络拔罐法　　　E. 留针拔罐法

（14）推拿手法根据手型动作的不同，可以分为（　　　）。

A. 按压类手法　　　B. 摩擦类手法　　　C. 摆动类手法

D. 挤压类手法　　　E. 叩击类手法

（15）平和质人运动调养遵循的基本原则是（　　　）。

A. 积极主动，兴趣广泛　　　B. 运动适度，循序渐进　　　C. 经常、全面锻炼

D. 因时制宜　　　E. 早睡早起

（16）以下属于瘀血质人的体质特点的是（　　　）。

A. 面色晦暗，或色素沉着　　　B. 皮肤粗糙　　　C. 舌质紫黯或有瘀点或瘀斑

D. 脉细涩或结代　　　E. 善太息、嗳气

（17）黄芪适合于（　　　）体质人选用。

A. 瘀血质　　　B. 湿热质　　　C. 气虚质　　　D. 特禀质　　　E. 气郁质

（18）舌诊苔厚腻多见于（　　　）体质人。

A. 瘀血质　　　B. 痰湿质　　　C. 气虚质　　　D. 特禀质　　　E. 湿热质

（19）头部保养中，推拿头部时可以涉及的经脉有（　　　）。

A. 手太阴肺经　　　B. 督脉　　　C. 足太阳膀胱经　　　D. 足厥阴肝经　　　E. 手阳明大肠经

（20）以下具有明目作用的中药有（　　　）。

A. 菊花　　　B. 决明子　　　C. 桑叶　　　D. 夏枯草　　　E. 防风

（21）下列关于泡脚描述正确的是（　　　）。

A. 浸泡水温以耐受为度　　　B. 边泡摩擦双脚　　　C. 15～20 min 为宜

D. 可促使足部血脉通，消除疲劳　　　E. 水量以浸过踝关节为度

（22）区域养生的法则有（　　　）。

A. 顺应自然，适应环境　　B. 择善而居，优化环境　　C. 动静结合，杂合以养

D. 因地制宜，未病先防　　　E. 劳逸结合，节制房事

3. 简答题

（1）什么是饮食养生？其原则有哪些？

（2）睡眠养生时要注意哪些禁忌？

（3）试述秋季养生的要点。

（4）痰湿体质的特点及养生要点有哪些？

（5）临床鉴别气虚质与气郁质要点是什么？

（6）运目的具体方法有哪些？

（7）什么是区域养生？

第四章

现代健康保健基础

本章重点

卫生保健的概念、原则、作用和目的；我国卫生保健的主要政策；现代健康保健的影响因素；三级预防的主要内容和具体措施。

学习要求

（1）掌握卫生保健的概念；现代健康保健的影响因素；三级预防的主要内容和具体措施。

（2）熟悉卫生保健的原则、作用和目的；疾病的自然史。

（3）了解我国卫生保健系统；国家卫生工作方针。

现代健康保健的广义定义是指人体在疾患之前的预防、疾患之中的紧急处理、饮食搭配等方面的处理，具体内容包括急救处理、外伤的简单处理、健康饮食、老幼护理、日常膳食的搭配等。而在中医预防医学中，健康保健的定义更侧重于预防保健方面，着重强调初级卫生保健的重要性，影响健康的主要因素，以及在疾病的发生发展过程中三级预防的重要性等。

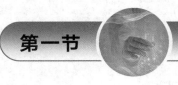

第一节　现代健康保健的概述

根据我国卫生工作方针，到 2030 年，我国城乡居民应实现基本卫生保健，即国家、社会和个人能够负担的最基本的、人人都应该得到的、体现社会平等权利的卫生保健服务。而要想实现这一目标，必须要了解卫生保健服务的基本内涵和实现途径，以及我国卫生保健体系和主要政策。

一、卫生保健的概念

卫生保健是一个内涵与外延很广泛的概念。它的内涵表现为集众多学科于一体，既包含自然科学，又包含社会科学。同时，它的外延也具有广泛性，卫生保健活动几乎涉及科学、经济与社会的各个领域，它与社会团体和全体居民有着密不可分的联系。

（一）卫生保健

"卫生"一词在日常口语中大多指的是"干净、清洁"的意思，但其实"卫生"还有"保卫身体、维护健康"的含义，而"干净、清洁"正是达到这一目的的手段之一。出版于 20 世纪 20 年代、被誉为"中医辞海"的《中国医学大辞典》中把"卫生"解释为"防卫其生命也"。"卫"是动词，保卫、维护的意思，"生"是名词，生命、身体的意思，"卫生"是"保卫生命，维护身体健康"的意思，在近代以前历经数千年没有明显变化。近代以后，随着西方术语的大量输入，"卫生"有了新的内涵，具有了科学性、公共性和预防性等，"卫生学"应运而生，突出了它以健康为出发点，维护和增进健康的目的。所以，"卫生"就是指为增进人体健康，预防疾病，改善和创造合乎生理要求的生活环境、生活条件所采取的个人和社会的措施。"保健"，从字面上看，"保"就是保证、保护，"健"指人的健康，"保健"就是"保护健康"的意思。以预防疾病为出发点，在发病前所做的一切预防措施均可纳入"保健"范畴，其后则属于诊治范畴。所以，"保健"，即保护健康，也指为保护和增进人体健康、防治疾病所采取的综合性措施，这也是卫生的要求。

综上所述，"卫生"与"保健"都是指对个人和集体采取预防与诊治相结合的措施，其目的都是促进人的健康。"卫生保健"就是从预防角度出发，以达到维护和增进健康、保护生命、预防疾病、提高身体素质和提高生活质量的目的所采取的综合防护措施。

（二）初级卫生保健

1. 全球卫生保健的战略目标

WHO 的宗旨是使全世界人民获得尽可能高水平的健康。1977 年，在瑞士日内瓦召开的第 30 届世界卫生大会上提出了全球战略目标——"2000 年人人享有卫生保健"。1998 年，在第 51 届世界卫生大会上，WHO 发表了《21 世纪人人享有卫生保健》宣言，确定了 21 世纪前 20 年的全球重点和具体目标，强调"人人享有卫生保健"不是一个单一的、有限的目标，它是促使人民健康状况不断改善的过程。

2015 年，联合国首脑会议上，世界各国领导人一致通过《2030 年可持续发展议程》，提出了今后 15 年要实现的 17 项可持续发展目标和 169 项具体目标，承诺全面实现所有千年发展目标，包括尚未实现的目标。《2030 年可持续发展议程》提出的 17 项可持续发展目标几乎所有都与卫生直接相关或间接地促进卫生工作，涉及传染病、非传染性疾病、精神卫生和物质使用、伤害和暴力、全民健康覆盖以及生殖、孕产妇、新生儿、儿童和青少年卫生等领域，可见卫生工作被置于可持续发展目标的重要地位。其中与卫生直接相关的第 3 项可持续发展目标明确了今后 15 年全球卫生发展的健康目标——"健康生活与促进全人类福祉"，并提出了 13 项具体目标：

（1）到 2030 年，全球孕产妇每 10 万例活产的死亡人数降至 70 人以下。

（2）到 2030 年，消除新生儿和 5 岁以下儿童可预防的死亡。

（3）到 2030 年，消除艾滋病、结核病、疟疾和被忽视的热带疾病等流行病，抗击肝炎、水传播疾病和其他传染病。

（4）到 2030 年，通过预防、治疗及促进身心健康，将非传染性疾病导致的过早死亡减少 1/3。

（5）加强对滥用药物包括滥用麻醉药品和有害使用酒精的预防和治疗。

（6）到 2020 年，全球公路交通事故造成的死伤人数减半。

（7）到 2030 年，确保普及性健康和生殖健康保健服务。

（8）实现全民健康保障。

（9）到 2030 年，大幅减少危险化学品以及空气、水和土壤污染导致的死亡和患病人数。

（10）酌情在所有国家加强执行《世界卫生组织烟草控制框架公约》。

（11）支持研发主要影响发展中国家的传染和非传染性疾病的疫苗和药品，提供负担得起的基本药品和疫苗。

（12）大幅加强发展中国家的卫生筹资。

（13）加强各国，特别是发展中国家早期预警、减少风险，以及管理国家和全球健康风险的能力。

可持续发展目标针对所有国家和所有人群，以确保"不落下任何人"，体现了"人人享有"的深刻内涵。它促使世界各国采取协调一致的行动，改善全球卫生问题，是朝着实现人人享有卫生保健方向前进的重要里程碑。

2. 初级卫生保健的概念

为推动"人人享有卫生保健"这一全球目标的实现，WHO 和联合国儿童基金会在 1978 年召开的国际初级卫生保健大会，明确了初级卫生保健（primary health care，PHC）是实现"人人享有卫生保健"全球战略目标的基本途径和根本策略。

初级卫生保健是指人们所能得到的基本卫生保健服务，包括疾病预防、健康维护、健康促进及康复服务等，它是服务个人、家庭及社区的国家卫生保障体系的第一线，尽可能地将防治与保健带入人们的生活与工作中，并形成了连续性的健康照顾，是衡量一个国家的卫生体制是否健全及全民健康素质优劣的重要指标。

3. 初级卫生保健的任务

初级卫生保健的任务可分为四个方面、九项要素。

（1）四个方面：包括健康促进、预防保健、基本医疗和社区康复。

（2）九项要素：包括①对当前主要卫生问题及其预防和控制方法的健康教育；②改善食品供应和合理营养；③供应安全卫生的饮用水和基本环境卫生设施；④妇幼保健和计划生育；⑤主要传染病的预防接种；⑥预防和控制地方病；⑦常见病和外伤的合理治疗；⑧提供基本药物；⑨预防和控制慢性非传染性疾病和促进精神卫生。

4.21 世纪的初级卫生保健

2003 年第 56 届世界卫生大会通过了有关初级卫生保健的决议，要求各会员国采取系列行动以加强初级卫生保健。2008 年世界卫生报告的主题为"初级卫生保健——过去重要，现在更重要"，提出要重振初级卫生保健。报告总结了初级卫生保健实施 30 年来的成效及缺陷，并提出了四套改革措施：①普遍覆盖的改革；②服务提供的改革；③领导力的改革；④公共政策的改革。该报告体现了初级卫生保健价值观、国民的期望和不同国情下卫生工作所共同面临挑战之间的融合。

二、卫生保健的原则

20 世纪 70 年代世界卫生组织提出"人人享有初级卫生保健"，初级卫生保健系统旨在向社区中的个人和家庭提供普遍可获得的基本卫生保健，包括疾病预防和健康促进。这些也是公共卫生服务的主要内容。而我国的初级卫生保健要提供多方面的临床护理和基本公共卫生服务。在过去几十年里，以公共卫生服务为主要内容的中国初级卫生保健曾对中国降低传染性疾病和减轻母婴疾病负担做出了突出贡献，并促进了全球初级卫生保健事业的发展。随着中国的基本公共卫生服务项目的开展，中国在初级卫生保健方面积累了大量的有益经验，同时也面临着一些问题与挑战，且目前基本公共卫生服务正在走向"医防融合"，一个更为整合的卫生服务系统正在形成。为此，未来在关注服务人口、筹资水平等内容的同时，还应聚焦在服务项目的优化、服务质效的提高等方面，将健康结果指标纳入考核评价和目标管理，才能更好地解决问题和迎接挑战。初级卫生保健是实现"享有卫生保健"目标的基本途径。保证初级卫生保健有效、可持续实施，是卫生改革与发展的目的，也是衡量卫生改革与发展成功与否的核心标准。本书将初级卫生保健原则归纳如下：

（1）强调健康公平：平等享受健康服务的权利。

（2）倡导大卫生观念：强调政府、政策及全民参与，共同促进健康事业的发展。

（3）明确以基层为重点：发挥基层和社区的力量，健全服务体系。

（4）注重分类指导：尊重发展不平衡的客观事实，根据不同情况具体分类具体分析。

（5）贯彻预防为主：预防为主是国家对卫生健康工作的核心原则，将三级预防思想贯穿健康服务的各个方面。

（6）实行分级诊疗：优化资源配置，使卫生资源发挥最大的效率，使卫生保健活动有序开展。

（7）采用适宜技术：重视发挥中医药的作用，中西医并重，提出采用科学、有效、安全的技术。

（8）提供综合服务：包含预防、保健、医疗、康复等专业，涉及生理、心理、社会适应性等方面，囊括促进健康、维护健康、恢复健康等领域。

三、卫生保健政策

卫生政策是实现政府职能、进行卫生决策的重要途径。有效利用有限的卫生资源，最大限度地保障和满足大众对健康权利公正性的合理诉求，是卫生政策制定的宗旨和目的。

总体而言，我国卫生保健政策立足大卫生、大健康范畴，同时规划"健康中国"的伟大构想。具体阐释如下：

（一）"健康中国"规划

其中，医疗卫生领域政策涉及以下几个方面：

1. 健全医保制度

全面实施城乡居民大病保险制度。促使就医和支付更加便捷，同时鼓励商业保险的发展。将生育保险和基本医疗保险合并实施。

2. 深化医药卫生体制改革

实行医疗、医保、医药联动，推进医药分开，实行分级诊疗，建立覆盖城乡的基本医疗卫生制度和现代医院管理制度。

全面推进公立医院综合改革，促进医疗资源合理分配，鼓励健康服务业的发展。

3. 完善基本药物制度

坚持中西医并重，促进中医药、民族医药发展。保障药物供给，合理管控药物价格。

4. 加强疾病防治

加强传染病、慢性病、地方病等重大疾病综合防治和职业病危害防治，倡导健康生活方式，加强心理健康服务。促使身心健康发展。

5. 促进人口均衡发展

坚持计划生育的基本国策，完善人口发展战略。

6. 积极应对老龄化问题

我国是人口老龄化大国，目前已经进入深度老龄化社会，完善和推进养老服务产业，对国家意义重大。

> **拓展阅读：**
> 我国是世界上人口最多的国家，也是老龄化人口最多的国家，老年问题关乎国家大计。一方面我们要学习相关养老服务内容，另一方面我们要关心爱护老人，为构建社会主义和谐社会贡献自己的绵薄之力。

（二）"健康中国"策略

1. 保障全体人民"全生命周期卫生健康"

"没有全民健康，就没有全面小康。"我国是社会主义国家，根基在民，坚持从群众中来，到群众中去，努力提高医疗卫生服务质量和水平意义重大，同时医疗服务涵盖的内容和范围要广，无论地方，无论男女老幼，使全体人民享有基本医疗的服务和权利。不断把为人民造福事业推向前进。目前，我国医疗事业改革进入了一个困难期，为此更加需要加强制度建设突破、中医药振兴发展和发挥医护人员的积极性。

2. 树立"大卫生""大健康"并重观念

将健康观念融入政策，需要延展到更广泛的领域，多部门参与并担当职责。因此，国家明确提出了环保、体育、食品安全、公共安全、民政养老等部门须"守土有责"，环保部门切实解决影响人民群众健康的突出环境问题；体育部门推动全民健身和全民健康深度融合；食品安全部门加强食品安全监管；公共卫生部门努力减少公共安全事件对人民生命健康的威胁；民政养老部门为老年人提供健康管理服务和医疗服务等要求；确立了"以人民健康为中心"的新主旨，符合我国国情。

四、医疗卫生保健服务系统

我国的医疗卫生保健服务系统主要由卫生保健体系、医疗保健体系和公共卫生体系构成，是健康养生的技术支撑。

（一）卫生保健体系

卫生保健体系是提供卫生保健服务的所有的生命健康科学部门的总称。我国的卫生保健体系主要是由向居民提供医疗保健和康复服务的医疗机构和有关保健机构组成。

医疗机构主要是专科疾病防治机构，为居民提供疾病的诊断、治疗和护理服务；保健服务机构主要是实施疾病预防控制与公共卫生管理和服务的公益性公共卫生机构，主要负责优生优育、儿童及妇女保健、计划生育指导等医疗和预防保健服务，常指各级妇幼保健机构、疾病预防控制中心等。

（二）医疗保健体系

我国的医疗保健体系分为三级，实行等级管理。

1. 一级医院

一级医院又称一级医疗保健机构，是直接为一定社区居民供医疗、预防、康复及保健综合服务的基层医院，是初级卫生保健机构，包括城市的社区卫生服务中心和社区卫生服务站、街道医院，农村的乡、镇卫生院，某些企事业单位的职工医院等。其功能是直接为人民群众提供预防保健服务，在社区管理多发病、常见病的现症患者，并对疑难重症做好正确转诊，协助高级别医院做好中间或院后服务，合理分流患者。

2. 二级医院

二级医院是地区性医疗和预防的技术中心，为多个社区提供医疗卫生服务。其主要功能是参与指导对高危人群的监测，接受一级转诊，指导一级医疗机构开展工作，也能与医疗相结合开展一定程度的教学和科研工作，一般包括市、县医院和直辖市的区级医院等。

3. 三级医院

三级医院是具有全面医疗教学和科研能力的医疗和预防技术中心，往往是跨地区、省、市以及向全国范围提供医疗卫生服务的医院，其主要功能是提供专科（包括特殊专科）的医疗服务，解决危重疑难病症，接受二级转诊，对下级医院进行业务技术指导和培训人才，培养各种高级别医疗专业人才，承担省以上科研项目，并参与和指导第一级预防、第二级预防工作。

医疗保健机构并不仅仅提供医疗服务，临床医务工作者在健康促进和疾病预防等方面也发挥着非常重要的作用，各级医院都有预防保健和社区卫生服务的任务。如开展社区医疗和家庭服务，进行健康教育，普及卫生知识等。

（三）公共卫生体系

公共卫生是通过组织社会力量，高效率地预防疾病、延长人的寿命和促进人的身心健康的科学和艺术。公共卫生体系就是疾病的预防控制系统。根据2001年卫生部《关于疾病预防控制体制改革的指导意见》和《关于卫生监督体制改革实施的若干意见》的要求，我国对公共卫生体系进行了改革，从中央到地方分别建立了与卫生行政部门相对应的疾病预防控制机构和卫生监督机构，作为我国公共卫生管理的组织机构。习近平主席在参加十三届全国人大三次会议时强调，防范化解重大疫情和突发公共卫生风险，事关国家安全和发展，事关社会政治大局稳定。2020年国务院政府工作报告中也提出，加强公共卫生体系建设，坚持生命至上，改革疾病预防控制体制，加快公共卫生人才队伍建设，深入开展爱国卫生运动，普及卫生健康知识，倡导健康文明生活方式。

1. 疾病预防控制体系

在我国，疾病预防控制机构分为国家级、省级、设区的市级和县级四级。各级疾病预防控制机构应当根据疾病预防控制专业特点与功能定位，以及本地区疾病预防控制的具体实际，明确职责和任务，合理设置机构。中国疾病预防控制中心是由政府举办的实施国家级疾病预防控制与公共卫生技术管理和服务的公益事业单位。各级疾病预防控制机构的职能是疾病预防与控制、突发公共卫生事件应急处置、疫情报告及健康相关因素信息管理、健康危害因素监测与干预、实验室检测分析与评价、健康教育与健康促进、技术管理与应用研究指导。各级疾病预防控制机构在同级卫生行政部门的领导下开展职能范围内的疾病预防控制工作：承担上级卫生行政部门和上级疾病预防控制机构下达的各项工作任务；发挥技术管理及技术服务职能，围绕疾病预防控制重点任务，加强对疾病预防控制策略与措施的研究，做好各类疾病预防控制工作规划的组织实施；开展食品安全、职业安全、健康相关产品安全、放射卫生、环境卫生、妇女儿童保健等各项公共卫生业务管理工作，开展应用性科学研究。中国疾病预防控制中心还要加强对全国疾病预防控制和公共卫生服务的技术指导、培训和质量控制，在防病、应急公共卫生信息能力的建设等方面发挥国家队的作用。

2. 突发公共卫生事件应急处理体系

国家按照"防治结合、以防为主，平战结合、应急为主，群专结合、以专为主"的原则，针对可能出现的突发公共卫生时间的严重程度、危害程度、涉及范围和社会反应程度，制定应对突发重大公共卫生事件的预案。建立对突发公共卫生事件的指挥机构，形成指挥有效，统一协调，反应及时，分级负责，处置果断，保障有力的指挥体系。建立畅通的疫情信息网络，形成纵横贯通的信息报告网络，实行资源共享。建立健全医疗救治体系，各城市建立医疗救援中心，通过改建、扩建等方式建立不同的传染病区，提高医疗卫生机构应急救治和传染病救治能力。建立应急救治队伍。

3. 卫生监督机构

卫生监督是指国家授权卫生行政部门对辖区内的企业、事业单位和个人贯彻执行国家的卫生法令、条例和标准的情况进行监督和管理，对违反卫生法规并造成危害人体健康的情况进行严肃处理。各级政府根据实际需要设立卫生监督机构，在卫生行政部门的领导下，行使预防性卫生监督或经常性卫生监督。卫生监督分为医疗卫生监督、公共卫生监督、环境卫生监督、计划生育监督、传染病与学校卫生监督、职业卫生监督。

卫生监督是加强卫生管理的重要手段，各级卫生监督机构是主要的卫生监督管理执行机构，各级卫生行政部门是卫生监督的具体责任部门。卫生监督工作通过监督检查等手段来实施。

4. 食品和药品监督管理机构

药品监督管理是指药品监督管理行政机关依照法律法规的授权，依据相关法律法规的规定，对药品的研制生产、流通和使用环节进行管理的过程。2015 年修订的《中华人民共和国食品安全法》实施后，食品生产经营活动的监督管理划归药品监督管理机构，其名称也由药品监管机构变为食品药品监管机构。与疾病预防控制机构一样，我国不仅建立了国家级的食品药品监督管理机构，也设立了省级、市级、县级机构，有的县级食品药品监督管理机构还在乡镇或者特定区域设立了派出机构。原国家食品药品监督管理局是国务院综合监督管理药品、食品（含食品添加剂、保健食品）、化妆品、医疗器械安全的直属机构，负责对药品（包括中药材、中药饮片、中成药化学原料药及其制剂、抗生素、生化药品、生物制品、诊断药品、放射性药品、麻醉药品、毒性药品、精神药品、医疗器械、卫生材料、医药包装材料等）的研究、生产、流通、使用进行行政监督和技术监督；负责食品、保健食品、化妆品安全管理的综合监督、组织协调和依法组织开展对重大事故查处；负责保健食品的审批。2018 年 3 月，根据第十三届全国人民代表大会第一次会议批准的国务院机构改革方案，原食品药品监督管理机构更名为药品监督管理机构，作为市场监督管理机构的部门管理机构，原先对食品（含保健食品、特殊医学用途配方食品和婴幼儿配方食品等特殊食品）的监管职责由市场监督管理机构其他相应的部门管理机构承担。

5. 社区卫生服务体系

社区卫生服务应该成为公共卫生事业发展的重要组成部分。社区卫生服务机构以开展常见病、多发病、慢性病、康复服务和计划生育服务为主，满足社区群众的基本医疗和卫生服务需求，应建立健全社区卫生服务机构与上级医疗机构双向转诊制度，切实做到"大病到医院、小病在社区"。社区卫生服务机构必须开展预防保健等公共卫生服务。

6. 爱国卫生运动委员会

爱国卫生运动是以除"四害"、讲卫生、消灭疾病为中心的群众卫生运动，是我国提高全民族科学文化水平、保护人民健康、保证社会主义现代化建设的一项重要措施。随着国家建设的发展，爱国卫生运动所涉及的范围更加广泛。爱国卫生运动委员会是领导爱国卫生运动的组织机构，中央和各级组织都设有此机构，在中国共产党的领导下，具体负责爱国卫生运动的开展。

爱国卫生运动委员会的主要职能是拟订、组织贯彻国家和地方公共卫生和防病治病等的方针、政策和措施；统筹协调有关部门及社会各团体，发动广大群众，开展除"四害"，讲卫生、防病治病活动；广泛进行健康教育，普及卫生知识，提高卫生素质；开展群众性卫生监督，不断改善城乡生产环境生活环境的卫生质量；检查和进行卫生评价，提高人民健康水平。

随着社会的发展，为了更好地满足居民综合卫生健康服务的需求，以及更好地提供系统的卫生保健服务，出现了以"医联体"为代表的联合服务模式。"医联体"是以行政区划为基础，以三级综合性医院为牵头单位，联合区域内的二级及以下医院、社区卫生服务中心，以诊疗服务、技术指导人员培训、转诊流程、健康信息等医疗业务的整合管理为纽带而组成的、具有共同利益和负有共同责任的医疗机构联合体。医联体是实现分级诊疗、实施双向转诊的重要方式。2020年7月，国家卫生健康委员会与国家中医药管理局联合印发《医疗联合体管理办法（试行）》，提出加快推进医联体建设。

卫生保健、医疗保健和公共卫生相结合的三重结构是我国当代医疗卫生保健服务系统结构的合理选择。三重服务体系相互配合，各司其职，为广大公众提供疫情管控、患病人群的诊治、居民健康管理与健康促进全方位的服务。初级卫生保健和其他各方面一起，担负着从源头上控制慢性病的发生与发展，实现健康国家、健康城市、健康社区的重任，处于基础和核心地位，也是从根本上解决看病难和看病贵的关键。

五、卫生保健的作用及目的

在1990年我国卫生部、国家计划委员会、农业部、国家环境保护局、全国爱国卫生运动委员会联合颁布的《关于我国农村实现"2000年人人享有卫生保健"的规划目标》中，根据《阿拉木图宣言》所阐述的初级卫生保健的精神实质，对初级卫生保健的定义做了如下表述："初级卫生保健是指最基本的、人人都能得到的、体现社会平等权利的、人民群众和政府都能负担得起的卫生保健服务。"并深刻指出："我国农村实现人人享有卫生保健的基本途径和基本策略是在全体农村居民中实施初级卫生保健""实施初级卫生保健是全社会的事业，是体现为人民服务宗旨的重要方面。"

（一）卫生保健的作用

健康是人类永恒追求的目标，也是经济社会发展的重要目标。在卫生领域中，卫生保健一直被认为是十分重要的。卫生保健的作用是最大限度地保持和促进国民的健康。在现代社会里，任何国家的基本医疗卫生保健制度都具有以下几个基本功能：

（1）通过有组织的社会努力，为国民提供基本医疗卫生保健服务，提高国民健康素质。

（2）对于维持社会安定和谐，发展社会生产力，促进经济发展具有重要作用。

（3）作为国家"软实力"的重要组成部分，对于改善国家的国际形象有广泛而重要的影响。

初级卫生保健处于国家医疗卫生保健体系服务于个人、家庭及社区的第一线，它尽可能地将防治与保健带入人们的生活与工作中，并形成了连续性的健康照顾。因此，初级卫生保健是贯穿整个医疗卫生保健体系及具体实施过程中不可缺少的指导思想、基本策略。换言之，它既是达到健康的手段，又是卫生保健的策略，是衡量一个国家的医疗卫生保健体系是否健全及全民健康素质优劣的重要指标。

临床医务人员通过随访了解患者的健康状况和行为改变的情况，可及时有针对性地提出预防保健的意义，有利于管理个人的健康状况，纠正危害健康行为、早期发现疾病并及时治疗，有利于改善患者的生活质量并延长寿命。随着慢性病预防工作的深入开展，临床预防服务的重要性日益突出，在卫生服务中越来越得到广泛的应用，尤其在全科医学服务中，全科医生或称家庭医生的临床预防服务已经成为其主要的工作内容之一。

临床预防服务由临床医师提供，实现了治疗、预防、保健一体化的医疗卫生保健服务，是当今最佳的医学服务模式。首先，临床医务人员占整个卫生队伍的大多数，一般人群中有约78%的人每年至少要去医院1次，使其有机会与就医者面对面交谈，如果每位医务工作者都能在医疗卫生服务过程中将预防保健与日常医疗工作有机地结合起来，进行个体化的健康教育和健康咨询，及时纠正就医者的不健康生活方式，提高他们的自我保健意识和能力，将会获得更大的健康效益。其次，临床医师在与就医者面对面的接触过程中可以了解就医者的第一手资料，所提出的建议有针对性，就医者对临床医师的建议或忠告有较大的依从性，并可通过随访进一步了解就医者的健康状况和行为改变情况。最后，许多预防服务只有临床医师才能开展。

为了更好地提供临床预防服务，临床医务人员需要具备相应的知识和技能：鉴别和评价个体疾病危险因素的方法和技能；应用生物、行为和环境医学的方法，纠正或减少疾病（损伤）的危险因素，并能有针对性地为就医者提供健康咨询，提出个体化的健康"处方"；健康管理和协调能力；将临床预防和医疗工作相结合，成为开展个体健康促进活动的实践者；对社区各类人群包括职业群体实施危险因素评估，减少人群健康危险因素，并通过大众传媒等手段，成为一名在社区中实施健康促进活动和利用预防策略信息和资源的倡导者；评估用于减少个人和社区危险因素的技术的有效性，了解相关信息，成为医师、工作场所和政府对临床预防服务的发展和评价的顾问。

（二）卫生保健的目的

卫生保健通过为居民提供医疗、预防、保健和康复服务，主要目的在于提高环境治疗和生活治疗，控制影响人体健康的各种因素，保护健康，促进健康，预防疾病，延长寿命。

卫生保健的具体目的如下：

1. 解除病痛，延长寿命

即针对危害人类健康的重大疾病和常见病、多发病、慢性病，通过合理诊疗，为患者恢复健康，延长生命。

2. 促进健康，预防疾病

即通过给予个体体育运动、饮食生活习惯、养生保健等方面正确指导，增强其身体素质、抗病能力，未病先防，减少疾病的发生，促进健康和提高生存质量。

3. 为患者及家庭有关的健康和医学问题提供咨询

积极开展健康教育，普及健康知识，使患者和家庭成员树立正确的健康观念，养成科学、健康、文明的生活方式，同时为患者提供有关疾病预后的咨询，提高患者的遵医行为和自我管理能力，促进医患、护患之间的交流。

4. 为患者获得家庭支持和照料提供帮助

实施科学有效的健康管理，要对家庭照顾者实施有效的健康教育，这对患者连续的健康照顾有重要意义，能够延缓病情的发展，改善患者的生活质量，提高患者的健康水平。

5. 缓解患者及家庭因健康问题带来的心理压力

卫生保健对人的心理卫生保健也有重要的意义，因为随着年龄的增长，人的机体渐渐衰老，会出现一系列生理学和形态学方面的退行性变化，对环境的适应能力也日益下降，这是更需要维持心身平衡的时期。随着社会的转变，卫生保健对患者的思想、行为、生活等方面都会产生显著的影响，需要进行观念上的更新。

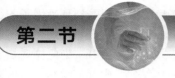

第二节　现代健康保健影响因素

进入 21 世纪以来，健康已经不仅仅局限于身体上的健康，而是一个包含生理、心理、社会等多方面的综合概念。现代预防医学的研究显示，影响健康的因素主要有遗传因素、心理因素、环境因素、生活与行为方式等四个方面，这四个因素之间相互联系，相互依存。

一、遗传因素

人类生物遗传因素是影响健康的重要因素，目前已发现有三千多种疾病与遗传致病基因有关。有关资料报道，全世界每年新发现的遗传性疾病有 100 多种。新生儿中有出生缺陷者占 1%～2%，其中约 80% 是遗传因素所致。在流产胎儿中，有 2/3 以上是遗传因素引起。遗传性疾病总数约占人类疾病总数的 1/4，其中有不少属于常见病和多发病。一些严重危害人们健康的常见病多与遗传有关，如肿瘤、先天性心脏病、糖尿病、冠心病、原发性高血压、动脉粥样硬化、支气管哮喘等。遗传性疾病是人类死亡的重要因素，调查资料显示，我国 15 岁以下死亡的儿童中，约 40% 是由遗传病和先天畸形所致。遗传性疾病已成为当前医学领域中危害人类健康最为严重、病死率最高的三大类疾病（肿瘤、心血管病、遗传性疾病）之一，遗传性疾病不仅影响患者本身的生活和生存，给家庭成员带来许多精神和经济负担，影响家庭幸福，同时遗传性疾病也是重大社会问题，给道德、法治和医疗康复方面带来影响。

遗传性疾病是指生殖细胞或受精卵的遗传物质异常（染色体畸变或基因突变）所引起的疾病。临床可见到智力低下、发育不良、五官不正、四肢畸形、心肾功能不全，或器官异常所导致的多种症状和体征。遗传性疾病具有以下几个特征：①垂直传递。遗传性疾病具有由上一代向下一代垂直传递的特征，但有的患者基因的突变是新发生的，或者疾病是隐性遗传，因此不是在每个患者的家系都能看到这一特征。②造成该疾病的根本原因是基因突变或染色体畸变。生殖细胞或受精卵发生的突变才能遗传，而体细胞中遗传物质的改变，不能向后代传递，如肿瘤的发生常常涉及特定组织中的染色体和癌基因或抑癌基因的变化。③遗传性疾病常常具有家族性聚集现象。遗传性疾病患者家系中，亲缘关系越近，发病概率越高。

遗传性疾病与先天性疾病是两个不同的概念。先天性疾病是指个人生后即表现出症状的疾病，它们大多是遗传的或与遗传因素密切相关。但是先天性疾病也可以是胎儿在母体发育过程中获得的。反之，有些遗传性疾病在出生时并没有表现出症状，到了一定发育阶段才表现出来，例如亨廷顿舞蹈病的发病年龄在 15～60 岁。另外，遗传性疾病与家族性疾病也是两个不完全相同的概念。家族性疾病是指存在家族聚集现象的疾病，即一个家族中有一个以上成员罹患同一种疾病。许多遗传性疾病因为致病基因的垂直传递而具有家族聚集性。但是并非所有的遗传病都是如此，许多染色体病或隐形遗传病，患者呈现散发性，不一定具有家族史。相反，一些家族聚集性的疾病，如肝炎、结核病，因为共同的生活环境或相互接触感染而产生，它们不属于遗传性疾病。

遗传性疾病种类繁多，医学遗传学根据遗传性疾病病因及遗传特点把遗传性疾病分为基因病（单基因病、多基因病）、染色体病和线粒体遗传病。单个基因突变引起的遗传病称为单基因病，典型的单基因病有白化病、血友病、色盲症等。多基因遗传疾病的发生不是由一对等位基因决定，而是由两对或两对以上的等位基因所决定，同时这类疾病的形成还受到环境因子的影响，也称为多因子疾病。染色体病是指由于染色体畸变引起的疾病，是一大类严重的遗传病，通常表现为先天发育异常，常伴有不同程度的智力低下和发育畸形，如唐氏综合征。染色体病是导致流产和不育的重要因素。线粒体病是由线粒体基因发生突变（基因缺陷）引起的疾病，这种突变会影响大脑和肌肉中消耗能量的细胞，常常侵犯骨骼肌和/或中枢神经系统。

多基因病（多因子病）是遗传性疾病中对人民健康影响最为广泛的一类疾病。多基因病有家族聚集性，发病率与患者亲属级别有关，近亲婚配时子女患病风险增高，发病率存在种族和地域差异，如日本人的唇腭裂发病率为英国人的 2.5 倍。多基因病可以分为以下两种类型。①常见复杂疾病：原发性高血压、糖尿病（早发型）、动脉粥样硬化、冠心病、精神分裂症、哮喘、癫痫、老年性痴呆等；②先天性畸形：唇裂、腭裂、脊柱裂、先天性心脏病等。多基因遗传病的发病受遗传基础和环境因素的双重影响，其中遗传因素所起作用的大小称为遗传率。遗传率越大，致病因素中遗传因素占的比例越大；反之环境因素起主要作用。表 4-1 为常见多基因遗传性疾病的遗传率和发病率。

表 4-1　常见多基因遗传性疾病的遗传率和发病率

疾病名称	遗传率/%	群体发病率/%
哮喘	80	4.00
精神分裂症	80	1.00
糖尿病（早发型）	75	0.20
强直性脊柱炎	70	0.20
冠心病	65	3.00
原发性高血压	62	6.00
消化性溃疡	35	4.00
唇裂	76	0.04
先天性髋关节脱位	70	0.07
先天性心脏病（各型）	35	0.50

针对遗传性疾病的主要预防策略是提倡科学婚配、优生优育，这是增强国民体质、获得健康美好生活的基本措施之一。优生学的主要任务是防止先天畸形和有遗传性疾病的孩子出生，通过改进人类遗传素质，为社会造就优良的人力资源。多基因遗传性疾病发病率高，有一些是常见病、多发病、慢性病，因此多基因遗传性疾病的预防工作极为重要。一般多基因遗传性疾病的预防工作针对其两大因素进行预防。①从遗传因素预防：根据多基因遗传性疾病致病基因的累加效应，以及遗传度高的家族成员发病率高等特点，采取以下措施：严禁近亲婚配，如果一个家族致病基因较多，该家族成员近亲结婚所生子女发病率更高；多基因遗传病高发家庭，怀孕后应进行产前检查，及时发现异常。②从环境因素预防：多基因病受到遗传因素和环境因素的双重影响，有些多基因病是环境因素起重要作用，因此针对环境因素

预防多基因病非常重要。应当积极了解和普及引起某种多基因病的环境因素并回避，如哮喘病人冬天注意保暖防寒，可预防哮喘发作或减轻症状；酸辣、粗糙、冰冷等带刺激性的食物及焦虑情绪可引起或加重消化性溃疡，而避免食用这一类刺激性食物，保持精神愉快可以预防或减轻消化系统溃疡等。

二、心理因素

心理因素是影响人类健康的重要因素。人不仅是一个生物体，更重要的是人还具有社会属性和心理活动，人是生物、心理和社会的统一体。随着社会的发展，健康的定义也不断变化，世界卫生组织认为健康的概念是一种广义、理想化的状态："健康是身体上、精神上和社会适应上的完好状态，而不仅是没有疾病和虚弱。"一个人在身体、心理、社会适应和道德四方面都健康，才是完全健康的人。健康与疾病现象与心理因素息息相关。良好的心理状态既是健康的构成要素，也是躯体健康的必要条件，心理长期不健康会引起躯体疾病。心理因素影响人类健康包括人格因素、认知因素和心理压力等。

（一）人格与健康

人格（personality）是稳定地表现于个体的心理特质，由遗传和环境共同决定。人格特征与健康密切相关。人格影响心理健康，心理健康反映一个人的人格。

人的性格按其不同的分类标准可划分为多种类型。根据人的心理活动倾向可分为内向型和外向型。性情内向拘谨的人处世谨小慎微，行为拘谨，更注重细节，具有较好的卫生习惯，传染病的发病的机会较少；而性情外向爽朗的人，处世大方，善于与人交往，抑郁症的发病机会较少。

人的性格按人的行为方式，即人的言行和情感的表现方式可分为 A 型性格、B 型性格和C 型性格。具有 A 型性格的人积极向上又进取、有闯劲，脾气比较火爆，遇事容易急躁、不善克制，对人常存戒心，对周围的变化很敏感，情绪容易起伏不定。一部分 A 型人由于一系列的紧张压力积累，极易导致心血管系统病。研究表明 A 型性格的人冠心病发病率远高于其他性格的人，甚至可发生心肌梗塞而猝死。A 型性格行为也是引起原发性高血压的危险因素之一，与中风、脑血管疾病、消化道溃疡关系密切。B 型性格是指一种中庸性格，特点为不争不抢，该性格不易患高血压、冠心病等疾病。C 型性格是一种与肿瘤发生有关的性格，表现为过分的顺从、忍让和自我克制，情绪压抑，爱生闷气。具有这种性格或行为模式的人易患宫颈癌、胃癌、食管癌、结肠癌、肝癌等。因此，改善性格，改变个人的为人处事方式和态度，就会程度不同地调节神经内分泌及免疫功能，提高机体抵制疾病的能力，从而降低或避免疾病的发生。

（二）认知与健康

认知（cognition）是指人们的认识活动或认识过程，包括信念、思维和想象等。认知方式和认知态度与心理健康有密切关系。

由于人们的成长经历及所处环境的差异，对健康往往有不同的理解和认知。人的精神烦恼和情绪困扰大多来自其思维中不合理、不符合逻辑的观念。积极乐观的人生观和态度会呈现出良好的生活和健康状态。具有较好健康意识和信念的人就会自觉地保护自己的健康、积极采取预防和应对疾病的措施。享乐价值观导致享乐型的生活方式，往往会产生各种健康问题，很多现代"文明病"无不与此有关。比如进食过多，运动过少导致高血脂、高血黏度、高血糖，是导致冠心病、脑血栓、糖尿病的部分原因。

（三）心理压力与健康

心理压力（简称压力，stress）是指人们生活中的各种刺激事件和内在要求在心理上所构成的困惑或威胁，表现为心身紧张或不适。

压力是现代社会人们最普遍的心理和情绪上的体验。正所谓"人生不如意十之八九"，面对各种坎坷挫折，人们常常会焦虑不安，内心体验到压力，这些反应在一定程度上是机体主动适应环境变化的需要。适当的压力对于健康是必要的，人在适当的压力下可保持一定张力，体会到生命存在的意义和人生的乐趣，同时它也能唤起和发挥机体的潜能，增强抵御和抗病能力。

但是如果压力的反应过于强烈或持久，就可能导致生理、心理功能的紊乱。研究表明，过度的压力可引起如高血压、心血管疾病、偏头痛和紧张性头痛、癌症、关节炎、呼吸道疾病、溃疡、大肠炎和肌肉紧张性疾病等。过度的压力还可引起心理和行为问题，如心理障碍、吸烟酗酒、自杀和反社会行为等。由此可见，心理压力对人的身心健康的影响是广泛而普遍的。

三、环境因素

环境是人类赖以生存和发展的重要条件和基础，几乎所有的疾病或健康问题都与环境因素（environmental factors）有关。环境因素包括自然环境因素和社会环境因素。

（一）自然环境因素对人群健康的主要影响

自然环境因素是指广泛存在于自然界、非人为的因素，包括化学、物理、生物（主要指病原微生物）等因素和气候、地理条件等方面，是人类赖以生存和发展的重要物质基础，如清洁空气、水和土壤，适宜的气候等，是人类健康的重要保障。

但当自然环境因素发生剧烈变化，超过人体机能所能代偿的程度，就可能对人体健康带来明显的危害，如严寒酷暑等恶劣的气候条件、洪水、地震、火山爆发、土壤和生活饮用水中某些化学元素含量异常等。例如，长期日照不足，可使小儿维生素 D 合成减少而引起佝偻病，反之，日照过度可发生皮肤癌；气温下降可使慢性阻塞性肺疾病发作增加；气温过高易发生中暑；季节转换时可引起消化性溃疡发病。地方病的发生与流行，往往与特定的地理因素有密切的联系。例如，地方性甲状腺肿的地理分布，主要集中在内地山区，与当地饮水及土壤中含碘量过低有关；克山病也具有地域性，目前认为该病可能也与硒等某些微量元素和营养物质缺乏有关；地方性氟中毒则发生于饮水、土壤及食物中含氟量高的区域。

人类活动也常常对环境造成压力，引发大量环境和社会问题。比如随着经济发展和人口增长，人类对食物、能源和淡水日益增长的需求造成了污染、森林退化、海洋环境恶化、土地沙漠化和大规模的野生物种灭亡等后果，进而危及人类自身健康和可持续发展。人体健康的维持与疾病的发生是外在环境因素与人体内在因素相互作用的结果。环境的变化会直接或间接地影响健康，只有与环境达到和谐共处的状态，人类才能真正维护自身健康。近百年来，全世界已发生多起环境污染损害公众健康事件，如英国伦敦烟雾事件、美国洛杉矶光化学烟雾事件、日本水俣病事件、日本痛痛病事件等，对当地造成了巨大的生命财产损失。如何防范、减少环境污染或环境衰退、破坏带来的危害，是这个时代面临的巨大挑战。我国在环境保护方面也做出了不懈努力，习近平总书记提出"绿水青山就是金山银山"，大力倡导绿色低碳的生产生活方式，从绿色发展中寻找发展的机遇和动力，努力实现经济社会发展和生态环境保护协同共进，为人民群众创造良好生产生活环境。

（二）社会环境因素对人群健康的主要影响

社会环境因素是指人们在一定的社会经济结构中所处的地位和状态，包括政治、经济、文化教育、人口、卫生保健、心理、行为等因素。

（1）社会制度确定了与健康相关的政策、法律、法规等。

（2）社会经济的发展是人类健康水平提高的根本保证，反之健康水平提高也可促进经济的发展。经济发展在促进人类健康水平提高的同时，也带来了一些新的问题，威胁人类的健康，例如环境污染，经济发展带来大量的废水、废气、废渣、噪声等；不良的行为方式和生活习惯，如酗酒、吸毒、不良饮食习惯、过度使用电子产品、缺乏运动等；随着社会竞争压力越来越激烈，生活节奏加快，人们的生活压力和紧张度逐渐增加，心理健康问题越来越突出。

（3）文化教育是社会经济发展的基础，文化教育的普及可以提高人们的卫生保健知识水平，改变不良的卫生习惯和行为方式，从而提高人类的健康水平。

（4）人口是社会存在和发展最基本的要素，与人类健康息息相关。在生产力发展到一定水平的条件下，人口的数量以及再生产的速度，决定人们生活水平的高低，进而决定人群的健康状况。人口的增长应与社会经济增长相协调，如人口增长过快，生产积累减少，生活水平下降，还会造成自然环境的破坏，加重环境污染，对健康造成威胁。目前我国人口逐渐老龄化，步入老年型社会，也带来了诸多新的健康问题。

（5）卫生保健事业对改善、提高人们的健康状况起着重要的作用。通过制定卫生工作方针和卫生工作法规，投入人、财、物，建立健全三级卫生保健网络，对发展卫生保健事业和保护人们的身心健康起到积极的作用。

四、行为与生活方式因素

行为与生活方式（behavior and life styles）是指人们受一定文化因素、社会经济、社会规范及家庭的影响，为满足生存和发展的需要而形成的生活意识和生活习惯的统称。

健康相关行为是指人类个体和群体与健康和疾病有关的行为。按照行为对健康状况的影响，分为促进健康行为和危害健康行为。促进健康行为指个人或群体表现出的、客观上有利于自身和他人健康的行为。危害健康行为指偏离个人、他人和社会健康期望，不利于健康的行为。危害健康的不良行为表现多种多样，例如不良的嗜好、不良的饮食习惯、不良的文体活动习惯、不健康的性行为、营养结构不合理、不良的医疗习惯、不良的心理因素、不遵守法律和交通法规。危害健康行为与多种疾病，特别是慢性病密切相关。据 WHO 统计，全球约 63% 的死亡是死于慢性病，其中心血管疾病、癌症、慢性呼吸道疾病、糖尿病等 4 种疾病约占整个慢性病死亡的 85%。在中国，超过 80% 的死亡者是死于慢性病。在这些慢性病的形成中，行为与生活方式因素具有非常重要的致病作用。常见的是烟草使用、不良的饮食习惯、缺乏身体活动和酒精滥用等。2008 年 WHO 调查显示，人群 50% 的死亡是由于行为生活方式因素，30%为环境因素，10%为生物遗传因素。相关研究显示，25%的癌症及大部分心脏病是吸烟所致。众多的证据表明，改变和调整行为能有效减少疾病，50%以上的慢性病可通过改变生活方式和控制行为风险来预防。

第三节　三级预防

预防就是预先做好应对措施，减少不良事物或现象的发生。疾病预防即是预先做好应对身体健康的措施，以减少疾病的发生、发展或并发症的出现，以确保身体的健康。疾病预防通常根据国家的卫生工作方针政策以及健康的特点，按疾病的阶段分为三级预防。

一、国家卫生工作方针

我国的卫生工作方针的发展大致经历了以下几个阶段：①中华人民共和国成立初期，我国的卫生工作方针是"面向工农兵，预防为主，团结中西医，卫生工作与群众运动相结合"。②1991年，卫生工作方针调整为"预防为主，中西医并重，依靠科技与教育，动员全社会参与，为人民健康服务，同时把医疗卫生工作的重点放在农村"。③5年后，即1996年，我国又提出的新时期卫生工作方针是"以农村为重点，预防为主，中西医并重，依靠科技与教育，动员全社会参与，为人民健康服务，为社会主义现代化建设服务"。这个阶段，指导方针的核心是为人民健康服务，为社会主义现代化建设服务，大范围改善了农村的健康状况。④2016年，党的十八届五中全会战略部署制定并发布的《"健康中国2030"规划纲要》指出，要坚持"以基层为重点，以改革创新为动力，预防为主，中西医并重，将健康融入所有政策，人民共建共享"的卫生与健康工作方针，形成卫生与健康治理新格局。

二、疾病的阶段

生命的三种状态是健康、亚健康和疾病。在人的一生中，影响健康的因素包括父母的基因，母亲怀孕及婴幼儿时期的营养状况，社会环境和家庭环境，个人的生活习惯等。这些因素长期作用于人体，会使人体组织和细胞发生病理改变，这种改变持续作用，超过机体的再生或修复能力，就会导致重要器官功能失调，产生临床症状，甚至死亡。疾病的自然史是疾病从发生到结局（死亡或痊愈等）的全过程，其中有以下几个明确的阶段。①健康期：身体、心理和社会适应的完好状态。②病理发生期：机体组织有病理改变，但还不能通过辅助检查查出。③临床前期：已经可以检查出病理改变，但还没有出现临床症状。④临床期：机体既出现形态或功能上的明显异常，也出现典型的临床表现。⑤结局：疾病可以发展为痊愈、缓解、伤残或死亡。疾病预防是指在疾病自然史的不同阶段，采取措施防止疾病的发生、发展或恶化。

三、三级预防策略

基于疾病自然史的几个阶段，危险因素作用于机体到疾病临床症状的出现有一个过程。人的健康问题的出现，是一个不断发展的过程，由接触危险因素，到机体的病理改变，再导致临床症状的出现。根据健康影响因素和疾病发生发展过程的特点，把预防策略按等级分类，根据疾病的自然史相应地分为三级，称为三级预防策略（表4-2）。

表4-2　三级预防的主要内容与具体措施

预防层次	主要内容	目的	具体措施
一级预防（病因预防）	特异性措施	防止疾病发生，降低发病率	消除病因、计划免疫、高危人群保护、婚前检查、孕产期和儿童期的保健、职业预防等
	非特异性措施		改变生活方式、保护环境、卫生立法、合理营养等
二级预防（临床前期预防）	早期发现、早期报告	防止疾病发展，降低死亡率	自我检查、定期筛查
	早期诊断、早期隔离		高危人群定期体检
	早期治疗		早期合理治疗、防止疾病恶化、转移、减少并发症的发生
三级预防（临床预防）	防止病残	防止病残、促进康复、提高生存率	合理治疗、防止病情恶化、防止并发症、防止后遗症
	康复医疗		开展功能性康复及心理康复、社区康复、延长寿命、临终关怀

（一）一级预防

一级预防，又称初级预防或病因预防，是通过采取措施，消除致病因素对身体的危害，促进身体的健康，以及提高身体的抵抗力，用以预防疾病的发生。一级预防的目的是切断各种危害健康的因素，切断各种致病因素对人体作用的途径，并采取各种措施提高人群的健康水平。该级预防主要是针对致病因素（或危险因子）采取措施，这也是预防疾病的发生和消灭疾病的根本措施，其中包括健康教育和自我保健。健康教育是通过教育方式促使人们主动采取有利于健康的行为，从而消除危险因素，预防疾病，促进健康。自我保健是指在机体的健康阶段，即未发病时就采取措施，进行干预，以增强人的健康状况，促进健康。在一级预防中，如果在有害健康因素还没有进入环境之前就采取预防性措施，则称为根本性预防。例如，从国家角度以法令的形式，颁发系列的法律或条例，用以保障人民健康，预防有害健康的因素进入国民的生活环境。一级预防包括保障全人群健康的社会和环境措施，以及针对个体健康的措施。

首先，保障全人群健康的社会和环境措施是从全球性预防战略和各国政府策略及政策角度考虑所采取的公共卫生措施，如制定和执行各种与健康有关的法律及规章制度，把健康融入所有的政策中，使所有的公共政策都有益于健康，从而从社会、经济、文化等层面来保障整个人群的健康；提供清洁安全的饮用水和食品，针对大气、水源、土壤的环境措施，公众体育场所的修建，公共场所禁止吸烟；利用各种媒体开展的公共健康教育，提高公众健康意识和自控能力，防止致病因素危害公众的健康等。

其次，针对个体健康的措施，如个人的健康教育，注意合理营养和体格锻炼，培养良好的行为与生活方式，倡导群众戴口罩，社交保持1米距离；有组织地进行预防接种，比如普及新冠疫苗的接种，提高人群免疫水平，用以预防疾病；做好婚前检查和避免近亲结婚，用以预防遗传性疾病；做好妊娠和儿童期的卫生保健，用以减少妊娠期疾病和儿科疾病；某些疾病的高危人群，应定期体检，服用药物用以预防疾病的发生，这即是化学预防。

（二）二级预防

二级预防，又称"三早"预防或临床前期预防，即在疾病的临床前期，此阶段机体有病理改变，但无临床症状的阶段，通过采取早发现、早诊断、早治疗的"三早"预防工作，所进行的防止疾病蔓延、减缓疾病发展或阻止病程进展的措施，用以控制疾病的发展和恶化，防止疾病的复发或转为慢性。早发现疾病可通过普查、筛选、定期健康检查、高危人群重点项目检查等措施实现。实现"三早"的根本办法是宣传教育，提高医务人员诊断水平和建立可靠的高灵敏度的疾病监测系统。对于某些有可能逆转、停止或延缓发展的疾病，早期检查和预防性体格检查尤其重要，例如脂肪肝，是肝内脂肪堆积过多引起的病变，及早发现和预防，可降低脂肪肝对身体健康的影响。对于某些传染病，除了"三早"，尚需做到"疫情早报告"及"病人早隔离"，即"五早"。

（三）三级预防

三级预防就是临床期预防。主要是对症治疗、防止伤残和加强康复工作。其内容包括：对已患某些疾病者，采取及时有效的治疗措施，用以终止疾病的发展，防止病情的恶化，预防并发症的出现和伤残的产生；对已丧失劳动力或残疾者，主要是促使患者基本功能恢复，促进心理康复，改善生活自理，恢复劳动能力，使之能参加社会活动并延长其寿命；对终末期患者开展临终关怀。

不同类型的疾病，有不同的三级预防策略，但任何疾病，不论其致病因子是否明确，都应强调第一级预防。如大骨节病、克山病等，病因虽尚未确定，但综合性的第一级预防还是有效的。又如肿瘤更需要第一级和第二级预防。有些疾病，病因明确而且是人为的，如职业因素所致疾病、医源性疾病，采取第一级预防较易见效。有些疾病的病因是多因素的，则要按其特点，通过筛检、及早诊断和治疗会使预后较好，如心、脑血管疾病，代谢性疾病等，除针对其危险因素，致力于第一级预防外，还应兼顾第二级和第三级预防。对那些病因和危险因素都不明确，又难以觉察预料的疾病，只有施行第三级预防这一途径。有些危险因素的控制既可能是第一级预防，也可能是第二级或第三级预防。例如，高血压的预防，就高血压本身来讲，是第三级预防，但对冠心病和脑卒中来讲，是第一级预防。

对于许多慢性疾病来讲，影响健康的因素往往是长期累积的结果。健康生命全过程，就是基于上述的理论基础，研究孕期、婴幼儿期、青少年期以及成年期接触各种致病因素，这些因素对健康有长期的影响，越早采取预防措施，对保护和促进人群的健康效益就越大。可以通过把人生划分为几个明确的阶段（"围生和幼儿期、青少年期、成年期和晚年期"四个时期），根据不同的场所（家庭、学校、社区、工作场所等），对不同年龄阶段的人群实施连续性的、不同的预防服务措施，进行积极的、有针对性的预防，就可以避免有害因素对健康的危害，尽可能发挥人的生命潜能，保护劳动力，延长生命期限和改善人群生活质量，并且也能保证人生的不同阶段既能有效地获得有针对性的卫生服务，也不造成不必要的重复或遗漏，达到既高效又节省地促进人群健康的目的。

对于许多传染病来讲，针对个体的预防，同时也是针对公众的群体预防，如个体的免疫接种达到一定的人群比例后，就可以保护整个人群。传染病的早发现、早隔离和早治疗，是阻止传染病向人群广泛传播的措施，也是群体预防的措施。

【本章小结】

本章主要介绍了卫生保健的概念、原则、作用及目的，我国卫生保健的主要政策，现代健康保健的影响因素，国家卫生工作方针，生命的不同状态和疾病的全过程，以及三级预防策略的主要内容和具体措施。其中重点是初级卫生保健的概念和原则，现代健康保健的影响因素，三级预防的具体措施。难点是现代健康保健的影响因素和疾病自然史的全过程。

【第四章思考与练习】

1. 单项选择题

根据健康影响因素和疾病发生发展过程的特点，我们把预防策略按等级分类，根据疾病的自然史相应地分为（　　　　）。

A. 二级　　B. 三级　　C. 四级　　D. 五级　　E. 六级

2. 多项选择题

疾病自然史的明确阶段包括（　　　　）。

A. 健康期　　B. 病理发生期　　C. 临床前期　　D. 临床期　　E. 结局

3. 名词解释

（1）一级预防：

（2）二级预防：

（3）三级预防：

4. 填空题

（1）_____是实现"人人享有卫生保健"目标的基本途径。

（2）我国的医疗卫生保健服务系统主要由_____、_____和_____构成。

（3）初级卫生保健是指_____、人人都能得到的、体现_____的、人民群众和政府都能负担得起的卫生保健服务。

（4）_____和_____是影响多基因遗传病预防工作的两大因素。

5. 判断题

没有全民健康，就没有全面小康。（　　　　）

6. 简答题

（1）什么是初级卫生保健？

（2）基本卫生保健的原则是什么？

（3）医疗卫生领域政策包含的内容有哪些？

（4）简述常见的人格类型及特征、易患疾病。

第五章

现代健康保健实践

 本章重点

现代健康保健实施措施是合理的营养膳食、适当的身体活动和戒除成瘾行为；现代健康保健实施方案包括生命周期保健、区域保健、部位保健及常见慢性病保健。

 学习要求

（1）掌握现代健康保健方法及身体活动分类。
（2）熟悉营养膳食和常见慢性病保健内容。
（3）了解药物预防。

现代人的健康观是整体健康，世界卫生组织提出"健康不仅是躯体没有疾病，还要具备心理健康、社会适应良好和有道德"。因此，现代人的健康内容包括躯体健康、心理健康、心灵健康、社会健康、智力健康、道德健康、环境健康等。保健是指保持和增进人们的心身健康而采取的有效措施，包括预防由工作、生活、环境等引起的各种精神病或由精神因素引起的各种躯体疾病的发生。WHO 曾宣布 21 世纪最大的杀手是生活方式病，现代生活方式确实对人们健康造成严重影响，因此，养成健康的生活方式是实现健康的重要手段，原则上可进行合理的营养膳食、适当的身体活动、戒除成瘾行为。现代健康保健具体实施将从不同生命周期的保健，不同区域、不同部位以及不同职业的保健和常见慢性病的保健进行介绍。

第一节 现代健康保健方法

健康的生活方式具体包括：合理的营养膳食、适当的身体锻炼、戒除成瘾行为。这些是现代健康保健实现的原则。本节将从这些方面进行介绍。

一、健康饮食

（一）食物与营养

食物是人类赖以生存的物质基础，是人类营养素的来源，人们每天摄取的各种食物是维持机体新陈代谢、保持正常生命活动以及生产劳动的最基本条件。人体通过摄取、消化、吸收和利用食物中的营养素来维持其生命活动。营养则是人类摄取食物满足自身生理需要的生物学过程。

1. 合理的营养促进机体发育

我国随着经济的快速发展，城乡人民生活逐步得到改善，青少年的身体素质也有明显的提高。第八次全国学生体质与健康调研结果显示，我国学生体质与健康状况总体改善，体质健康达标优良率逐渐上升，初中生改善最为明显。调研结果显示，2019 年全国 6～22 岁学生体质健康达标优良率为 23.8%。13～22 岁年龄段学生优良率从 2014 年的 14.8%上升到 2019 年的 17.7%，上升了 2.9 个百分点，其中，13～15 岁、16～18 岁、19～22 岁学生体质健康达标优良率分别上升 5.1、1.8 和 0.2 个百分点。初中生上升最为明显，上升 5.1 个百分点，大学生上升最少。学生营养不良持续改善，2019 年我国 6～22 岁学生营养不良率为 10.2%，近 10 年来，各年龄段男女生营养不良状况持续改善。

2. 合理营养促进智力发育

中枢神经系统和大脑的发育与营养的关系更加密切，营养能为神经细胞和脑细胞合成的各种重要成分提供所需的物质，促进智力发育。以婴幼儿为例，营养对婴儿大脑的发育尤为重要。人类大脑发育最快的时期是妊娠 3 个月至出生后 6 个月。婴幼儿大脑的发育速度比身体的任何组织都快。因此，要使婴儿的脑组织正常地发育，需要有足够的营养。如果幼儿时期营养不良，将会影响脑组织的分裂生长，严重阻碍大脑的发育，尤其严重的是幼儿时期大脑发育障碍在成年之后是无法弥补的。有人曾对 6～30 个月的幼儿进行对照调查，结果表明：

营养优良的幼儿智商为 81.5，而营养不良的仅为 68.5。因此，重视营养对智力发育有着重大的意义。

3. 合理的营养可减少疾病

营养不足或缺乏可直接或间接地引起某些疾病。例如，机体缺铁可导致贫血症；缺碘可导致甲状腺肿大；维生素 D 和钙缺乏则易患佝偻病等。营养不良会使机体免疫力下降、抵抗力降低、传染病的发病率增加、病程延长、影响健康，营养不良还可影响到内分泌功能，并导致性功能障碍、女性出现闭经、男性出现性功能减退，从而影响生育。孕妇营养不良容易引起早产、胎儿先天性营养缺乏、先天性畸形或死胎等。

（二）人体所需营养素的摄取与食物来源

1. 蛋白质的摄取与食物来源

蛋白质是化学结构复杂的一类有机化合物，是人体的必需营养素。蛋白质的摄取与膳食蛋白质的质量有关。如果蛋白质主要来自奶、蛋等食品，成人按每天摄入蛋白质 0.80 g/kg 体重较好。我国主要以植物蛋白为主，消化吸收率低，参考摄入量按 1.0 ~ 1.2 g/kg 体重计。由蛋白质提供的能量成年人应占总能量的 10% ~ 12%，生长发育中的青少年则应占 14%。

蛋白质的食物来源可以分为动物性蛋白质和植物性蛋白质两类。肉类（主要为肌肉）、蛋类、奶及其制品、海产品等动物性食品蛋白质含量较高，一般为 10% ~ 20%，且为优质蛋白质，生理价值较高，其中蛋白质含量以鸡蛋最高，牛乳次之。豆类、谷类、坚果类、薯类等植物性食品，多数蛋白质含量不高。除豆类蛋白属优质蛋白质，其他多为半完全蛋白质，生理价值较低，但其作为主食的摄入量比较大，因此也是蛋白质的一个重要来源。

为提高蛋白质的质量，膳食中应保证有一定比例的优质蛋白质。一般要求，动物性蛋白质和大豆蛋白质应占膳食总蛋白的 30% ~ 50%，其中动物蛋白质占总蛋白的 20% ~ 30%为好。

2. 脂类的摄取与食物来源

脂类是人体重要的组成部分，包括脂肪和类脂。脂肪的摄入可受民族、地区、饮食习惯以及季节、气候条件等因素所影响，变动范围很大。至于脂肪的摄入量，各国大都按脂肪供能所占总能摄取量的百分比计算，并多限制在 30%以下。中国营养学会 2000 年 10 月修订的"推荐的每日膳食中营养素供给量"规定，脂肪能量所占总能量的百分比，儿童和青少年为 25% ~ 30%，成人为 20% ~ 25%。

脂肪的食物来源主要有动物、植物及油脂替代品。动物性食物及其制品如猪肉、牛肉、羊肉以及它们的制品，如各种肉类罐头等都含有大量脂肪。禽蛋类和鱼类脂肪含量稍低（蛋黄及蛋黄粉含量甚高）。乳和乳制品也可提供一定量的脂肪。尽管乳本身含脂肪量不高，但乳粉（全脂）的脂肪含量约占 30%，而黄油的脂肪含量可高达 80%以上。此外有一些动物组织还可以炼制成动物脂肪以供烹调和食品加工用。通常，畜类脂肪含饱和脂肪酸较多，而禽类和鱼类脂肪含不饱和脂肪酸较多。鱼类，尤其是海鱼脂肪更是二十碳五烯酸（EPA）和二十二碳六烯酸（DHA）的良好来源。

植物性食物及其制品植物性食物以油料作物如大豆、花生、芝麻等含油量丰富。大豆含油量约 20%，花生可在 40%以上，而芝麻更可高达 60%。它们本身既可直接加工成各种含油量不同的食品食用，又可以提炼成不同的植物油供人们烹调和在食品加工时使用。植物油中含不饱和脂肪酸多，并且是人体必需脂肪酸的良好来源，因而也是人类食用脂肪的良好来源。坚果类含油量也很高，如核桃、松子的含油量可高达 60%，但它们在人们日常的食物中所占比例不大。而谷类食物含脂肪量较少，水果、蔬菜的脂肪含量则更少。

油脂替代品油脂在食品加工中赋予食品以良好的风味和口感，但过多摄入油脂，特别是过多摄入饱和脂肪酸却又被认为对身体健康有害。人们为了既保留油脂在食品中所赋有的良好感官性状而又不致有过多摄入，现已有许多不同的油脂替代品。一类是以脂肪酸为基础的油脂替代品；另一类则是以碳水化合物或蛋白质为基础的油脂模拟品。

油脂替代品并非脂肪的食物来源，它是以降低食品脂肪含量而不致影响食品的口感、风味等为目的。这对当前低能量食品，尤其是低脂肪食品的发展有一定意义。

3. 碳水化合物的摄取与食物来源

碳水化合物是人类最易获得也是最经济的供能物质。在体内也大多用于热能的消耗。在通常情况下，人类不易出现膳食碳水化合物的缺乏。作为三大供能物质之一，即使碳水化合物和脂肪不足时，还可通过糖原的异生作用将蛋白质转变为糖原以维持机体的需要。因而目前尚未确定人类对碳水化合物的适宜需要量，但是当机体缺乏碳水化合物而动用大量脂肪时，可因脂肪氧化不全而产生过多酮体，造成酮体中毒，对身体不利。至于过量或单纯用蛋白质来提供能量，则不仅造成膳食蛋白质的浪费，很不经济，而且还可使组织蛋白质分解加速，阳离子（如钠）丢失和脱水。目前认为人类每天摄入至少 50 g 碳水化合物即可防止上述不良反应。中国营养学会 2000 年曾修订并建议我国健康人群的碳水化合物供能量应占膳食总能量的 55% ~ 65% 为宜。

碳水化合物的食物来源丰富，其中谷类、薯类和豆类是淀粉的主要来源。水果、蔬菜主要提供包括非淀粉多糖如纤维素和果胶、单糖和低聚糖类等碳水化合物。牛奶能提供乳糖。总之，我国居民应以谷类食物为主要的碳水化合物来源，多吃水果、蔬菜和薯类。

4. 维生素的摄取与食物来源

维生素是维持人体正常生理功能所必需的一类有机化合物，是细胞的新陈代谢、身体发育、成长、维持人体健康必不可少的物质。它有助于蛋白质、脂肪、碳水化合物和矿物质吸收和利用，帮助形成血液、细胞、激素、神经系统的生化反应，以维持人体各系统的正常机能。维生素可分为水溶性维生素和脂溶性维生素两类。

水溶性维生素：维生素 C（抗坏血酸）和维生素 B 族，这些维生素溶于水而不溶于脂（不溶于油），体内不能大量储存，因此每天必须摄入足够的水溶性维生素以补充人体的需要。维生素 C 主要存在于山楂、猕猴桃、橘子、青椒、西红柿等水果、蔬菜当中。维生素 B 族包括维生素 B_1、维生素 B_2、泛酸、烟酸、维生素 B_6、维生素 B_{12}、叶酸、生物素等。其共同特点是能帮助蛋白质分解旧的物质，合成新的物质。其个性是维持不同器官的健康，如维生素 B_1 维持神经系统的需要，能协助细胞生成参与新陈代谢，帮助指甲、头发等生长；维生素 B_2 缺乏可造成特殊的上皮损伤、脂溢性皮炎、神经紊乱等损害。

脂溶性维生素：有维生素 A、维生素 D、维生素 E、维生素 K，储存于人体脂肪组织内，保证人体各器官的功能健康。例如，维生素 A 能促进人眼部组织健康，保护视力；维生素 D 帮助人体吸收钙质维护骨骼健康；维生素 E 是强力抗氧化剂，保护细胞膜、血管、心脏、皮肤等组织，减少自由基的伤害，起到延缓衰老、抗癌等作用。脂溶性维生素大量存在于芝麻、花生、葵花籽、豆类、金枪鱼、沙丁鱼、三文鱼、甘薯等食物当中。

5. 矿物质的摄取与食物来源

矿物质包括常量元素和微量元素。常量元素：矿物质中，人体含量大于体重的 0.01%，如钙、磷、镁、钠、钾等。微量元素：矿物质中，人体含量小于体重的 0.01%，如铁、铜、锰、铬、硒等。

矿物质是构成人体各组织的重要材料，如钙、磷、镁是骨骼、牙齿的重要成分；钠、钾是细胞内、外液的重要成分。人体内的新陈代谢每天均有一定量的矿物质参与。

现实生活中，多种疾病的发生都与机体某些矿物质缺乏密切相关。

钙：钙离子参与上皮细胞增殖和分化的全过程，机体钙水平是直肠癌病因的重要因素之一。奶和奶制品是钙的主要来源，因为奶含钙量丰富，吸收率也高。蛋黄、豆类、坚果类、海带、花生、木耳、苋菜等绿色蔬菜也是钙的较好来源。

镁：镁缺乏可影响淋巴细胞杀伤能力，使机体免疫功能降低，甚至导致染色体畸变，诱发恶性肿瘤。绿叶蔬菜富含镁，大麦、荞麦、大豆、坚果也含丰富的镁。

硒：硒可改善机体免疫功能，还能通过调整细胞分裂、分化，使癌细胞行为向正常方向转化，另外，硒还具有促进正常细胞增殖和再生的功能。动物内脏和海产品、瘦肉、谷物、奶制品、水果和蔬菜都含有一定的硒。

碘：碘缺乏是乳腺癌、子宫内膜癌和卵巢癌的因素之一，缺碘可导致乳腺组织上皮细胞发育不良，增加乳腺组织对致癌物质的敏感性。海洋生物含碘量很高，如海带、紫菜、鲜海鱼、干贝等。同时在选择食盐时最好选择强化碘的食盐。

锌和钼：锌和钼能阻断亚硝胺类的致癌物在体内合成，具有间接抗癌作用。锌食物的主要来源是贝壳类海产品，红色肉类，干果类，谷类胚芽和干酪、虾、燕麦、花生等。

机体矿物质应保持正常水平，如大量缺乏，饮食调整是不能满足需要的，可直接补充相应的制剂，以保证摄入足够的矿物质。

6. 膳食纤维的摄取和食物来源

膳食纤维，又称"人体清道夫"。它能保持人体肠道的清洁、促进肠道蠕动排泄毒素；保证大便的量；帮助消化、消除体内废物；降低胆固醇吸收率；产生饱腹感觉；还有助于控制体重。膳食纤维是植物性食物与人类消化酶的化合物。每种植物性食物通常以 1 种或 2 种纤维为主，增加膳食纤维的摄取，可降低结肠癌和乳腺癌的发病风险，也可降低口腔癌、咽喉癌、食管癌、胃癌、前列腺癌、子宫内膜癌及卵巢癌的发病风险。

食物纤维中，纤维素、木质素和某些半纤维素通常不溶于水，不能被发酵；而果胶和其他半纤维素通常溶于水，易被发酵。不发酵的纤维素可以通过吸收水分增加粪便体积，改善肠蠕动功能，稀释潜在的致癌物，缩短食物残渣排出体外时间；可发酵的纤维素能刺激肠道微生物生长，生成短期脂肪酸，降低肠 pH 值，抑制结肠癌、直肠癌发生。

由于膳食纤维对人类的某些慢性非传染性疾病具有预防和保健作用，一些国家根据各自调查研究的情况提出了膳食中的摄入量标准。美国 FDA 推荐的总膳食纤维摄入量为成人每日 20 ~ 35 g，这相当于以每人每千卡能量计为 10 ~ 13 g。

膳食纤维主要存在于谷物、薯类、豆类及蔬菜、水果等植物性食品中。植物成熟度越高，其纤维含量也越多，这通常是人们膳食纤维的主要来源。此外，一些植物中尚含有植物胶和藻类多糖等，尤其是人们还根据不同情况，通过一定的方法进一步开发出某些抗性淀粉和低聚糖。它们大多用于食品加工，也不失为膳食纤维的良好来源。然而最好也是最重要的还是应注意多吃谷类食物、多吃富含膳食纤维的蔬菜、水果等以预防某些慢性非传染性疾病的发生。

7. 水的摄取和食物来源

人体的60%~70%是水。水能保证人体血液循环的量；保持各器官正常新陈代谢；人体水不足会对生命造成危害；水可帮助输送营养、调节体温、排出废物；水的需要量主要受年龄、体力活动、温度、膳食等因素的影响，故水需要量变化很大。

二、身体锻炼

锻炼身体就是身体活动，身体活动（PA）指由于骨骼肌收缩引起机体能量消耗增加的所有活动。身体活动包括频率、强度、时间和类型四个基本要素，也就是 FITT 原则。另外还有身体活动量和进度，统称为 FITT-VP 原则。

由于社会发展和科学技术提高，一方面人们处于活跃状态的活动减少，而未能满足有关身体活动指南的建议水平，称为缺乏身体活动；另一方面连续长时间的静坐行为增加，称为久坐行为过多。目前世界范围内，身体活动不足普遍存在。全世界约有 1/4 成年人和 3/4 青少年（年龄 11~17 岁）缺乏身体活动。2013 年，我国 18 岁以上成人经常锻炼率（每周参加中、高强度体育锻炼 3 次及以上，且每次至少持续 10 min 的比例）仅为 15%。

身体活动不足是造成高血压、糖尿病、心脑血管疾病、多种恶性肿瘤等慢性非传染性疾病（简称慢性病）的重要危险因素。缺乏身体活动是造成全球范围死亡的第四位危险因素，接近占全球死亡归因的 6%，仅次于高血压（13%）、烟草使用（9%）和高血糖（6%）。

WHO 在 2004 年发布了《饮食、身体活动与健康全球战略》，呼吁所有成员国将促进身体活动作为重要的国家公共卫生干预政策。2010 年发布了《关于有益健康的身体活动全球建议》，针对不同年龄人群提供了有益健康的身体活动原则。2018 年 6 月发布的《全球身体活动行动计划 2018~2030》，积极倡导"加强身体活动，造就健康世界"。我国于 2011 年也发布了《中国成人身体活动指南（试行）》。由卫生部疾控局、全国爱国卫生运动委员会办公室和中国疾病预防控制中心于 2007 年共同发起的"全民健康生活方式行动"，积极倡导"健康一二一"（每日一万步，吃动两平衡，健康一辈子），并确定 2017 年之后的 10 年内重点关注"三减加三健"（即减盐、减油、减糖，健康口腔、健康体重、健康骨骼）。

（一）身体活动分类

1. 按日常活动分类

根据日常生活中身体活动的目的和时间分配，可分为职业性身体活动、交通往来身体活动、家务性身体活动和业余休闲身体活动四类。其中，职业性身体活动通常是指有劳动收入（如工资）的活动，包括家政服务等职业行为。业余休闲活动是指上述三类目的之外时间里从事的活动，可以是锻炼，也可以是看电视、家务等活动。

2. 按能量代谢分类

身体活动的本质是肌肉收缩做功，运动强度不同，稳定维持在这一强度的运动时间也不同，同时决定了肌肉活动的能量来自于无氧代谢、有氧代谢或有氧与无氧混合代谢。身体活动因此可分为有氧代谢运动和无氧代谢运动，简称有氧运动和无氧运动。

（1）有氧运动：躯干、四肢等大肌肉群参与为主的、有节律、较长时间、能够维持在一个稳定状态、以有氧代谢为主要供能途径的运动形式，也叫耐力运动。有氧活动如以每小时4公里的中等速度步行、每小时12公里的速度骑自行车等。

（2）无氧运动：以无氧代谢为主要供能途径的运动形式，一般为肌肉的强力收缩活动。100米短跑几乎全部为无氧代谢供能。无氧运动也可发生在例如 5 000 米长距离跑步等有氧运动末期，也是抬重物、举重、俯卧撑、抗阻力肌肉力量训练的主要形式。

3. 按生理功能和运动方式分类

（1）柔韧性活动（伸展性活动）：促进提高关节柔韧性和灵活性的活动。如各种伸展性活动、瑜伽、太极等。

（2）强壮肌肉活动：保持或增强肌肉力量、体积和耐力的活动。如日常各种负重活动、举哑铃、俯卧撑等。

（3）平衡性活动：利于保持姿势的活动，如单腿站立、倒着走、平板练习等。强壮肌肉的核心练习和下肢练习也都可有助于提高平衡能力。

（4）健骨运动：作用于骨骼并产生了骨骼肌性和压力性负荷的活动。这类活动可以改善骨结构或骨密度，从而增加对于骨折的抵抗力。例如蹦、跳、舞蹈等活动属于健骨运动，同时也是属于肌肉力量运动。

（5）高强度间歇训练：包含大强度有氧运动并间或短时间低强度有氧运动恢复期的组合型活动。

（二）身体活动强度及其衡量

1. 身体活动强度的常用指标

身体活动强度分为绝对强度（也称"物理强度"）和相对强度（也称"生理强度"）两类指标。同一种运动的绝对强度是一致的，而不同生理状态个体的疲劳感等相对强度可能存在较大差异。

（1）绝对强度：根据身体活动的绝对物理负荷量测定的强度水平，通常为普通健康成年人的某种运动测定结果。常用指标为代谢当量（METs，也称梅脱）。代谢当量是指相对于安静休息时运动的能量代谢水平，1MET 相当于每分钟每公斤体重消耗 3.5 mL 的氧，或每公斤体重每分钟消耗 1.05 kcal（44 kJ）能量的活动强度。代谢当量是目前国际上反映运动绝对强度的常用指标。

（2）相对强度：根据生理反应情况测定的强度水平，包括以下两种。①主观性的疲劳感：常用指标为自觉运动强度量表（即伯格量表，也称为 RPE 量表），可以分为轻、中、重三个水平。②客观的心率水平、耗氧量：常用指标为最大心率百分比（%HRmax）、最大耗氧量百分比（%VO_2max）。运动时的心率作为训练时运动强度的监测指标称为目标心率或称靶心率。

2. 身体活动强度的衡量

由于人体对不同强度身体活动的生理反应及相关的健康效应不同，通常需要衡量和区分身体活动的强度。

（1）绝对强度的衡量。依据绝对强度指标，即代谢当量水平，身体活动可以分为：≥6 METs，为高强度活动；3 ~ 5.9 METs，为中等强度活动；1.6 ~ 2.9 METs，为低强度活动；1.0 ~ 1.5 METs，为静态行为活动。

（2）相对强度的衡量。最大心率的公式：HRmax = 220-年龄（岁）。也可以用公式：HRmax = 207-0.7 × 年龄（岁）。中等强度的心率为 60% ~ 75%HRmax，被认为可适用于所有年龄段和体适能水平的成年男女。运动中的心率可以通过颈动脉或四肢动脉触摸直接测量，测量时间可以为 10 秒，更方便的方法是采用有线或无线仪器设备监测心率。Borg 量表法：常用 6 ~ 20 级的表。按照主观疲劳程度分级，中等强度通常在 11 ~ 14 的区间内。具体测量方法："6"为最低水平，最大程度的轻松感，无任何负荷感；"20"作为最高水平，极度疲劳感。然后针对所进行的具体活动（如跑步）的疲劳感进行主观估计个体的疲劳级别，不同个体的感觉可能存在明显差异。如慢跑对于职业运动员而言，可能感到非常轻松，为"7"或"8"，而对于一名很少锻炼的成年人，可能会感到比较累，为"14"。健康活动指导中，自我感知运动强度更方便实用。中等强度活动的自我感觉：心跳和呼吸加快，用力但不吃力，可以随着呼吸的节奏连续说话，但不能放声唱歌。一般健康人还可以根据活动中的心率来感觉和控制强度，但对于老年人和体质较差者，则应结合自己的体质和感觉来确定强度。

（三）身体活动对健康的作用

1. 就强度而言

中等强度（3 ~ 5.9 梅脱）的身体活动，如 4 ~ 7 km/h 的快走和低于 7 km/h 的慢跑，可降低心血管病、糖尿病、结肠癌和乳腺癌等慢性病的风险和病死率。强度大于或等于 7 梅脱的活动具有更强的促进和预防疾病作用。强度小于 3 梅脱的活动可以增加能量消耗，有助于体重控制。

2. 就活动时间而言

每天 30 min 中等强度活动对心血管病、糖尿病的预防作用证据充分，适度延长活动时间可获得更大的健康效益。

3. 就长期坚持而言

机体在重复一定强度的活动过程中所产生的适应性，也可降低发生运动意外伤害的风险。每周 150 min 中等强度或 75 min 高强度（约每周 8 ~ 10 梅脱/小时）身体活动总量可增进心肺功能，降低血压和血糖，改善血糖，血脂代谢，调节内分泌系统，提高骨密度，保持或增加体重，减少体内脂肪蓄积，控制不健康的体重增加等。可使冠心病、脑卒中、2 型糖尿病、乳腺癌和结肠癌的发病风险降低 20% ~ 30%。身体活动量增加到每周 300 min 中等强度或 150 min 高强度（20 梅脱/小时），可获得更多的健康效益。

4. 就静态行为而言

证据显示，过多的久坐行为会显著增加疾病的发病风险。越是缺乏中高强度身体活动者，过多静态行为的危害越是显著。而中高强度身体活动达到足够大量者（如每周 38 梅脱/小时，相当于约每周 10 小时中等强度锻炼，但通常情况下难以达到），或可降低过多久坐行为的危害。

（四）身体活动伤害的预防

身体活动伤害，指活动中和活动后发生的疾病，如外伤和急性心血管事件。运动本身是造成身体活动伤害的一个诱发因素，但也可以是直接致病因素。运动锻炼的风险与效益并存，有益健康的身体活动必须适度。

为避免身体活动伤害，锻炼中应注意以下几点：

（1）量力而行、循序渐进，并采取必要的保护措施。

（2）注意安全，自我监测运动中不适症状。

（3）掌握发生意外时的应急处置技能。

（4）平常很少活动的人、中老年人、患者和有潜在疾患的个体，在开始锻炼和增加活动量时应进行必要的健康筛查和运动能力评估。

（5）较大强度身体活动对心肺功能有更好的改善作用，但也易引起运动伤害，因此更应合理安排运动量。

三、戒 瘾

成瘾行为是指由物质使用障碍所导致的依赖综合征产生的一种行为表现。所谓成瘾，是指个体不可自制地反复渴求从事某种活动或滥用某种药物，虽然这样做会给自己或已经给自己带来各种不良后果，但仍然无法控制。一些嗜好对人体无害，甚至有益，如有人酷爱读书，在烦躁、头痛难耐的时候，一读书也就不痛了。然而某些有害嗜好，如吸毒、吸烟、酗酒、赌博、网瘾等却会导致严重的心理卫生问题和危害社会，属于病态的成瘾。

任何成瘾现象都有致瘾源。致瘾源是一种能使易成瘾者产生强烈的欣快感和满足感的物质或行为，可分为：

（1）物质致瘾源，如鸦片、酒精、尼古丁等精神活性物质，这些来自体外、可影响精神活动并可导致成瘾的物质。

（2）精神致瘾源，又称非物质致瘾源，如刺激性小说、武打电影、电子游戏、网络和赌博等。

目前，吸烟、酗酒、药物滥用和网瘾是对人类健康危害极大的常见成瘾行为，时时危害着成瘾者自身、家庭和社会的健康。随着现代社会的迅猛发展和社会生活的快速变化，成瘾行为大幅度扩展，早已成为现代社会十分关注和亟需解决的一大热点问题。对这类行为进行健康教育和矫治，是现代健康保健事业面临的一个重大挑战。

（一）成瘾行为的特征

成瘾行为形成后，成瘾者会出现一系列心理和行为表现，产生以下行为特征：

（1）成瘾行为已成为成瘾者生命活动中不可缺少的部分。

（2）一旦终止成瘾性物质的使用，立即会引起戒断症状。

（3）成瘾性物质的使用一旦恢复，戒断症状立即完全消失，同时会产生超常的欣快感。

（二）成瘾行为的依赖表现

成瘾行为的依赖表现，主要体现在以下四个方面：

1. 生理性依赖

成瘾性物质与成瘾者机体的循环、呼吸、代谢、内分泌等系统形成生理平衡，以适应其身体对烟、酒、毒品等精神活性物的额外需要。

2. 心理性依赖

在成瘾者的心理活动中已完全整合成瘾行为，并使这种行为成为一种关键因素，来完成智力、思维、想象等心理过程。

3. 社会性依赖

成瘾行为受某种社会环境或某种状态的诱发，一旦进入这种环境或状态，就会出现成瘾行为。如要参加开会、作报告、人际交往等社会活动，吸烟成瘾者必须先吸烟，才能完成这些活动任务。

4. 戒断症状

成瘾者一旦终止使用成瘾性物质，就会出现一组心理与生理的综合改变。

如产生焦虑、抑郁、激动、自伤、自杀等行为异常，同时形成恶心、不适、出汗、流涎、震颤、抽搐和肌肉疼痛等躯体症状。通常，烟、酒、毒品成瘾后的戒断症状各不相同，有利于人们识别、判断和掌握。

（三）成瘾行为的形成过程

吸烟、酗酒和吸毒等行为的形成，大致都经历以下四个阶段：

1. 诱导阶段

人与致瘾源偶尔接触，初步尝到"甜头"。如吸毒的欣快感、喝酒后的飘飘欲仙感、手拿烟卷的人自我陶醉的"成就"感等。这些欣快感对成瘾者有强大吸引力，但中止后也不会有明显戒断症状。

2. 形成阶段

在内、外环境的共同作用下，行为不断重复，直到产生依赖。初期成瘾者常有羞耻感、畏惧感和自责心理，宜于及时矫治。一旦依赖建立，矫治难度将增加。多数成瘾者仍有强烈戒断愿望，只是难以忍受戒断症状的发生，对他们，应在充分准备基础上将矫治措施坚持到底。戒断症状带来的痛苦会对成瘾行为起正反馈作用，使行为程度加剧。不成功的戒断次数愈多，成瘾行为恢复后的超欣快感愈明显。

3. 巩固阶段

成瘾行为已巩固，并整合为生命活动的一个部分。成瘾者此时对各种促使他戒断的措施有强烈的抗拒心理，瘾的发作可使成瘾者宁可不吃、不喝、不睡，甚至不顾严重后果，如吸毒者可冒着因吸食毒品而犯法坐牢的风险，也会继续吸毒。

4. 衰竭阶段

如已酗酒成性者出现酒精性肝硬变症状；吸毒者精神颓废、身体衰竭，直至死亡。不同的致瘾源和不同类的成瘾行为，经历上述过程的表现各异。

（四）常见成瘾行为的健康教育与矫治

1. 吸　烟

我国是世界上烟草生产和消费量最大的国家，分别占全球三分之一以上。目前，全国约有 3.5 亿吸烟者，每年死于吸烟相关疾病的人数近 100 万，占全部死亡的 12%，预计在 2030 年时这个比例将上升至 33%。

纸烟烟雾中含有 3 800 多种已知的化学物质，主要有害成分包括尼古丁、焦油、潜在性致癌物、一氧化碳和烟尘。有害成分具有多种生物学作用，包括对呼吸道黏膜产生刺激、对细胞产生毒性作用、使人体产生成瘾作用、对人体有致癌作用、使红细胞失去携氧能力等。并且研究发现，一氧化碳与尼古丁协同危害吸烟者心血管系统并促使胆固醇储量增多，加速动脉粥样硬化。

吸烟的危害：吸烟与肺癌关系密切，其危险程度与每天吸烟量、持续吸烟时间和烟草中焦油和尼古丁含量有直接关系；吸烟是冠心病的主要危险因素，研究发现吸烟者缺血性心脏病的发病率和死亡率高于不吸烟者 70%；80% ~ 90%的慢性阻塞性肺病由吸烟引起；吸烟与口腔、喉、食管癌的发病密切相关，与膀胱癌、胃癌、胰腺癌等癌症有关；吸烟与消化道溃疡和脑卒中、动脉硬化、外周血管病及其他血管疾病有关。

被动吸烟的危害：被动吸烟是指不吸烟者每天暴露于烟雾环境之中，无意或被动吸入由于烟草燃烧所产生的烟雾累计超过 15 min。①母亲吸烟对胎儿的影响：吸烟妇女导致婴儿低出生体重、流产、早产及胎儿、新生儿死亡的增加；导致胎盘早期剥离、早期出血等并发症的增加。②家长吸烟对儿童的影响：父母吸烟与其 2 岁以下儿童的呼吸道疾病如支气管炎、肺炎哮喘有密切关系；影响儿童生长发育；增加儿童猝死的概率；是中耳炎的危险因素。③被动吸烟对成年人的影响：引起眼刺激、头痛、鼻部症状、咳嗽及过敏反应；加剧有心、肺疾病和过敏反应患者的症状。④被动吸烟者可增加患肺癌的危险。

控烟策略：①立法。通过立法来建立社会屏障，保障人民的健康是国际控烟的大趋势。我国由于政府重视，各项有关烟草控制的法律、法规已相继出台，并且在一定程度上控制了烟草在我国的泛滥。②创建无烟环境。创建无烟环境的目的是有效地保护不吸烟者免受烟害的影响。包括禁止在室内工作场所、公共场所、客运交通、学校吸烟，特别注意对妊娠妇女和儿童的保护。③制定控烟规划。各国经验表明，控烟工作是一项十分复杂和艰巨的工作，需要有政府领导、社会各部门各阶层的广泛参与，仅有健康教育而没有政策支持是难以奏效的，而仅有政策没有健康教育，政策也难以贯彻。制定控烟健康教育与健康促进规划是一项重要的控烟策略。④开展多种形式的控烟活动。开展创建"无烟单位"活动。如建立无烟医院、无烟商场、无烟厂区以及以控烟为切入点的健康促进学校。⑤充分、有效地利用大众传媒和各种传播方式。如利用每年 5 月 31 日"世界无烟日"，开展大规模的吸烟与健康宣传教育活动，宣传吸烟的危害性，动员人人参与控烟活动。

2. 酗 酒

酒精是常被滥用的物质之一。不少人误以为酒精是一种振奋物，可帮助提升情绪。实际上，它是一种抑制剂，可使大脑中枢钝化。

酗酒的危害：当血液中酒精含量达 0.1%时，人的动作协调、视觉、言谈及平衡会受损，出现中毒现象。当血液中酒精含量达 0.5%时，神经系统会严重受损，出现意识障碍。长期持续酗酒（酒精依赖）的人会产生酒精耐受性，即需要更多酒精才能达到先前相同的效果。到后期，患者的耐受性反而降低，导致比先前少量的酒精亦可出现中毒现象。当停止饮酒时，有的会产生戒断症状，患者会出现极不舒服的反应，如出汗、脉搏跳动明显增加至 100 次／分或更高、出现手颤、失眠、呕吐和暂时的幻觉，或感觉到有很多蚂蚁在身上爬动、发抖甚至抽搐。部分症状（如发抖、手颤）也会在患者醒后出现，使他们会用再喝酒来控制。严重的酒精中毒会引起死亡，至于造成对肝脏伤害、胃溃疡更为常见，孕妇酗酒会产生酒精性胎儿综合征，司机酗酒也是造成交通不安全的重要因素。

酗酒的干预：由于酒精依赖的病因学既有生物因素，也有病理、心理因素。因此，对酒精依赖者的预防和控制应该多种方法相结合。

（1）加大对酗酒危害的宣传。

中国的酒文化源远流长，因此，在我国人们关于酒对健康、对家庭、对社会的危害往往认识不足，加之酒精使人产生依赖性，因此在我国开展酗酒的预防和控制需要利用各种媒介进行宣传教育，改变人们不良的饮酒和敬酒习惯，使人们知道过量饮酒对健康的危害，从而自觉做到尽量少饮酒。

（2）消除酒精依赖者饮酒或饮含酒精饮料的条件。

此办法应由依赖者、其家庭成员以及社区共同参与，首先要求其家庭成员不购买酒，不在家里摆放酒，不请朋友在自己家或在酒店喝酒。同时告诉酒精依赖者的朋友不要请其喝酒。

（3）利用各种办法戒酒。

① 用戒断剂戒酒：如戒酒硫能抑制乙醛脱氢酶，使乙醇代谢受阻，体内乙醛聚积，再饮酒时产生强烈的恶心、呕吐、呼吸困难、心悸、脸红、焦虑等身体反应和不愉快感觉，致使酒精依赖者再见到酒时对酒产生望而生畏的体验，借以消除其对酒的依赖。

② 行为疗法：其机制为经典的条件反射，目的在于建立厌恶性条件反射，使患者产生对酒的厌恶感，消除对酒的依赖。

③ 支持疗法：酒精依赖者多以酒代饭，进食很少，导致营养不良，维生素缺乏，故应补充大量 B 族维生素及维生素 C。及时维持水电平衡，补充营养，对躯体的并发症及时恰当治疗。

④ 社会支持及精神治疗：包括改善环境，行为疗法，家庭疗法，个人和集体心理治疗，这些能激发患者的戒酒愿望，鼓励患者参加文体和学习活动，引导其逐步适应工作和社会生活。

3. 网络成瘾

由于过度地和错误地使用互联网，网络成瘾已经成为一种新的社会症状，就像酗酒、吸毒和赌博等不良嗜好一样，给人们的生活带来严重的破坏性影响。

网络成瘾的危害：①躯体障碍。持续时间长、睡眠节律紊乱，导致大脑神经中枢长期处于高度兴奋状态，引起体内一系列复杂的生化变化：内分泌、中枢神经、免疫功能损害；眼痛、视力下降、怕光、暗适应力降低；腕关节综合征、腰背肌肉劳损、脊柱疼痛、变形等。②心理障碍。成瘾者最突出的表现：对网络的精神依赖，情绪易低落、悲观，缺乏生活兴趣和动机，丧失自尊和自信。在现实中的痛苦和自我否定，更促使其依赖网络逃避现实。③ 行为与人格障碍。忽视现实生活的存在，不愿承担其应有的社会责任与义务，更有甚者，为达到上网的目的，骗取钱财，违法乱纪。

网络成瘾的干预策略：①心理咨询。对网络成瘾者进行心理干预的主要任务：指出问题所在，使成瘾者承认并正视这一问题，意识到行为的危害并主动寻求帮助；帮助分析诱因，并从精神上鼓励和支持，给予理解；鼓励成瘾者学会与家人、朋友沟通，参加相关的团体或协会，使成瘾者了解并学会困境中如何寻求家人和社会支持与帮助；告诫成瘾者恢复过程中要注意防止复发，同时要让成瘾者不断回顾上瘾原因来更好地提醒自己，不再给自己寻找上网的理由；疏泄和调整成瘾者的焦虑、抑郁等负性情绪。②警示卡。让成瘾者在一张卡片上分别列出减少上网时间的 5 个好处和网瘾所引发的 5 个问题，随身携带，时刻提醒、约束自己。③家庭治疗。家庭其他成员的理解、支持和帮助是成瘾者摆脱网瘾的最有力的资源。④团体治疗。将有相同兴趣或类似症状的成瘾者组织在一起，交流各自的经验和体会，寻求精神的慰藉和帮助。此外，对出现严重精神症状的患者应结合使用抗精神药物治疗。

第二节　现代健康保健实施方案

现代健康保健的具体实施将从生命周期保健中的儿童保健的饮食调养，起居调摄、运动保健及常见小儿推拿保健，产褥期保健、哺乳期保健、更年期保健、老年人保健进行介绍。本节还将详细介绍区域保健、部位保健及常见慢病保健的具体实施。

一、生命周期保健

（一）儿童保健

《诸病源候论》提出"小儿脏腑娇弱"；《小儿药证直诀》中说小儿"五脏六腑，成而未全……全而未壮"；《育婴家秘》也说小儿"血气未充……肠胃脆薄，精神怯弱"等，都指出小儿时期的机体与生理功能均未达成熟完善，《温病条辨·解儿难》更进一步认为小儿时期机体柔嫩、气血未充、经脉未盛、神气怯弱、精气未足等特点是"稚阴稚阳"的表现。因此，儿童各器官的形态、位置、随着年龄的增长而不断变化，生理功能也都未臻成熟完善，历代儿科医家把儿童体质特点归纳为"脏腑娇嫩，形气未充"。同时，儿童成长阶段生机蓬勃，发育迅速。由于脏腑娇嫩，形气未充，所以在生长发育过程中，从体格、智力以至脏腑功能，均不断向完善、成熟方面快速发展，年龄越小，生长发育的速度也愈快，好比旭日初生，草木方萌，蒸蒸日上，欣欣向荣，古代医家把这种现象称为"纯阳"，如《颅囟经》首先提出："凡孩子三岁以下，呼为纯阳"，《温病条辨·解儿难》更阐明所谓纯阳，并非有阳无阴的盛阳，是指小儿生机旺盛以及对水谷精气、营养物质的需求，相对地感到更加迫切而言。

由于生理上既有脏腑功能未全的一面，又有生机旺盛、发育迅速的一面，所以在病理上造成小儿容易发病，具有"易虚易实"和"易于传化"的特点，加上小儿寒温不知自调，饮食不知自节，且从脏腑功能状态与疾病的关系来说，又突出地表现在"脾常不足"（指消化功能薄弱），"肝常有余"（指神经系统并发症多），"卫外不固"（指易患呼吸系统疾病）等，而在病情的发展、变化上，往往较成人迅猛而重笃，所以古人特别重视"防患于未然"，一旦发现疾病，要求把握病机，及时治疗，避免损伤正气。小儿对药物的敏感程度较高，往往可以"随拨随应，但能确得其本而摄取之，则一药可愈"，说明只要调治及时得当，疾病的康复过程比成人来得快。中医保健方面，应遵循古训"四时欲得小儿安，常要一分饥与寒"。

1. 饮食调养

《幼幼集成·初生护持》指出"盖儿初生，藉乳为命"，母乳是婴儿最理想的天然食品，对六个月以下的小儿更适合，若无母乳或因其他原因不能哺乳，可采用人工喂养，通常予以牛奶、羊奶、奶糕、豆浆等代乳品，鲜牛奶可作首选；若母乳不足或因其他原因，不能全部用母乳喂养，可采用混合喂养。少儿不同阶段的食品应以营养充足、适应并促进发育为原则，及时添加辅食，并逐渐向成人膳食过渡，要注意食物品种的多样化及粗细粮、荤素菜的合理搭配，要特别注重提高膳食中优质蛋白质的比重，让孩子食用足量的鱼、肉、蛋及豆类食物。肾气对人的生长发育起着极为重要的作用，幼童的肾气未充，牙齿、骨骼、脑髓均处于发育中，因而不要忽视补肾食品的供给，如动物的肝、肾、脑髓及核桃仁、黑芝麻、桑葚、黑豆等，然而小儿为"纯阳之体"，宜少食或忌食温补滋腻厚味的食品，如羊肉、鸡肉、火腿、海参等。脾胃为后天之本，但是小儿"肠胃脆弱""脾常不足"，饮食又不能自节，喂养稍有不当，就会损伤脾胃，妨碍营养物质的消化吸收，影响生长发育，因而，幼儿的喂养应着眼于保护脾胃。其饮食应以易于消化吸收为原则，辅食的添加应该由流质到半流质到固体，由少到多，由细到粗，增加辅食的数量、种类和速度，要视小儿消化吸收的情况而定，宜随时观察孩子的大便以取得了解，食物的烹调宜细碎软烂、色香味美，通常采用煮、煨、烧、蒸等方法，不宜油炸。要使孩子从小养成良好的饮食习惯，尤应注重节食，《幼幼集成·初生护持》强调"忍三分饥，吃七分饱，频揉肚"，注意荤素搭配，确保营养均衡，要防止营养过剩、过食生冷、零食过多过杂。要培养儿童良好的饮食习惯，按时进餐，相对定量，少吃零食，不挑食，不偏食。逐步培养其独立进食的能力。

2. 起居调摄

养成良好的生活习惯，作息规律，早睡早起，定时排便。《诸病源候论》指出"薄衣之法，当以秋习之"，使小儿慢慢适应寒冷刺激。要顺应天时寒温变化增减衣衫，令小儿冷热适度，以小儿的手足暖而不出汗，体温保持在 36.5 ~ 37.2 ℃为宜，保暖要点是头宜凉，背、足宜暖，小儿衣被特忌厚热，平时穿衣不宜过多。

3. 运动保健

《千金要方·初生出腹论》指出："凡天和暖无风之时，令母将儿于日中嬉戏，数见风日，则血凝气刚，肌肉牢密，堪耐风寒，不致疾病"。要鼓励孩子到户外活动，保证每天有一定时间的户外活动，接受日光照射，呼吸大自然新鲜空气。10 岁以内儿童，每天至少保证 2 ~ 3 小时的户外活动，增强机体抗病能力，要让孩子积极参加体育锻炼，但是不宜进行过多的力量练习，以跳绳、骑车、打球、游泳、短跑、武术和其他球类运动为宜。

4. 常用推拿保健方法

（1）揉脾经。

主治：腹泻、便秘、痢疾、食欲不振等。

位置：拇指末节螺纹面。

操作：操作者一手握住小儿手掌，另一手的拇指螺纹面按住小儿拇指螺纹面，顺时针或逆时针方向揉 100 ~ 300 次。

（2）揉肺经。

主治：感冒、发热、咳嗽、流涕、胸闷、气喘、虚汗等。

位置：无名指末节螺纹面。

操作：操作者一手握住小儿手掌，另一手的拇指螺纹面按住小儿无名指螺纹面，顺时针或逆时针方向揉 100 ~ 300 次。

（3）揉板门。

主治：食积、腹胀、食欲不振、呕吐、腹泻、嗳气、矢气等。

位置：手掌的大鱼际隆平面。

操作：操作者一手握住小儿手掌，另一手的拇指端揉按小儿大鱼际，顺时针或逆时针方向揉 100～300 次。

（4）摩腹。

主治：消化不良、腹痛、腹胀、恶心、呕吐等。

位置：整个腹部。

操作：操作者用手掌揉按小儿腹部，顺时针方向揉 10 min 左右。

（5）揉足三里。

主治：腹胀、腹痛、腹泻、呕吐、下肢痿软无力等。

位置：外膝眼下 3 寸，胫骨前嵴外一横指处。

操作：操作者用拇指端揉按上述位置 100～300 次。

（二）妇女保健

妇女在生理上有月经、胎孕、产育、哺乳等特点，其脏腑经络气血等应注重调养。

1. 经期保健

《景岳全书》论月经病中指出："盖其病之肇端，则或思虑，或由郁怒，或以积劳，或以六淫、饮食。"可见，经期应在饮食、精神、生活起居等各方面谨慎调摄。

（1）保持清洁。行经期间，血室正开，邪毒易于入侵致病，必须保持内裤、外阴、护垫、卫生巾的清洁，勤洗勤换内裤，并置于日光下曝晒。护垫、卫生巾要柔软、清洁，做到勤换。洗浴宜淋浴，不可盆浴及游泳，严禁房事及阴道检查。

（2）寒温适宜。《女科经论》曰："寒温乖适，经脉则虚，如有风冷，虚则乘之。邪搏于血，或寒或温，寒则血结，温则血消，故月经乍多乍少，为不调也。"指出经期宜加强寒温调摄，尤应注意保暖，避免受寒，切勿涉水淋雨、久居湿地、下田劳作、游泳等，忌在高温下活动，否则易致月经失调、痛经、闭经等。

（3）饮食宜忌。月经期间，经血溢泄，常伴有乳房胀痛、小腹坠胀、纳少便溏、头晕目眩等肝脾不和之象，应摄取清淡而富有营养之品。忌食生冷、辛辣、香燥之物。若过食酸辣辛热香燥之品，易助阳耗阴，致血分蕴热，迫血妄行，月经量多；若过食生冷则经脉凝滞，血行受阻，致经行不畅、痛经、闭经。同时，也应注意经期不宜过量饮酒，否则易刺激胞宫，扰乱气血，影响经血的正常输布。

（4）调畅情志。《校注妇人良方》指出："积想在心，思虑过度，多致劳损。……盖忧愁思虑则伤心，而血逆竭，神色失散，月经先闭。……若五脏伤遍则死。自能改易心志，用药扶持，庶可保生。"强调情志因素对月经的影响极大。经期，经血下泄，阴血偏虚，肝失濡养，不得正常疏泄，每产生紧张忧郁、烦闷易怒之心理，出现乳房胀痛、腰酸疲乏、小腹坠胀等症，因此，在经前和经期都应保持心情舒畅，避免七情过度，否则，会引起脏腑功能失调，气血运行逆乱，轻则加重经间不适感，导致月经失调，重则闭经、患癥瘕等症。

（5）活动适量。经期以溢泻经血为主，需要气血调畅。适当活动，有利于经行畅利，减少腹痛，但不宜过劳，要避免过度紧张疲劳、剧烈运动及重体力劳动，若劳倦过度则耗气动血，可致月经过多、经期延长、崩漏等症。

2. 产褥期保健

产后 6～8 周时间内属产褥期。由于分娩时耗气失血，机体处于虚弱多瘀的状态，需要较长时间的精心调养。《千金方·妇人产后禁忌》指出："妇人产讫，五脏虚羸""所以妇人产后百日以来，极须殷勤、忧畏，勿纵心犯触，及即便行房，若有所犯，必身反强直，犹如角弓反张，名曰褥风。"因此，产后调养对于产妇的身体恢复、婴儿的哺乳具有积极意义。

（1）休息静养，劳逸适度。产后充分休息静养，有利于生理功能的恢复。产妇的休息环境必须清洁安静，室内要温暖舒适、空气流通。冬季宜注意保暖，预防感冒或煤气中毒。夏季不宜紧闭门窗、衣着过厚，以免发生中暑。但是，不宜卧于当风之处，以免邪风乘虚侵袭。产后 24 小时必须卧床休息，以恢复分娩时的疲劳及盆底肌肉的张力。不宜过早操劳负重，避免发生产后血崩、阴挺下脱等病。睡眠要充足，要经常变换卧位，不宜长期仰卧，以免子宫后倾。然而，静养绝非完全卧床，除难产或手术产外，一般顺产可在产后 24 小时起床活动，并且逐渐增加活动范围，以促进恶露畅流、子宫复元，恢复肠蠕动，令二便通畅，有利于身体康复。

（2）增加营养，饮食有节。产妇于分娩时，身体受到一定耗损，产后又需哺乳，尤应加强营养。但须注意补不碍胃、不留瘀血。当忌食油腻和生冷瓜果，以防损伤脾胃和恶露留滞不下，也不宜吃辛热伤津之食，预防大便困难和恶露过多。产妇的饮食宜清淡可口、易于消化吸收，又富有营养及足够的热量和水分。产后 1～3 天的新产妇可食小米粥、软饭、炖蛋和瘦肉汤等，此后，凡蛋、奶、肉、骨头汤、豆制品、粗粮、蔬菜均可食用，但需精心细作，水果可放在热水内温热后再吃，另外，可辅佐食疗进补，以助机体恢复。如脾胃虚弱者可服山药扁豆粳米粥，肾虚腰疼者食用猪腰子菜末粥，产后恶露不畅者可服当归生姜羊肉汤或益母草红糖水、米糟等。饮食宜少量多餐，每日可进餐 4～5 次，不可过饥过饱。

（3）讲究卫生，保持清洁。产褥期因有恶露排出，产后汗液较多，且血室正开，易感邪毒，故宜经常擦浴淋浴，更需特别注意外阴清洁，预防感染。每晚宜用温开水洗涤外阴，勤换会阴垫，如有伤口，应使用消毒敷料，亦可用药液熏洗，有利于消肿止痛，内衣裤要常洗晒，产后百日之内严禁房事，产后四周不能盆浴，以防邪毒入侵引发其他疾病，不利于胞宫恢复。产褥期应注意二便通畅，分娩后往往缺乏尿感，应设法使产妇于产后 4～6 h 排尿，以防胀大的膀胱影响子宫收缩，如若产后 4～8 h 仍不能自解小便，应采取措施。产后应卧床休息，如因肠蠕动减弱，加之会阴疼痛，常有便秘，可给番泻叶促使排便。

此外，产妇分娩已重伤元气，需给予关心体贴，令其情怀舒畅，可以防止产后病的发生。

3. 哺乳期保健

哺乳期的妇女处于产后机体康复的过程，又要承担哺育婴儿的重任，该期保健对母子都很重要。

（1）哺乳卫生。产后将乳头洗净，在乳头上涂抹植物油，使乳头的积垢及痂皮软化，然后用肥皂水及清水洗净。每次哺乳前，乳母要洗手，用温开水清洗乳头，避免婴儿吸入不洁之物。哺乳后也要保持乳头清洁和干燥，不要让婴儿含着乳头入睡。如仍有余乳，可用手将乳汁挤出，或用吸奶器吸空，以防乳汁淤积而影响乳汁分泌或发生乳痈。若出现涨奶，乳房胀硬疼痛，可作局部热敷，使乳络通畅，乳汁得行，也可用中药促其通乳，如王不留行、炮山甲、路路通等。若出现乳头皲裂成乳痈，应及时医治。哺乳要定时，这样可预防婴儿消化不良，有利于母亲的休息，一般每隔 3～4 h 哺乳一次，哺乳时间为 15～20 min，哺乳至 10 个月左右可考虑断奶。

（2）饮食营养。《类证治裁》说："乳汁为气血所化，而源出于胃，实水谷之精华也"。产后乳汁充足与否、质量如何，与乳母脾胃盛衰及饮食营养密切相关。乳母应加强饮食营养，增进食欲，多喝汤水，以保证乳汁的质量和分泌量。忌食刺激性食品，勿滥用补品。如乳汁不足，可多喝鱼汤、鸡汤、猪蹄汤等。若乳汁自出或过少，需求医诊治。

（3）起居保健。疲劳过度、情志郁结，均可影响乳汁的正常分泌。哺乳期必须保持心情舒畅，起居有时，劳逸适度，还要注意避孕。

（4）慎服药物。许多药物可以经过乳母的血循环进入乳汁，例如，乳母服大黄可使婴儿泄泻。现代研究表明，阿托品、四环素、红霉素、苯巴比妥及磺胺类，都可从乳腺排出，如长期或大量服用，可使婴儿发生中毒，因此，乳母于哺乳期应慎服药物。

4. 更年期保健

妇女在 45~50 岁进入更年期。更年期是女性生理机能从成熟到衰退的一个转变时期，亦是从生育机能旺盛转为衰退乃至丧失的过渡时期。由于肾气渐衰，冲任二脉虚惫，可致阴阳失调，出现头晕目眩、头痛耳鸣、心悸失眠、烦躁易怒或忧郁，月经紊乱、燥热汗出等症，称为更年期综合征，轻重和病程因人而异。如果调摄适当，可避免或减轻更年期综合征，或缩短反应时间。

（1）自我稳定情绪。

更年期妇女应当正确认识自己的生理变化，解除不必要的思想负担，排除紧张恐惧、消极焦虑的心理和无端的猜疑，避免不良的精神刺激，遇事不怒，心中若有不快，可与亲朋倾诉宣泄。可根据自己的性格爱好选择适当的方式怡情养性，要保持乐观情绪，胸怀开阔，树立信心。

（2）饮食调养。

更年期妇女的饮食营养和调节重点是固护脾肾、充养肾气，调节恰当可以从根本上预防或调治其生理功能的紊乱。更年期妇女其肾气衰，天癸将竭，月经频繁，经血量多，经期延长，往往出现贫血，可选食鸡蛋、动物内脏、瘦肉、牛奶等高蛋白食物以及菠菜、油菜、西红柿等蔬菜和桃、橘等水果纠正贫血。阴虚阳亢型的高血压患者，可摄食粗粮（小米、玉米渣、麦片等）、蕈类（蘑菇、香菇等）、芹菜、苹果、山楂、酸枣、桑葚、绿叶茶等以降压安神，应当少吃盐，不要吃刺激性食品，如酒、咖啡、浓茶、胡椒等，平时可选食黑木耳、黑芝麻、胡桃等补肾食品。

（3）劳逸结合。

更年期妇女应注重劳逸结合，保证睡眠和休息。但是过分贪睡反致懒散萎靡，不利于健康。只要身体状况好，就应从事正常的工作，还应参加散步、练太极拳等运动量不大的体育活动及力所能及的劳动，以调节生活，改善睡眠和休息，避免体重过度增加。要注意个人卫生。

（4）定期做好身体检查。

对于更年期综合征患者，除了注意情志、饮食、起居、劳逸外，适当对症合理用药是必要的，可以改善症状，尤其要注意定期检查。女性更年期常有月经紊乱，也是女性生殖器官肿瘤的好发年龄，若出现月经来潮持续 10 天以上仍不停止，或月经过多而引起贫血趋势时，则需就医诊治。若绝经后阴道出血或白带增多，应及时就诊做有关检查，及时处理。在更年期阶段，最好每隔半年至一年做一次体检，包括防癌刮片，以便及早发现疾病，早期治疗。

（三）老年人保健

人到老年，脏腑气血不足，阴阳失调，器官组织形态及其功能都易发生退行性病变。同时，由于社会地位和角色的改变，容易出现心理变化，如产生孤独寂寞、忧郁多疑、烦躁易怒、失落悲观等心理状态。因此，老年人的养生保健应从心理调摄、饮食调养、起居作息调整、运动保健等多方面进行，应顺应四时，天人合一。

1. 心理调摄

老年人心理调摄的关键在于培养乐观情绪，保持情绪稳定、积极向上。如通过欣赏音乐、习字作画、垂钓怡情、跳舞散步等方法进行心理调摄，达到身心愉悦的目的。

2. 饮食调摄

脾胃为后天之本。通过饮食调摄保持脾胃功能正常，纳食香甜，对老年人的生活质量提升大有益处。老年人消化功能相对较弱，在饮食调摄上尤其应以营养丰富、清淡软熟、易消化、多样化为主，饮食定时、限量、少吃多餐。如多吃黑木耳、菠菜、胡萝卜、猪肉、海参等食物。

3. 起居调摄

老年人的生活起居应当谨慎。做到起居规律，睡眠充足。中医提倡顺应一年四季气候消长的规律和特点来调节机体，顺应自然界的变化，及时增减衣物，注意劳逸结合，合理安排睡眠时间，保证充足的休息，从而达到健康长寿的目的。另外，老年人的居住环境应以安静整洁、空气流通、阳光充足、温度适宜、生活方便为宜。保持良好的卫生习惯，定时大小便，临睡前可用热水泡脚。

4. 运动调摄

老年人可以进行适量的运动锻炼，从而畅达气血，强健脾胃，增强体质，延缓衰老，消除负面情绪等。运动锻炼时要遵循因人因地因时制宜、适时适度适量、循序渐进、持之以恒的原则，注意防止运动过程中过度汗出，受凉感冒，或因过量而致运动损伤。适合老年人的运动项目如太极拳、八段锦、导引术、散步、广场舞、慢跑、郊游、踏青、羽毛球、乒乓球等，也可选择"叩齿""咽津"等养生方法。但若运动过程中出现身体不适，应立刻停止，不能勉强。一般建议，锻炼 3 个月左右后，进行自我锻炼小结，总结饮食、睡眠、二便、心率等是否正常，适时调整锻炼方案。一旦发生异常情况，及时就医。

二、区域保健

地理环境对人体的影响是显而易见的。地理位置、经纬高低、气候、阳光、空气、土壤，不仅是人类赖以生存的空间，同时还是塑造人类，影响人类生理、病理和生命的重要条件。《黄帝内经》中指出："治不法天之纪，不用地之理，则灾害至矣。"早在几千年前，中国古人就指出了地域环境对人类的重要性，认为只有天时地利，才能人和。

地理区域环境的差异造成一些地方病或流行病的发生。但同一种疾病在不同的地区，由于人体体质的差异，表现也不同。因此要认识疾病的地域性特点，以此来指导中医药治疗及养生调节。

我国幅员辽阔，各地的地理环境、气候条件相差很大。《素问·异法方宜论》云："东方之域，天地之所始生也，鱼盐之地，海滨傍水。其民食鱼而嗜咸，皆安其处，美其食。鱼者使人热中，盐者胜血，故其民皆黑色疏理，其病皆为痈、疡。""西方者，金玉之域，沙石之处，天地之所收引也。其民陵居而多风。水土刚强，其民不衣而褐荐，其民华食而脂肥，故邪不能伤其体，其病生于内。""北方者，天地所闭藏之域也，其地高陵居，风寒冰冽，其民乐野处而乳食，藏寒，生满病。""南方者，天地所长养，阳之所盛处也。其地下，水土弱，雾露之所聚也。其民嗜酸而嗜胕，故民皆致理而赤色，其病挛痹。"此外，还有"中央者，其地平以湿，天地所以生万物也众，其民食杂而不劳，故其病多痿厥寒热"。也就是说，地域环境中的中央区域，地势平坦，水源丰富，物产较其他地区丰富，因此人们的食物品种繁多，生活比较安逸，少于劳动，易发生痿厥、寒热一类的疾病。可见，丰厚的食物，较少的劳动，生活的安逸，会使人发生气血涩滞不畅的病症，以及由抗病能力下降引发的寒热病症。这些说明由于东、西、南、北、中五方地域不同，地理环境、饮食嗜好、气候物产各异，人们所患的疾病也各不相同。这些理论对深入认识地域环境与体质的关系、不同的地域环境与疾病的关系、不同地域环境的养生特点等均有积极意义。

现代医学研究发现，地域环境对人体的影响，除了上述气候、环境、风俗习惯等因素外，还有当地土地资源等因素，如各种微量元素、水源、空气与饮水的污染、植被破坏等。经医学研究证实，某些地方病往往与当地土壤或水源中某些微量元素缺乏或含量过高有关。这些都是地域环境对人体的不良影响。针对这些因素进行自身保护，就是区域调摄养生保健的内涵。

我国西北和东北地区，气候寒冷，空气干燥，食物以牛羊肉居多，烹调方式则多为烧、炸、烤，食物气味浓厚。肉类饮食热量较高，有助于抵御寒冷的侵袭，但同时也可能产生燥热偏盛之症，因此还应常用一些滋阴润燥之品。

南方气候炎热，饮食以鱼类、蔬菜居多，烹调方式多为蒸、煮、炒，食物气味清淡。这类饮食热量较低，既可适应外界炎热的天气，也有益于消化吸收。如地处南方的广东居民喜食汤水，且是饭前饮汤，饮用次数也比北方多。因为炎热地区皮肤的毛孔开多闭少，出汗较多，人体水分易欠缺。此时饮用多量、质佳的汤水，无疑对健康有益。广东居民对汤水的煲制时间及内容相当讲究，尤其是重视不同的时令，饮用不同的汤水。这都是出于调摄养生的需要。

我国一些地区比较潮湿，如四川、湖南、湖北以及沿海的广东、福建等。在气候潮湿的四川和湖南，居民饮食以燥胜湿为主，饮食偏辣，川菜、湘菜以辣而著名；而在气候炎热的广东和福建居民的饮食则以清热利湿为主，煲汤常用薏苡米、扁豆、凉茶，更选用许多清热祛湿药。这种饮食习惯，是地域性养生的具体表现。因地制宜则为顺。若变换了地域环境，仍保持原来的饮食习惯，就难免出现偏差。如部分从四川南迁广东的居民，饮食习惯一时难以改变，仍日以辣送食，日久则易面生痤疮或大便不通。

上述各地饮食风味、饮食习惯，实际是不同地域的居民以饮食为手段调摄人体健康的养生方法，以期与所居住的地域环境达到和谐。因此，认识、研究不同的区域环境、气候条件与人体体质的关系，认识不同区域环境的饮食特点，宣传环境与饮食和健康的关系，在养生方面有着重要意义。

三、部位保健

人体有八个保健的特别区域，分别是头部、耳朵、前胸、腋窝、后背、腹脐、膝盖和脚部。这些部位如果做好了养生保健，有利于扶助人体的阳气，促进新陈代谢，从而能够达到强健人的体魄、祛病延年的良好效果。

1. 头 部

中医学理论认为，头部为"精明之府"，人体内来自五脏六腑的精气都汇集在此，其中有50多个穴位和人体各器官的关系紧密。当代医学还指出，大脑本身就是人体的"指挥部"，管辖着每个人的所有活动。

保健方法：按摩自己的头部，用手来代替梳子整理梳头，由头顶向后脑，再向耳朵，来回推三十至四十次，使头部感受到热、麻。晒太阳也是一种很好的保健头部的方法，可以在寒冷的冬天，吃完午餐后，让正午的阳光直射百会穴，晒太阳 15 min，能够起到畅通百脉、养心补阳的功效。氧气对于大脑也被认为是一种"保健品"，慢跑、快走等有氧体育运动可以帮助促进人体和大脑的血液循环，为人体和大脑提供充裕的血氧和营养，而参加打乒乓球、网球、羽毛球等体育运动则可以增强和提高人体的反应能力，有着延缓衰老的作用。

2. 耳 朵

中医学理论认为，肾开窍于耳，耳与肾脏的联系最为紧密。揉捻耳郭有助于促进血液循环，防治耳部冻疮，而且还能够达到健肾壮腰、养身延年等功效。中医学明确指出，肾为人体先天之本、生命之源，最快捷简便的养生方法便是揉耳朵。

揉耳的保健方法有以下几种。

（1）提拉耳垂：双手食指放在耳屏内侧后，食指、拇指提拉耳屏、揉搓耳垂，自内向外提拉，手法由轻到重，牵拉力度以不感疼痛为限，每次 3～5 min。

（2）摩擦耳轮：举起双手同时握中空拳，以拇、食两手指顺着自己整个耳轮上下来回往返地推揉按摩，直到耳轮开始充血而微感阵阵发热。

（3）提拉耳尖：用自己的双手大拇指、食指分别紧紧夹住耳尖并对其进行挤压，反复提拉、按压揉捏、搓摩 15～20 次，使局部皮肤明显发热或微微变红。

3. 前 胸

胸腔是心和肺居住的地方。前胸是整个人体内阴气的主要汇集地，做好了胸部前胸的护理保健，不仅可以做到理气宽中，甚至可以有效改善整个人体胃和肺部的机能，增强机体免疫力。

保健方法：

（1）用双手掌左右交错以适当力度反复拍打胸部，每次 100 下，早晚各一次。拍打这个胸部穴位是为了促进心、肺功能。

（2）用手掌上下交互摩擦颈部至心窝，并做扩胸收腹运动和深呼吸。

4. 腋 窝

腋窝有丰富的动静脉血管、神经和淋巴组织，通过刺激局部的神经、血管，能有效促进血液循环，对大脑、心脏以及肺脏起到保健作用。中医学针灸理论中，在人体腋窝下有一个穴位，为极泉。

保健方法：

搓揉按摩腋窝。用右手的食指、中指和无名指，以顺逆时针方向反复揉搓按摩左侧腋窝15 次，然后用左手三指揉摩右侧腋窝，每次可持续 3 至 5 min。

5. 后 背

中医学认为，后背正中是督脉循行处，脊椎两旁的足太阳膀胱经与各个脏腑紧密联系，经常按摩后背，有助于疏通脏腑经络，滋养五脏六腑。背部的保健首先要注意防寒，尤其对老人、小孩等免疫力低下者，在寒冷天气背部不能受凉。

保健方法：

（1）后背蹭门框。以身体背部两侧对准门框的两个侧棱，轻轻地进行上下旋转挤压磨蹭运动，每分钟重复操作 20 下，这样可以有效按摩后背各个穴位。

（2）沐浴。在淋浴时，调节合适水温，将喷头对着背部进行冲洗。

（3）按摩背部或保健锤拍打背部。每日晨间及睡前揉摩、搓摩背部或使用保健锤拍打背部。

（4）中医适宜技术。背部刮痧、推拿、拔罐、针灸、捏脊等。

6. 腹 脐

中医学认为，肚脐中央是一个重要的穴位"神阙"，其周围还分布着关元、气海等穴，这些都是养生保健的重要穴位。中医提倡"腹宜常揉"，加强对它的局部刺激、调理，可以有效达到安神宁心、舒肝利胆、益肺固精、通利三焦、防病健体的目的。

保健方法：

（1）揉腹。双手重叠，按于肚脐神阙穴上，适度用力，保持自然频率呼吸，以顺时针的方向划圈揉搓全腹，可以刺激肠胃帮助消化，并促进机体的新陈代谢和改善血液循环。

（2）热敷腹部。使用热的毛巾、热水袋等，温度以略高于体温为宜，轻轻地敷在小腹上，数分钟后即可取下，每日 1~2 次，可以起到一定的保健作用。

7. 膝 盖

俗话说："人老腿先老"，而衰老最先可能出现于膝盖。膝关节被认为是整个人承受压力和负荷最强的一个运动关节，走、坐、卧、跑、跳等各种身体活动都与它息息相关，正因如此，膝关节很容易受伤。

保健方法：

（1）按摩膝关节。每天早晚将双手搓热，分别将其摆放在自己的双膝关节上，用双手以顺、逆时针交替进行按摩，左右各 30 次，使膝部感觉到微热。

（2）运动膝关节。将双腿并拢，屈膝半蹲，双手覆在膝盖上，顺、逆时针交替转动膝部。使膝部气血流畅，从而达到防病治病的目的。

8. 脚 部

脚被认为是人体的"第二心脏"，分布着许多重要穴位，人体各个脏器通过这些穴位紧密联系。做好脚部的保健，有利于强身健体。

保健方法：

（1）按脚。通过对脚部进行按摩挤压，可以对脚部的血管和神经起到刺激作用，能够刺激大脑皮层，改善睡眠，促进血液循环，缓解肌肉疲劳。

（2）泡脚。每天晚上临睡前用热水泡脚，或在水中加入一些补益气血、活血化瘀的中药，如当归、红花、三七等，可以起到温经通络、改善人体局部血液循环的保健功能。

四、常见慢性病保健

慢性病，即慢性非传染性疾病（NCD）的简称。慢性病不是特指某种疾病，而是对一组起病时间长，缺乏明确的病因证据，一旦发病即病情迁延不愈的非传染性疾病的概括性总称。近几十年来，随着社会经济的发展，人民生活水平的日益提高，人们的生活方式有了明显改变，多种因素引起的可预防慢性病的发病率及病死率呈上升趋势，已成为威胁人类生命与健康的突出卫生问题之一。所以对慢性病的规范化管理，即对慢性病采取综合防治、管理措施，是实现以预防慢性病发生与发展为目的的一种健康工作方式。在此重点对高血压、冠心病、脑卒中、糖尿病、肿瘤等慢性疾病的预防和保健进行介绍。

（一）高血压

高血压是一种常见的心血管疾病，指在安静休息时血压高于正常值，收缩压高于 140 mmHg*、舒张压高于 90 mmHg，并伴或不伴有一定的临床症状。

1. 高血压的发病原因及危险因素

高血压的发病原因主要与遗传、环境有关，其危险因素与年龄、饮食、肥胖、体力活动过少、过量饮酒、精神高度紧张等生活方式相关。

（1）遗传因素：高血压具有明显的家族聚集性，父母若均有高血压，则子女的发病率高达 46%，约 60%高血压患者有家族史。

（2）环境因素：科学研究表明，环境中缺乏负离子等也是高血压发病的重要机制。

（3）其他危险因素：①体重，肥胖者发病率较高；②避孕药等药物的副作用；③年龄，发病率有随年龄增长而增高的趋势，40 岁以上者发病率较高；④饮食和生活方式，长期大量摄入高脂肪、高胆固醇、高钠盐饮食，吸烟、嗜酒者发病率较高；⑤摄入食盐多者，高血压发病率较高；⑥精神因素。经常从事脑力劳动和精神高度紧张的职业，长期处于噪声和视觉刺激环境，心情抑郁，易发生高血压。

（4）对高血压缺乏认识：高血压患者未按医嘱坚持服药，有的患者经常忘记服药或不按医嘱用药、服药不定时，或随意增减药物及剂量。有的患者服药一段时间后，自觉症状减轻或消失，于是不继续服用药物，导致降压效果不好。

2. 高血压的诊断

国家心血管病中心、中国医师协会等学术机构共同制定的《中国高血压临床实践指南》（2022 年 11 月）推荐将我国成人高血压诊断界值下调为 130/80 mmHg。而国家卫生健康委确认，目前，成人高血压诊断仍以《中国高血压防治指南》2020 年修订版作为依据，即收缩压≥140 mmHg 和（或）舒张压≥90 mmHg。根据血压升高水平，将高血压分为 1 级、2 级和 3 级。

3. 高血压预防及中医保健

1）防治策略与措施

预防为主，三级预防并重，针对不同人群采取有针对性的预防措施。

---

*注：血压的单位按国际标准计量单位规定应为千帕（kpa），但临床习惯用毫米汞柱（mmHg），
　　二者换算关系为：1 mmHg=0.133 kpa，1 kpa=7.5 mmHg。

（1）一级预防：目的是减少危险因素的流行率，降低血压水平。减少高血压危险因素的措施包括：合理膳食、戒烟限酒、适量运动、生活规律以及保持心理健康等。

① 合理膳食。饮食宜用低盐、低糖、低脂肪饮食。食盐每天不超过 6 g；多吃新鲜蔬菜、水果，每天吃新鲜蔬菜不少于 400 g，水果 100～200 g；适量摄入蛋白质，高血压病人每日蛋白质的量以每公斤体重 1 g 为宜，每周吃 2～3 次鱼类蛋白质，可改善血管弹性和通透性，增加尿钠排出，从而降低血压如多吃含钾、钙丰富而含钠低的食品如土豆、茄子、海带、莴苣，含钙高的食品：牛奶、酸牛奶、虾皮等。少吃肉汤类，因为肉汤中含氮浸出物增加，能够促进体内尿酸增加，加重心、肝、肾脏的负担；定期检查血脂，控制高脂肪饮食，不吃动物的内脏及其制品，可常食用黑木耳、山楂等。肥胖者需控制体重。

② 戒烟限酒。研究表明，吸烟对心肌梗死的危害与吸烟指数（吸烟包数/日 × 吸烟年限）的平方成正比，烟草中的尼古丁可引起肾上腺素能神经末梢释放去甲肾上腺素，从而升高血压。饮酒会导致血压一过性下降，随后呈反弹性升高，加重高血压引起的心血管并发症；酒精对血管及心肌细胞有伤害作用；饮酒可导致血压波动，血压控制不佳。但也有研究表明，每日 50～100 mL 红葡萄酒能升高高密度脂蛋白胆固醇，减轻中老年人动脉粥样硬化。

③ 适量运动。中老年人提倡以大肌群节律性运动为特征的有氧代谢运动如步行、慢跑、游泳、骑车、登楼、登山、球类运动、健身操等。通常掌握"三、五、七"的运动是很安全的。"三"指每天步行 3 km，时间在 30 min 以上；"五"指每周要运动 5 次以上，只有规律性运动才能有效果；"七"指运动后心率 + 年龄约为 170，这样的运动量属中等度。

④ 心理平衡。良好的心境可使机体免疫机能处于最佳状态，对抵抗病毒、细菌及肿瘤都至关重要。

⑤ 生活规律。作息时间要规律，避免长时间熬夜；午饭后稍稍活动，再小睡一会儿，一般以半小时至一小时为宜，老年人也可延长半小时；晚餐宜吃易消化食物，应配些汤类；睡前用温水泡脚，然后按摩双足心，促进血液循环，有利于解除一天的疲乏；早晨醒来，不要急于起床，应先在床上仰卧，活动一下四肢和头颈部，伸一下懒腰，使肢体肌肉和血管平滑肌恢复适当张力，以适应起床时的体位变化，避免引起头晕。然后慢慢坐起，稍微活动几次上肢，再下床活动，这样血压不会有太大波动。

（2）二级预防：早发现、早诊断、早治疗，以延缓疾病发展。二级预防措施主要包括定期的健康体检；"35 周岁以上人群首诊测量血压"等制度的建立；全人群普查。对筛选出的高血压病人及高血压的高危人群进行早期的治疗，包括一些积极的非药物治疗和宣传教育。

高危人群确定标准：具有以下 1 项及以上的危险因素，即可视为高危人群：

① 收缩压介于 120～139 mmHg 之间和／或舒张压介于 80～89 mmHg 之间。

② 超重或肥胖（体重指数 BMI≥24）。

③ 有高血压家族史（一、二级亲属）。

④ 长期过量饮酒（每日饮白酒≥100 mL，且每周饮酒在 4 次以上）。

⑤ 长期高盐膳食。

（3）三级预防：其目的在于树立患者对自己健康负责的信念，强调患者自我管理的作用；强调患者在高血压管理过程中的中心角色作用，实现医患双方共同建立管理目标和治疗计划，获得最佳管理效果；促进患者高血压防治知识、技能和信念的提高，通过培训、咨询、指导和健康教育等方式，提高患者生活质量，延长寿命。

2）中医保健

中医食疗、茶疗、按摩、音乐等方法，对高血压有一定的预防和治疗作用。

（1）中医食疗。

芹菜 500 g 用水煎熟，加入适量白糖，代茶饮；或用芹菜 250 g，红枣十余枚，水煎代茶饮，有一定降压作用。

（2）中医茶疗。

菊花茶：每次 3 g 左右泡水作茶饮。菊花有平肝明目、清热解毒之效，对高血压早期患者有一定疗效。

决明子茶：开水冲泡决明子 15～20 g，是治疗高血压、头昏眼花之症的食疗佳品。

（3）五音疗法。

对于原发性高血压引起的心悸、头晕，可选择听一些节奏徐缓的《春江花月夜》《平湖秋月》等音乐，可起到稳定情绪和血压的作用。

（4）中药药枕。

将夏枯草、菊花、草决明适量，装入布袋，并置于枕芯中，睡眠枕之，具有清肝明目的效果。

总之，高血压是最常见的慢性病之一。绝大多数患者不可能长期住院治疗，多靠自己服药和保健来维持血压的稳定。

（二）冠心病

冠心病，即冠状动脉性心脏病的简称，是一种最常见的心脏病，是指因冠状动脉狭窄、供血不足而引起的心肌机能障碍和（或）器质性病变，故又称缺血性心脏病。冠心病是多种冠状动脉病的结果，但冠状动脉粥样硬化占冠状动脉性心脏病的绝大多数（95%～99%）。因此，习惯上把冠状动脉性心脏病视为冠状动脉粥样硬化性心脏病的同义词。

1. 冠心病的发病原因及危险因素

引起冠心病的确切原因尚不十分清楚，但至少已阐明本病是多因素造成的。目前公认的冠心病易患因素与遗传、年龄、性别、不良生活方式以及糖尿病、高血压等基础疾病有关，是多因素造成的结果。

（1）遗传因素。双亲中一人患冠心病，其子女发病率比正常家庭高 2 倍；双亲二人均患冠心病，其子女发病率比正常家庭高 5 倍。在家庭遗传中，女性的作用大于男性。

（2）年龄与性别。40 岁后冠心病发病率升高，女性绝经期前发病率低于男性，绝经期后与男性相等；冠心病的发病率随着增龄而增高，老年期每增加 10 岁，发病率就约上升 1 倍。

（3）某些慢性疾病。研究表明，高脂血症、高血压病、糖尿病等慢性疾病是冠心病主要的危险因素。

① 高脂血症。包括血胆固醇、甘油三酯、低密度脂蛋白的显著增高或高密度脂蛋白的降低等血脂代谢失调，都是冠心病的不利因素。除年龄外，脂质代谢紊乱是冠心病最重要预测因素。总胆固醇（TC）和低密度脂蛋白胆固醇（LDLC）水平和冠心病事件的危险性之间存在着密切的关系。LDLC 水平每升高 1%，则患冠心病的危险性增加 2%~3%，甘油三酯（TG）是冠心病的独立预测因子，往往伴有低 HDLC 和糖耐量异常，后两者也是冠心病的危险因素。

② 高血压病。由于血管内压力增高，容易损伤血管内膜，使血中胆固醇等更易通过血管壁而沉积，加重动脉粥状硬化程度。高血压与冠状动脉粥样硬化的形成和发展关系密切。收缩期血压比舒张期血压更能预测冠心病事件。140~149 mmHg 的收缩期血压比 90～94 mmHg

的舒张期血压更能增加冠心病死亡的危险。

③ 糖尿病。本病常伴有高脂血症，糖尿病也会损伤微细的冠状动脉。有统计表明，40岁以上的糖尿病人，半数伴有冠心病。冠心病是未成年糖尿病患者首要的死因，冠心病占糖尿病病人所有死亡原因和住院率的近80%。

（4）肥胖。体重超重者更容易患冠心病。肥胖已明确为冠心病的首要危险因素，可增加冠心病死亡率。肥胖被定义为体重指数〔BMI = 体重（kg）/身高平方（m^2）〕大于28。

（5）吸烟。吸烟者血中一氧化碳、碳氧血红蛋白浓度增高，可损伤血管内壁；而尼古丁又会使动脉收缩痉挛导致血压上升，心率增快，心肌耗氧增加。有统计资料表明，吸烟者的动脉粥状硬化的发生率和病死率比不吸烟者高2~6倍。吸烟是冠心病的重要危险因素，是唯一最可避免的死亡原因。冠心病与吸烟之间存在着明显的用量-反应关系。

（6）其他。平日高脂肪、高胆固醇以及高盐、高糖饮食，酗酒，某些微量元素摄入不当，精神过度紧张，久坐等不良生活方式均与冠心病形成有关。

2. 冠心病的识别

冠心病的识别，主要是根据临床表现及相关辅助检查。其临床表现取决于冠状动脉硬化的程度以及心肌缺血范围的广度而有所不同。病情轻者可无任何不适，仅在做心电图检查时可发现有心肌缺血的改变（即S-T段压低和T波倒置等），医学上称它为"隐性冠心病"。而常见的冠心病，则是心绞痛和心肌梗死。

心绞痛是冠心病最常见临床症状，病人会在运动时或情绪激动时出现心前区压榨样疼痛或胸闷窒息感，往往持续数十秒或几分钟，在休息后缓解，但若进一步发展，在静息时也可出现心绞痛，疼痛无规律可循，我们称之为不稳定心绞痛，这往往是疾病加重、急性心肌梗死前的危险信号，要及时就医。冠心病也可没有心绞痛，出现其他的临床表现，如：心律失常、心功能减退，活动后气短，或者就诊时就有心肌梗死，甚至猝死，而猝死的发生90%以上是因冠心病发生急性心肌梗死、恶性心律失常所致。因此，特别是中、老年人有上述情况应及时就诊，作心电图和心肌酶谱等检查，以早发现，早治疗。

3. 冠心病的预防及保健

1）防治策略与措施

预防冠心病的关键，是要积极防止动脉粥样硬化。动脉硬化是渐进性的老年病，要及早防避其危险因素，注重老年保健。目前对于冠心病预防仍采取三级预防措施。

（1）一级预防。对有心血管病危险因素存在，但尚未确诊冠心病人群采取预防措施，控制或减少心血管疾病危险因素，并维持稳定，以减少冠心病的发病。一级预防措施主要有：

① 合理饮食。

饮食原则：清淡、低脂肪、低胆固醇、富含纤维素。每日膳食热量适中，根据体重掌握摄入总热量，正常体重的简单计算方法：身高（cm）-105 = 体重（kg）。对超过正常体重10%以上或血脂较高者，减少每日膳食的总热量。膳食中低脂肪、低胆固醇食物有瘦肉、鱼、蛋白、豆制品等；高胆固醇的食物有肥肉、动物油、鱼子、蛋黄、奶油、动物内脏（肝、脑、肾等），高胆固醇食物应避免经常食用。食用油应以含不饱和脂肪酸较多的植物油为主，植物油有降低胆固醇的作用。

应广泛摄取纤维素类食物，食物种类宜杂，多食新鲜蔬菜与水果。不同的蔬菜富含不同的纤维素和食物纤维，食物纤维能与胆固醇代谢产物胆酸结合排出体外，增加胆固醇的消耗，减缓动脉粥样硬化的形成。多食水果，尤其是苹果，有研究认为苹果可降低胆固醇的浓度，也能减少动脉粥样硬化的发生。

应节制饮食，已有冠心病的患者餐前要休息好，少食多餐，严禁暴饮暴食，进食速度不宜过快，餐后要休息，不急于活动，避免诱发心绞痛、心肌梗死或一过性脑缺血。

② 坚持锻炼。有资料显示，运动锻炼能减轻冠心病患者症状、改善运动耐量，减轻同位素显像的缺血程度及动态心电图上的 S-T 段压低。以症状限制性有氧运动为主，运动方式有步行、慢跑、骑自行车、游泳等。每次 20～30 min，逐渐延长至 40～60 min 左右，每周 4～5 次，以能耐受、感觉舒适为宜，运动过程中自测心率以达到（170-年龄）次/min 为宜 。

③ 心理干预。情绪是心理因素的表现，情绪也影响冠心病的发生、发展和预后。不良的情绪如愤怒、焦虑、抑郁、惊恐等都会诱发冠心病心绞痛发作、心肌缺血、心肌梗死，甚至猝死。对于冠心病高危人群及患者治疗过程中，药物及手术治疗固然重要，利用心理干预减轻患者的病后心理反应也十分重要。可以通过集体或者个人心理治疗，使患者及家属理解疾病，积极配合饮食及药物治疗，也可以通过音乐疗法、放松疗法，使患者心情愉悦，减轻因情绪变化对冠心病的影响。

④ 起居有常。生活规律，避免劳累，夜间睡眠充足，睡前忌饮浓茶、咖啡，临睡前要有一个安静舒适的睡眠环境。注意保暖，性生活要节制。养成每日午休的习惯。科学睡眠最重要，睡眠时要注意以下 4 个方面。

a. 睡前保健：晚餐应清淡，　食量也不宜多，宜吃易消化的食物，并配些汤类，不要怕夜间多尿而不敢饮水；睡前娱乐活动要有节制，看电视也应控制好时间，不要看内容过于刺激的节目，否则会影响睡眠；按时就寝，养成上床前用温水泡脚的习惯，然后按摩双足心，促进血液循环，有利于解除一天的疲乏。

b. 睡眠体位：冠心病患者宜采用头高脚低右侧卧位。采用右侧卧位睡眠时，全身肌肉松弛，呼吸通畅，心脏不受压迫，并能确保全身在睡眠状态下所需的氧气供给，有利于大脑得到充分休息，减少心绞痛的发生。睡眠时头高脚低，减少回心血量，也可大大减轻心脏负荷，有利于心脏"休息"。冠心病患者若病情严重，已出现心衰，则宜采用半卧位，以减轻呼吸困难，避免左侧卧或俯卧。

c. 晨醒保健：清晨是冠心病患者心绞痛、心肌梗死的多发时刻，而最危险的时刻是刚醒来的一刹那。因此，早晨醒来的第一件事不是仓促穿衣，而是仰卧 5～10 min，进行心前区和头部的按摩，做深呼吸、打哈欠、伸懒腰、活动四肢，然后慢慢坐起，再缓缓下床，慢慢穿衣。起床后及时喝一杯开水，以加速血液循环，可最大限度防止心脏病猝发。

d. 午睡健康：医学专家发现，每天午睡 30 min 可使冠心病人的心绞痛发病率减少 30%。所以冠心病患者必须午睡。午睡更要注意姿势，有些患有冠心病的老年人习惯坐着打盹，这是很不可取的，这种姿势会压迫胸部，影响呼吸，使患病的心脏负荷加重，且会引起脑部缺血。

⑤ 戒烟限酒。吸烟能增加患者心血管疾病死亡率 50%，心血管死亡的风险与吸烟量直接相关。吸烟还与血栓形成、斑块不稳定及心律失常相关。对于这个危险因素的控制多用于发病前的预防性措施，对高危人群及患者宣传吸烟的危害，协助其完全戒烟并且避免被动吸烟。冠心病患者可以适度饮用低浓度酒，如啤酒、葡萄酒、黄酒等，但不能喝烈性酒。

⑥ 积极治疗与冠心病有关的疾病。积极治疗有关的疾病如高血压、肥胖症、糖尿病、肝病、痛风、肾病综合征以及有关的内分泌疾病如甲状腺功能低下（伴高胆固醇血症）能降低

冠心病的发病率及病死率。

a. 控制血压。通过生活方式改变及使用降压药物，将血压控制于 140/90 mmHg 以下，对于糖尿病及慢性肾病患者，应控制在 130/80 mmHg 以下。选择降压药物时，应优先考虑 β 受体阻滞剂和（或）血管紧张素转化酶抑制剂（ACEI）。

b. 调脂治疗。脂代谢紊乱是冠心病的重要危险因素。冠心病患者应积极纠正脂代谢紊乱。TG 水平在临界范围（1.7～2.3 mmol/L）或升高（>2.3 mmol/L）是冠心病的一个独立的预测因素。TG 与冠心病危险的相关性多与其他因素（包括糖尿病、肥胖、高血压、高密度脂蛋白血症和低高密度脂蛋白血症）有关。药物治疗包括烟酸和贝特类药物，他汀类药物在某种程度上也有作用。

c. 控制血糖。糖尿病是冠心病的等危症，一旦确诊应立即开始纠正生活习惯及使用降糖药物治疗，使糖化血红蛋白（HbAlc≤6.5%）和血糖水平均在正常范围，同时应对合并存在的其他危险因素进行积极干预。

d. 减轻体重。按照中国肥胖防治指南定义，肥胖指体重指数（BMI）≥28；腹形肥胖指男性腰围≥90 cm，女性≥80 cm。肥胖多伴随其他促发冠心病的危险因素，包括高血压、胰岛素抵抗、HDLC 降低和 TG 升高等。与肥胖相关的冠心病危险的增加多由上述危险因素导致。减轻体重（控制饮食、活动和锻炼、减少饮酒量）有利于控制其他多种危险因素，是冠心病高危人群及患者健康管理的一个重要部分。

（2）二级预防。冠心病二级预防主要是对有慢性稳定性心绞痛、有心肌梗死的病史、血管重建病史和（或）心电图缺血的证据、有冠状动脉造影异常或负荷试验异常而无相应症状人群进行健康管理，防止疾病复发或加重。二级预防措施包括一级管理中对危险因素的预防干预、合理药物治疗、长期追踪督促定期复查及病后咨询指导。应用药物主要根据适应证选择以下几类。

① 阿司匹林或氯吡格雷抗血小板治疗。

② β 受体阻滞剂可降低心肌耗氧量、抗心肌缺血及预防猝死。

③ 他汀类等药物降脂治疗，利于斑块稳定，冠心病患者 LDLC 的目标值应<2.60 mmol/L，对于极高危患者（确诊冠心病合并糖尿病或急性冠状动脉综合征），治疗目标为 LDLC<1.8 mmol/L 也是合理的。

④ 钙离子拮抗剂治疗变异型心绞痛疗效最好。

⑤ ACEI 类药物可预防心力衰竭后的心室重塑。

⑥ 硝酸酯类药物或其他冠脉扩张剂以及手术防治心肌缺血。

⑦ 胺碘酮抗心律失常治疗等。

（3）三级预防。三级预防主要是针对不稳定心绞痛和急性心肌梗死人群，因为不稳定心绞痛是稳定心绞痛和心肌梗死之间的中间状态，它包括除稳定性心绞痛以外的劳累性心绞痛和自发性心绞痛，其中恶化型心绞痛和自发性心绞痛又称为"梗死前心绞痛"。其措施主要是对急性冠脉事件的抢救，以及预防再次梗死与死亡危险，其中还包括康复治疗。对于不稳定心绞痛和急性心肌梗死发病期，需积极抢救并院内治疗。

2）中医保健

冠心病属于中医"胸痹""心痛"范畴，自汉代以来，中医药在"治未病"思想指导下，为冠心病的防控积累了丰富的保健知识。

（1）中医食疗。

大蒜粥：首先取新鲜干净的紫皮大蒜 30 g，置于沸水中 1 min，捞出大蒜并切碎，再将粳米 100 g 放入锅中煮熟，将蒜再放入粥中略煮，早晚食用。

芹菜红枣汤：芹菜 5 根，红枣 10 个，水煎服，食枣饮汤。每日 2 次。

（2）中医茶疗。

菊花生姜山楂代茶饮：菊花、生姜和山楂各 5 g，每日 1 剂，煎水代茶饮用。

（三）脑卒中

脑卒中（Stoke），又称中风或脑血管意外，是一组突然起病，以局灶性神经功能缺失为共同特征的急性脑血管疾病。脑血管疾病的病人，因各种诱发因素引起脑内动脉狭窄，闭塞或破裂，而造成急性脑血液循环障碍。主要分为出血性脑中风（脑出血或蛛网膜下隙出血）和缺血性脑中风（脑梗死、脑血栓形成）两大类，以脑梗死最为常见。脑卒中具有发病率高、致残率高、病死率高的特点。

1. 脑卒中的危险因素

（1）年龄、性别、职业与种族：中老年多发，发病率和病死率随年龄增长而增加，50 岁以后呈大幅上升趋势；男性发病率和病死率均高于女性；体力劳动者发病率明显高于脑力劳动者；同一地区不同种族脑卒中发病率有明显差异。我国汉族脑卒中患病率高于其他少数民族。

（2）不良生活习惯：吸烟是公认的缺血性脑卒中的危险因素；酒精摄入量与出血性脑卒中发病率之间存在明显剂量-反应关系；食盐摄入量多以及长期熬夜均增加脑血管意外的危险因素。

（3）基础性疾病：高血压，糖尿病，心脏疾病（如风湿性心脏病、冠心病、充血性心力衰竭，房颤等），血脂代谢紊乱，血液流变学紊乱，肥胖，颈动脉狭窄，高尿酸血症，急性脑血管病史等都是脑中风的重要危险因素。

（4）其他因素：遗传因素、口服避孕药、低气温、情绪失常等都可能增加脑卒中的发病。

2. 脑卒中的早期识别

如果出现下列症状之一，应考虑脑卒中。①突然头晕；②肢麻、面麻和舌发麻；③说话吐字不清，流口涎；④突然一侧肢体活动不灵活或无力，有的出现肢体抽筋或跳动；⑤头痛程度突然加重；⑥原因不明的跌跤；⑦精神状态发生变化；⑧全身无力伴出汗；⑨恶心、呕吐伴呃逆；⑩嗜睡，整天想睡觉，但呼之就醒；⑪一时性视物不清。

3. 脑卒中预防及中医保健

1）预防策略与控制措施

（1）一级预防。

一般原则：遵循心血管疾病的一般预防原则，合理膳食，禁烟限酒，适量运动，控制体重，心理平衡等。

积极治疗基础疾病：积极治疗心血管病、颈动脉狭窄；高血压患者需要终身控制血压水平，且收缩压与舒张压控制同样重要；糖尿病患者病情的控制情况及血糖水平可直接影响其重要并发症脑卒中的严重程度和预后，所以应努力控制血糖，积极治疗糖尿病；通过治疗型生活方式改变及适当的调脂药物可控制血脂水平，降低胆固醇，降低低密度脂蛋白。

（2）二级预防。

通过普查、筛检、定期健康体检、高危人群重点项目检查及设立专科门诊等各种途径，对短暂性脑缺血发作和早期脑卒中等患者早期发现、早期诊断，并采用药物和非药物手段，预防病情发展及并发症的发生。

（3）三级预防。

针对脑卒中病程长、致残率高、易复发的特点，应加强对患者的规范化治疗和康复指导，防止病情恶化，预防严重并发症，防止伤残，防止复发，提高生活质量。

2）中医保健

（1）中医食疗。

① 大枣薏仁粳米粥：黄芪、生姜各 15 g，桂枝、白芍各 10 g，加水浓煎，取汁。粳米加水煮烂。取新鲜煮熟粳米 100 g，红枣 4 枚，加入药液中，加入适量清水，小火煨粥后煮成粳米粥。加盐调味食用即可。每日 1 次。可益气补肾、理气健脾、补血疏肝和温经通脉，对中风后遗症有一定的效果。

② 栗子桂圆粥：栗子 10 个，桂圆肉 15 g，糯米 50 g，白糖少许，加水煮粥。对慢性颅脑中风后遗症有一定的效果。

（2）中医茶疗。

① 茉莉花茶：茉莉花、石菖蒲各 6 g，清茶 10 g。共研粗末，沸水冲泡，每日 1 剂。有清热化湿、安神之功效。

② 脑卒中茶：茶叶 3 g，白菊花 6 g，茉莉花 1.5 g，川芎 6 g，红花 1 g，沸水冲泡，每日 1 剂。对脑卒中有预防治疗作用。

（3）中医按摩。

① 健脑梳头疗法： 选用牛角或桃木质梳。方法：从额前开始一直梳到枕部，顺着头皮平梳，一定要贴紧头皮着力适中，在 2 min 内大约梳 100 次为宜。梳理头发可以疏通血脉，同时梳齿和头发摩擦产生电感应刺激头皮末梢神经和毛细血管，使神经得到舒张松弛。

② 摩足健脑法：摩足前先温水泡脚。方法：按摩足底、足背至全足特别是涌泉穴。按摩足可刺激神经末梢，经常按摩可以起到健脑益智、畅通周身气血的作用。

（四）糖尿病

糖尿病是由于胰岛素分泌不足或/和胰岛素的作用不足（靶组织细胞对胰岛素敏感性降低）引起的以高血糖为主要特点的全身性代谢紊乱性疾病。临床上分为 4 型（1 型糖尿病、2 型糖尿病、妊娠期糖尿病和其他特殊类型糖尿病），其中，其中 2 型糖尿病占糖尿病患者的 90%以上，是预防与健康教育的重点。

1. 糖尿病的主要危险因素

1）1 型糖尿病主要的危险因素

（1）遗传因素。1 型糖尿病具有遗传易感性。

（2）病毒感染。1 型糖尿病的发病与传染因素有关，尤其是病毒感染，包括柯萨奇病毒、腮腺炎病毒、巨细胞病毒和风疹病毒等。

（3）自身免疫。90%的 1 型糖尿病新发病例血浆中存在胰岛细胞自身抗体，这些抗体与特定补体结合可以激发自身免疫，尤其是细胞免疫，损伤胰岛细胞。

（4）其他环境因素。母乳喂养时间短、早期牛乳喂养、维生素、抗氧化剂及一些化学品和药物等均可能与 1 型糖尿病有关。

2）2 型糖尿病主要的危险因素

（1）遗传因素。不同国家和民族之间 2 型糖尿病患病率不同，2 型糖尿病有家族聚集性，糖尿病亲属中的患病率比非糖尿病亲属高 4～8 倍。

（2）超重和肥胖。这二者是 2 型糖尿病重要的危险因素。世界各地的资料表明，不论地理、环境、经济发展程度及种族如何，2 型糖尿病发病率均与超重和肥胖有明确相关性。身体中心型肥胖病人的多余脂肪集中在腹部，他们比那些脂肪集中在臀部与大腿上的人更容易发生 2 型糖尿病。

（3）年龄。有一半的 2 型糖尿患者多在 55 岁以后发病。

（4）现代的生活方式。吃高热量的食物和运动量的减少也能引起糖尿病。体力活动不足增加糖尿病发病的危险，活动最少的人与最爱活动的人相比，2 型糖尿病的患病率相差 2～6 倍。有规律的体育锻炼能增加胰岛素的敏感性和改善糖耐量。摄取高热量、高脂肪、高蛋白、高碳水化合物和缺乏纤维素的膳食容易发生 2 型糖尿病。

（5）高血压及其他易感因素：高血压患者更容易发展为糖尿病，另外文化程度、社会心理因素、出生及 1 岁时低体重、服药史、心血管疾病史也是 2 型糖尿病的易感因素。

2. 糖尿病的诊断

糖尿病的诊断标准为：具有典型的"三多一少"症状，即吃得多、喝得多、小便多、体重反而减轻，同时伴随机血糖≥11.1 mmol/L 或空腹血糖≥7.0 mmol/L 或餐后 2 h 血糖≥11.1 mmol/L，血糖指标具备任意一条即可诊断。诊断时应反复多测几次，这样血糖值更有价值。另外还可测定糖化血红蛋白，对诊断很有帮助。

3. 糖尿病的预防及中医保健

1）预防策略与控制措施

糖尿病是一种终身性疾病，但又是一种可以预防和控制的疾病。糖尿病的防治采取三级预防策略，在重视一级预防的同时，也要重视二、三级预防。

（1）一级预防。糖尿病的一级预防针对一般人群，以降低危险因素的流行率。主要措施包括以下几点。

① 健康教育。开展对公众，包括糖尿病患者及其家属的健康教育，提高全社会关于糖尿病防治的知识和技能水平，以改变不良的生活方式，从而减少糖尿病发病率。

② 适当的体育锻炼和体力活动。经常性体力活动可以减轻体重,增强心血管系统的功能，预防糖尿病及其并发症。

③ 提倡合理的膳食。如避免能量的过多摄入、增加膳食纤维摄入、改善脂蛋白构成、减少饱和脂肪酸的摄入。

④ 戒烟、限酒。吸烟饮酒和糖尿病的关系比较复杂，没有明确、直接的相关性，但吸烟、大量饮酒（超过 40 mL 酒精/日）是高血压、脑卒中等心血管疾病的危险因素，同时饮酒常常伴随总能量摄入的增加，因此，糖尿病的预防及健康管理也应提倡戒烟限酒。

（2）二级预防。其目的是早发现、早诊断、早治疗，以减少并发症和残疾。

主要措施是在高危人群中筛查糖尿病和糖耐量减低者。

糖尿病的筛检不仅要查出隐性糖尿病人、未注意的显性糖尿病人，而且要查糖耐量受损

（IGT）者，IGT 是正常和糖尿病之间的过渡状态，其转归具有双向性，既可转为糖尿病，又可转为正常，一部分保持 IGT 状态（各约占 1/3）。因此，在此阶段采取措施具有重要的公共卫生学意义和临床意义。

（3）三级预防。对糖尿病患者进行规范化的治疗和管理，以控制病情、预防和延缓糖尿病并发症的发生、发展，防止伤残和死亡，提高患者的生活质量。三级预防强调对患者的定期随访。

2）中医保健

（1）中医食疗。

苦瓜具有较为明显的辅助降血糖作用。直接食用新鲜苦瓜或将苦瓜作为菜肴搭配食用。但对于脾胃虚寒的人群不宜长期大量服用。

南瓜有降血糖的保健作用，但不能替代药物治疗。

（2）中医茶疗。

① 菊槐绿茶：菊花、槐花、绿茶各 3 g，沸水冲泡饮用。适用于糖尿病伴高血压患者。

② 苦瓜茶：苦瓜 1 根，绿茶适量，开水冲泡。适用于糖尿病伴高血压患者。

③ 乌梅茶：乌梅 15 g，沸水一次冲泡成乌梅茶饮。

（五）肿 瘤

肿瘤是机体在各种致癌因素作用下，局部组织的某一细胞在基因水平上失去对其生长的正常调控，导致其克隆性异常增生而形成的异常病变。一般将肿瘤分为良性和恶性两大类。

1. 肿瘤的危险因素

我国肿瘤发生的主要危险因素归结为：吸烟、不健康饮食和体力活动少、生物感染因素、遗传因素、职业危害、环境污染、精神因素及其他等几类。

虽然肿瘤病种较多，危险因素复杂，但是 1/3 以上，甚至约一半的癌症是可以预防的。

（1）吸烟。吸烟与 80% 以上的肺癌和 30% 的总癌死亡有关（包括口腔癌、喉癌、食管癌及胃癌等）。多项动物及人体试验发现烟草中所含的致癌物是导致各种类型癌症的直接原因。

（2）不良生活方式。不健康饮食和体力活动少是仅次于吸烟的第 2 个重要的、可引起癌症发生的危险因素。人类癌症中有 1/3 与此有关，如超重和肥胖与结直肠癌、乳腺癌、子宫内膜癌及肾癌等有关。近 20 年来，随着经济发展和人民生活的改善，我国居民的膳食结构及生活方式出现了明显的西方化趋势，城市和富裕农村中，超重和肥胖已成为重要的公共卫生问题，同时也是结直肠癌和乳腺癌上升的重要原因。同时，营养素缺乏也与某些癌症的高发密切相关，如硒的缺乏与食管癌的高发有关。

（3）生物感染因素。肿瘤的发生与某些生物因素的暴露有关。研究报道，我国约 1/3 的癌症发生与感染因素有关，如 EB 病毒感染与鼻咽癌有关；乙肝病毒（HBV）感染与肝癌有关；幽门螺杆菌（Hp）感染与胃癌有关；人乳头瘤病毒（HPV）感染与子宫内膜癌有关；日本血吸虫感染与直肠癌有关等。我国人群乙肝病毒的感染率达 60%，乙肝病毒的携带率大于 10%，这是造成慢性肝炎、肝硬化及肝癌的主要原因。最有效的预防措施就是新生儿接种乙肝病毒疫苗。目前，国家非常重视生物感染因素的预防，已将乙肝病毒疫苗接种纳入儿童免疫计划。

（4）遗传因素。肿瘤与遗传有密切关系，遗传性肿瘤占全部人类癌症的 1% ~ 3%。遗传因素在儿童及青壮年癌症病人身上的作用显而易见，通常患癌症的危险性随年龄而增长，但在儿童患者中却并非如此，后者通常是接受了前辈的突变基因而致病。另外对欧美妇女乳腺癌的研究也表明约有 10%～30% 的病例表现出遗传倾向。遗传流行病学研究结果表明，肿瘤遗传易患性的生物机制可能与抑癌基因、有 DNA 损失修复作用的基因和影响致癌剂代谢的基因缺陷有关。

（5）职业危害及环境污染。随着经济的发展，我国职业危害及由此所致癌症呈严重态势。石棉可致肺癌，苯胺燃料可致膀胱癌，苯可致白血病等已为国内外公认。通过流行病学调查，已证实环境污染对人有致癌作用的化学物质有 30 余种。

（6）精神因素。特殊的生活史引起的感情和精神状态与癌症的发生可能有关。如离婚、丧偶、分居等负性生活事件；过度紧张；人际关系不协调；心灵创伤等引起的长期持续紧张、绝望等都是导致癌症的重要精神心理因素。个体的性格特征如忧郁、内向、易怒、孤僻等也与癌症的发生有一定的关联。

（7）其他。个体的年龄、性别、免疫和内分泌功能在癌症的发生中都有一定的意义。随着年龄增长，免疫功能降低，致癌因素作用时间的积累，恶性肿瘤的发病率也随之增高。内分泌异常与女性乳腺癌关系密切，乳腺癌患者在阻断卵巢功能后病情可缓解。

2. 癌症的早期识别

早期发现、早期诊断、早期治疗是减少癌症死亡的有效方法。当身体出现下列症状或体征时，应及时到医院做进一步的检查，以明确诊断：异常肿块，溃疡不愈，痣疣增大，痰血呛咳，食欲减退、上腹闷胀、大便出血、习惯改变，无痛血尿、排尿不畅、鼻塞鼻血、声嘶头痛，妇女阴道白带增多、异常出血，食滞胸闷等。

3. 肿瘤的防治策略和措施以及中医保健

1）肿瘤的防治策略和措施

（1）一级预防：即病因预防。要加强对恶性肿瘤的流行病学研究，探索、鉴别恶性肿瘤的危险因素和病因，努力消除和防止其作用。在全人群开展有关防癌的健康教育，提高机体的防癌能力，防患于未然。常用的一级预防方法包括：

① 鉴定环境中的致癌和促癌剂：尤其应加强对已明确的致癌剂的检测、控制和消除，制定其环境浓度标准，保护和改善环境，防止环境污染。对于职业致癌因素，应尽力去除或取代，在不能去除这些因素时，应限定工作环境中这些化合物的浓度，提供良好的保护措施，尽力防止工作人员接触。对经常接触致癌因素的职工，要定期体检，及时诊治。

② 建立疫苗接种和化学预防方法：如接种乙肝疫苗对预防肝癌有积极作用。

③ 改变不良生活方式：在全人群劝阻吸烟以预防肺癌；提倡性卫生以预防宫颈癌；去除紧张、情绪沮丧等精神心理因素的不良作用；注意口腔卫生以防止口腔癌、舌癌等；加强锻炼，增强机体抗癌能力。

④ 合理营养膳食：日本、美国以及西欧一些国家胃癌病死率下降，多数人认为与饮食改善、营养摄入量增加及适当的食物保存方法有关。要注意饮食、营养平衡，减少脂肪、胆固醇摄入量，多吃富含维生素 A、C、E 和纤维素的食物，不吃霉变、烧焦、过咸或过热的食物。

（2）二级预防：即早期发现、早期诊断和早期治疗，防患于开端。癌症的早期发现、早期诊断和早期治疗是降低病死率及提高生存率的主要策略之一，癌症治疗 5 年生存率的改善主要归功于早诊早治。筛查是早期发现癌症的重要途径之一。

（3）三级预防：即尽量提高癌症病人的治愈率、生存率和延长生存时间，提高生命质量，注重康复、姑息和止痛治疗。要求对癌症病人提供规范化诊治方案和康复指导，要进行生理、心理、营养和锻炼指导。对慢性患者开展姑息镇痛疗法。注意临终关怀，提高晚期癌症病人的生存质量。

2）中医保健调理

肿瘤患者的调养应遵循"春夏养阳，秋冬养阴"的原则，根据四时阴阳气候变化的原理和规律，通过练习打太极拳等适当的运动，对避免各种肿瘤的复发和转移，提高患者生存质量，都有着明显的意义。

【本章小结】

本章主要介绍了现代健康保健的实施措施和实施方案。现代健康保健的实施措施是合理的营养膳食、适当的身体活动、戒除成瘾行为和恰当的药物预防；现代健康保健实施方案包括生命周期保健、区域保健、部位保健及常见慢性病保健。

【第五章思考与练习】

1. 单项选择题

（1）我国成人膳食中碳水化合物提供的能量应占总能量的（　　　　）。

A. 45%以下　　　　　B. 45% ~ 54%　　　　　C. 55% ~ 65%

D. 65% ~ 79%　　　　　E. 80%以上

（2）微量元素是指（　　　　）。

A. 人体需要量很少的元素　　　B. 自然界含量很少的元素

C. 人体吸收率很低的元素　　　D. 人体利用率很低的元素

E. 人体难以吸收的元素

（3）米、面制作中加碱或者油炸使营养素损失最大的是（　　　　）。

A. 维生素 B_2　　　B. 硫铵素　　　C. 烟酸　　　D. 维生素 C　　　E. 蛋白质

（4）下列哪种氨基酸是必需氨基酸？（　　　　）

A. 丝氨酸　　B. 谷氨酸　　　C. 甘氨酸　　　D. 异亮氨酸　　　E. 精氨酸

（5）能够供给能量的营养素是（　　　　）。

A. 蛋白质　　B. 维生素 B_1　　　C. 维生素 B_2

D. 维生素 C　　E. 烟酸

（6）营养是人体（　　　　）。

A. 摄取、消化、吸收和利用营养素的过程　　　B. 身体不佳时补充营养素的过程

C. 为维持生命从食物中摄取营养的过程　　　D. 为了改善生活，调配膳食的过程

E. 为促进人体生长发育而摄取食物的过程

（7）糖类最主要的营养作用是（　　　　）。

A. 提供膳食纤维　　　　　B. 节约蛋白质　　　　　C. 抗生酮

D. 构成人体成分　　　　　E. 提供能量

（8）下列哪项不属于糖类的营养作用？（　　　　）

A. 是人体的重要构成成分　　　B. 节约蛋白质　　　　　C. 抗生酮

D. 增加饱腹感　　　　　　　　E. 增强肠道功能

（9）三大产能营养素提供的能量占人体所需能量的合适比例为（　　　　）。

A. 蛋白质占 10%～12%，脂肪占 20%～30%，糖类占 55%～65%

B. 蛋白质占 5%～10%，　脂肪占 30%～40%，糖类占 55%～65%

C. 蛋白质占 10%～15%，脂肪占 30%～40%，糖类占 45%～55%

D. 蛋白质占 10%～15%，脂肪占 20%～30%，糖类占 55%～65%

E. 蛋白质占 5%～10%，　脂肪占 30%～40%，糖类占 55%～65%

（10）下列属于脂溶性维生素的是（　　　　）。

A. 视黄醇　　　B. 维生素 C　　　C. 硫胺素　　　D. 核黄素　　　E. 叶酸

（11）下列哪种维生素缺乏时，可引起癞皮病？（　　　　）

A. 维生素 A　　B. 维生素 B_1　　C. 维生素 C　　　D. 烟酸　　E. 叶酸

（12）巨幼红细胞贫血由缺乏下列哪种营养素引起？（　　　　）

A. 铁　　　B. 蛋白质　　C. 锌　　D. 叶酸　　　E. 维生素 C

（13）医院膳食中的基本膳食包括（　　　　）。

A. 普通膳食　　B. 软食　　C. 半流质膳食　　　D. 流质膳食　　　E. 以上都是

（14）（　　　　）是运动强度相当于最大心率 60%～70%，自我感知运动强度稍累，代谢当量 3～6 MET，相当于最大耗氧量 40%～60%。

A. 低强度运动　　　　B. 中强度运动　　　C. 高强度运动　　　D. 极高强度运动

E. 中高强度运动

（15）以下说法正确的是（　　　　）。

A. 绝对强度通常以单位时间能量消耗量衡量，对无氧运动而言

B. 绝对强度以个体主观用力和疲劳感的程度来判断身体活动的强度

C. 相对强度通常以单位时间能量消耗量衡量，对无氧运动而言

D. 绝对强度通常以单位时间能量消耗量衡量，对有氧运动而言

E. 绝对强度以群体主观用力和疲劳感的程度来判断身体活动的强度

（16）关于老年人身体活动，下列说法错误的是（　　　　）。

A. 每天 30～60 min 低强度运动　　　B. 不宜进行高冲击的活动

C. 可进行抗阻力活动增加肌力　　　D. 建议有氧运动

E. 如进行大强度的锻炼，时间可以减半

（17）对青少年身体活动的建议是（　　　　）。

A. 每天累计至少 30 min 中等到高强度身体活动

B. 每天累计至少 60 min 低强度到中等强度身体活动

C. 每天累计至少 30 min 低强度到中等强度身体活动

D. 每天累计至少 60 min 中等到高强度身体活动

E. 每天累计至少 60 min 中等到极高强度身体活动

（18）对成年人身体活动的建议不包括（　　　　）。

A. 每日进行 6～10 千步当量身体活动　　　B. 经常进行中等强度的有氧运动

C. 积极参加各种体育和娱乐活动　　　D. 维持和提高肌肉关节功能

E. 日常活动保持平衡

（19）以下属于高强度运动的有（　　　）。

A. 步行 6.4 km/h　　B. 自行车 12 km/h　　C. 跑步 8 km/h　　D. 乒乓球　　E. 太极拳

（20）身体活动按日常活动分类不包括（　　　）。

A. 职业性身体活动　　B. 交通往来身体活动　　C. 身体协调性练习活动

D. 家务性身体活动　　E. 运动锻炼身体活动

（21）职业性身体活动、交通往来身体活动、家务性身体活动和运动锻炼身体活动四类身体活动按能量代谢分类包括（　　　）。

A. 有氧运动　　B. 抗阻运动　　C. 身体协调性复习　　D. 关节柔韧和灵活性活动

E. 家务性活动

（22）下列属于无氧运动的项目为（　　　）。

A. 跳舞　　B. 潜泳　　C. 跳远　　D. 慢跑　　E. 羽毛球

（23）适度有氧运动的作用不包括（　　　）。

A. 有助于增进心肺功能　　　　B. 降低血压和血糖　　　　C. 降低骨密度

D. 增加胰岛素的敏感性　　　　E. 控制不健康的体重增加

（24）下列哪一项不是成瘾行为的特征？（　　　）

A. 心理性依赖　　B. 社会性依赖　　C. 生理性依赖　　D. 病理性依赖　　E. 戒断症状

（25）某在校男生，15岁，2年来身高增长迅速，最近出现视物不清且逐渐加重，全身皮肤干燥并脱屑。该生需高度怀疑缺乏（　　　）。

A. 钙　　B. 维生素A　　C. 维生素 B_2　　D. 维生素 PP　　E. 维生素 C

（26）以下哪项不是老年人保健的内容？（　　　）

A. 心理调摄　　B. 起居调摄　　C. 运动调摄　　D. 饮食调摄　　E. 房室调摄

2. 多项选择题

（1）身体活动按日常活动分类可分为（　　　）。

A. 职业性身体活动　　　　B. 交通往来身体活动　　　　C. 家务性身体活动

D. 运动锻炼身体活动　　　　E. 抗阻力活动

（2）身体活动的指导原则包括（　　　）。

A. 动则有益　　B. 贵在坚持　　C. 长期运动　　D. 多动更好　　E. 量力适度

（3）对健康成年人的运动建议为（　　　）。

A. 中等强度有氧运动，每周 5～7 天　　　　B. 高强度锻炼，每周至少 3 天

C. 中等强度有氧运动，每周至少 3 天　　　　D. 高强度锻炼，每周 5 天

E. 每天进行低强度运动

（4）吸烟的危害是（　　　）。

A. 导致癌症　　　　B. 导致心血管疾病　　　　C. 导致呼吸系统疾病

D. 导致遗传性疾病　　　　E. 导致消化系统疾病

（5）以下属于人体必需氨基酸的有（　　　）。

A. 亮氨酸　　B. 蛋氨酸　　C. 谷氨酸　　D. 赖氨酸　　E. 甘氨酸

（6）蛋白质的生理功能包括（　　　）。

A. 构成和修补人体组织　　　　B. 提供能量　　　　C. 构成激素和酶

D. 维持体内酸碱平衡　　　　E. 构成抗体

（7）妇女保健主要包括以下哪些方面？（　　　）

A. 更年期保健　　B. 经期保健　　C. 哺乳期保健

D. 产褥期保健　　　E. 老年期保健

3. 简答题

（1）儿童保健应该注意哪些方面？

（2）头部保健方法的主要内容有哪些？

（3）脚部的保健方法有哪些？

（4）肿瘤的食疗方法中具体有哪些食物？

（5）高血压的中医食疗有哪些方法？

第六章

健康养生的科学管理

本章重点

健康教育的概念和原则；健康促进的概念、基本策略和实施评价；适用于个体、人际、社区和群体的健康教育的理论，包括健康信念模式、理性行动和计划行为理论、行为改变阶段模式、社会认知理论、网络与社会支持、压力和应对互动模式、创新扩散理论、社会动员理论；常见健康养生的误区。

学习要求

（1）掌握健康教育的概念和原则，健康促进的概念，健康教育相关理论的适用范围，常见健康养生的误区。

（2）熟悉健康教育与卫生宣教的区别，社会动员在健康教育中的作用，健康传播对健康教育的意义，社会营销对健康教育的启发，健康教育的方法，健康促进的基本特征及基本策略，健康促进的保障。

（3）了解健康教育的常用手段，健康促进的实施及评价，纠正常见健康养生误区的方法。

健康养生是以人-社会-自然的健康可持续发展为宗旨，既是一门系统的养生技艺，也是一门综合的管理艺术。个人和群体要自愿接纳有利于健康的行为和生活方式，需要建立追求健康的理念，掌握健康养生知识，提高健康养生技能，以及构建综合环境的支持体系，以鼓励健康行为，增强人们改进和处理自身健康问题的能力，保证社会和自然环境有利于健康的发展，健康教育和健康促进是实现这一系列目标的最主要的方式。健康教育和健康促进在健康养生科学管理过程中共同为实现健康目标起到重要作用，健康教育是健康促进的基础和先导，而健康教育如不向健康促进进展，其作用就会受到极大的限制。此外，中医健康养生是有着扎实的科学理论基础支撑、严格的操作规则限制的系统理论和方法，认知不足和操作不当会在很大程度上影响中医健康养生的实际效果，甚至导致损害健康的结果发生，因此，树立正确的养生观念，获取科学的养生常识，规避常见的健康养生误区是健康养生管理的重要内容。

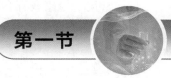

第一节　健康教育

20 世纪 70 年代以来，健康教育在全球迅速发展，完整的学科体系已逐步形成，健康教育在健康养生促进和健康管理干预方面的作用得到了广泛的关注和认可。健康教育具有较强的实践性，基于教育学、传播学和行为学等学科的相关理论，健康教育研究者和工作者不断探索，在健康教育的内涵、理论、方法、技能和研究领域等方面不断发展完善，目前已经形成学界共识的理论方法体系。

一、健康教育的概念

健康教育（Health education）是通过信息传播和行为干预，帮助个人和群体掌握卫生保健知识、树立健康观念，自愿采纳有利于健康行为和生活方式的教育活动与过程。健康教育的目标是消除或减轻影响健康的危险因素，鼓励大众养成健康的生活方式，并合理利用现有的健康服务，改善生活环境，提高生活质量。

健康教育的实质是有计划、有组织、有评价的教育活动和过程。传统的卫生宣传主要是指卫生相关知识的单向传播，宣传对象泛化，许多时候不注重受众接受效果和行为改变效果的反馈。与卫生宣传相比，健康教育是宣传主体及对象明确的双向传播，注重信息的反馈和行为改变的效果。目前，卫生宣传多作为健康教育的一种常用的、重要的手段和方式。

健康教育着眼的核心是树立健康意识，形成健康相关行为。健康相关行为的形成要以健康意识和观念的形成为基础，因此要首先使个体和群体掌握健康相关的知识，提高认知水平和健康相关技能，建立起追求健康的理念，并最终自觉地去改善自己的行为和生活方式。

健康教育常用的手段包括传播、教育和干预，主要的任务包括疾病的预防控制、帮助患者更好地治疗和康复、帮助普通人群主动增进健康水平等。

二、健康教育的相关理论

健康教育的相关理论主要包含行为和行为改变理论、传播学理论、社会营销理论、医学伦理学理论四种。

（一）行为和行为改变理论

人的行为是人对内外环境刺激的能动反应，体现人的认知、思维、情感、意志等，具有生物性、社会性、目的性、可塑性以及差异性，同时也受人自身和外环境影响而发生变化。

健康教育的核心是行为改变，改善不健康的行为和方式，接受或强化健康行为。与健康行为密切相关的一个词语是健康相关行为，它指个体或团体的与健康或疾病有关联的行为，表现为促进健康的行为和危害健康的行为。而健康行为一般指健康状态下的行为，在实践中也常被视为与"促进健康的行为"同义。

实际工作中，并不是所有健康教育干预活动都能激发或者获得促进健康的行为，健康教育或健康促进能否成功，在相当程度上取决于是否对目标行为及影响因素有明确认识，是否将相关理论成功用于实践。因此研究人们关于健康相关行为形成、发展和改变的规律才能更好地使健康教育达到预期目标，即进行"理论指导下的健康教育"。目前常用于健康教育和健康促进的健康相关行为理论主要包括三个层面：

1. 应用于个体健康教育的理论

针对对象个体在行为改变中的心理活动来解释、预测健康相关行为，并指导健康教育干预活动。如健康信念模式、理性行为和计划行为理论、行为改变阶段模式、知-信-行模式等。

（1）健康信念模式（health belief model，HBM）。

20 世纪 50 年代，以美国心理学家 Hochbaum 为代表的心理学和公共卫生专家在进行结核筛查意愿调查时，得出结论：人们采取 X 线检查主要取决于两个互相影响的变量，即知觉到易感性的信念和知觉到利益的信念。社会心理学家 Becker 等对此进一步完善，提出易感性、严重性、益处与障碍等概念，并发展为健康信念模式，即是否采取某种健康相关行为取决于对疾病易感性和严重性的认识、对采取或放弃某种行为的益处或风险的估计、行为暗示以及自我效能等方面。其中行为暗示指诱发健康行为的因素，也可以说是导致个体行为改变的一个直接推动力，包括内在和外在两方面。内在包括身体出现的异常症状等，外在包括一些不良健康行为后果的报道、他人的患病体验警示等。当这种暗示数量越多，权威越高、影响越大的时候，个体采纳健康行为的可能性越大。自我效能是行为者对自己控制内外因素而成功采纳健康行为的能力的评价和判断，以及取得期望结果的信念。一般自我效能更高的人，更有可能完成被建议的健康行为。例如，计划推广对一种新型冠状病毒的预防接种，应该先让民众知道此病传染的可能性和后果的严重性，然后要使其相信接种有预防作用。如果民众希望不被传染，就会自觉接受免疫接种。反之如果对其风险不以为意，或认为即使患病也无所谓，或认为预防接种也无济于事，或认为接种程序复杂，也不愿应对其潜在的副作用，就不会选择接种。总之，人们如果具有与疾病、健康相关的信念，就会执行健康行为，改变危险行为或不健康行为。

（2）理性行为理论（theory of reasoned action，TRA）和计划行为理论（theory of planned behavior，TPB）。

理性行为理论由美国心理学家 Fishbein 率先提出，理性行为理论认为在决定行为是否发生的心理过程中，最直接的因素是是否打算实施这个行为，即有无行为意向。而行为意向的重要决定因素是个人对此行为的态度和主观行为规范。其中态度取决于个人对预期行为结果的相信程度和对这种结果的价值判断，因此当个人对某一行为结果有正向评价时，就会对此产生积极态度。而主观行为规范是由个人的信仰所决定，例如一个人心中某些重要人物对某事件的看法和愿望会使这个人形成对做某件事的正向看法。比如小张被发现血压升高，他想用药治疗，但小张周围的人有不同的建议，朋友不赞成服用降压药，认为降压药要长期吃，还有副作用，而妻子觉得服用降压药能尽快控制血压，是好事。这时，小张身边的人是否支持他使用降压药就会形成规范信念——该或不该吃药降低血压，而小张会优先考虑他身边最重要的人的规范信念，故可能会首先考虑妻子的意见。所以，理性行为理论实际上是包括动机、态度、信仰、主观行为规范、行为意向等各因素的有机联系。当然，有一个问题值得注意，理性行为理论是针对自愿行为，行为是否实施取决于个人意愿，倘若面临不能完全用自己意愿控制的行为，如吸烟、饮酒等习惯性行为，可能不能做出很好的解释，因为可能还需要考虑情感、精神和社会交往等方面。这就需要用到计划行为理论。

计划行为理论是美国心理学家 Ajzen 在理性行为理论的基础上增加知觉行为控制因素后提出。它的关键是知觉行为控制，即个人对于完成某行为的苦难或者容易程度的信念，它可以反映过去的经验和预期的障碍。因此计划行为理论下的行为意向主要由 3 个独立因素来决定：态度、主观行为规范和知觉行为控制。同时还考虑了一些人口学因素如年龄、性别。这对于健康教育干预活动的设计十分有益。由于它具有很好的解释力和预测力，可适用的个人行为领域包括饮食行为、药物成瘾行为、临床医疗与筛检行为、运动或锻炼行为、艾滋病或性传播疾病的预防行为。计划行为理论已被视为研究认知行为最基础、最具影响力的理论之一，研究结果已经被用于制定有效的行为改变干预策略。

（3）行为改变阶段模式（stages of change model，SCM）。

行为改变阶段模式是由 Prochaska 和 Diclemente 在 20 世纪 80 年代提出的，它将行为的变化描述为一个连续的、动态的、逐渐推进的过程，又被称为阶段变化理论（transtheoretical model and stage of change，TTM）。此理论最突出的特点是强调根据过程中个人和群体的需求来确定健康促进策略的必要性，也强调选择适宜的项目以满足人们真正的需求和适合个人的具体情况，而不是企图把同一个策略用于所有的人。人的行为改变必须经历几个阶段，而且这是一个完整的发展过程，处于不同行为改变阶段的人有不同的心理需要，健康教育应针对其需要提供不同的干预帮助，以便向成功采纳健康行为阶段转变，这也是此模式的原则和精华所在。具体来说通常需要经过以下 5 个阶段：

① 无改变打算阶段。调查对象没有要在未来 6 个月中改变自己的行为的考虑或仍坚持不改变。有可能是尚未意识到自己的行为存在问题，也有可能是以前曾尝试过改变，但因为失败而觉得没有能力改变。

② 打算改变阶段。调查对象打算在未来 6 个月内采取行动改变问题行为。对象已经意识到自己的行为问题，也意识到行为改变后的好处，但同时也了解到一些困难与阻碍，常因权衡好处与困难而停留不前。

③ 改变准备阶段。调查对象将于未来 1 个月内改变行为。对象在过去 1 年中已经有所行动，并有一定的打算，比如参加一些培训课程。

④ 改变行为阶段。调查对象在过去的 6 个月中，行为已经有所改变。值得注意的是，行动虽然常被视为行为转变，但在行为阶段变化模式中，不是所有的行动都可以看成行为改变，因为这必须符合专业人员的判断，已达到足以降低疾病风险的程度。以酗酒为例，单纯减少酒精摄入量并不是处于转变的行为阶段，完全戒断才是处于此期。

⑤ 行为维持阶段。调查对象已经维持新的行为状态达 6 个月以上，达到预期目的，而且

对象尽力防止旧行为复发。由于已具有相当自信，不易复旧。

虽然行为变化阶段模式将行为的改变分成了以上 5 个阶段，但行为变化并不总是在阶段之间进行单向递进，很多人可能会在达到目标之前经过若干次尝试，甚至有些会退回到无转变打算阶段。所以，一种健康行为的形成往往并非易事，健康教育也需要多次尝试。

此外，在这一过程中还有些认知和行为层面的心理步骤，它们有助于帮助对象从一个阶段过渡到另一个阶段。认知层面包括提高认识、情感唤起、自我再评价、环境再评价、自我解放、社会解放；行为层面包括反思习惯、强化管理、控制刺激、求助关系。综上，行为变化阶段理论模式是以变化发展的观点来看待健康相关行为，其核心价值在于启示健康教育工作必须要进行调研，必须清楚了解对象人群的目标行为的实际情况，并且对不同阶段的对象的实际需要应用不同的干预措施，如从一般性的健康信息传播过渡到根据参与者的实际情况使项目符合参与者需要，又如使参与者知道自己处于哪个行为转变阶段，并在有进步时给予强化、鼓励。

（4）知-信-行模式（knowledge-attitude-belief-practice model，KABP）。

知-信-行模式理论认为知识是基础，信念是动力，行为改变过程是目标。知识是行为改变的基础，通过学习可以获取行为改变相关的知识与技能，在此基础之上形成新的信念，而信念常与感情、意志一起支配人的行动，最后促使将已经掌握并坚信的知识付诸行动，使有利健康的行为形成。因此该理论认为行为的改变有两个关键步骤：确立信念和改变态度。例如在预防艾滋病的健康教育中，人们接受了艾滋病流行趋势、严峻形势、传播途径和预防方法的知识后，通过思考增强了保护自己和他人健康的责任感，确信只要杜绝与艾滋病传播相关的危险行为就能预防艾滋病。在这一信念支配下，人们通过对行为结果的评价等心理活动，形成愿意采纳预防艾滋病行为的态度，最终可能自觉远离危险行为。

但是人们从接受知识到改变行为是一个非常复杂的过程，知-信-行之间的这种联系并不是必然产生行为反应。例如即使人们掌握了某种知识，也有可能不按照它去行动。在理论假设中缺少对对象人群的需要（需求）、行为条件和行为场景的考虑，因此知-信-行模式在指导健康教育行为改变实际工作中有局限性。

2. 应用于人际健康教育的理论

人处在社会群体中，具有社会属性，而且在各种形式的生活、学习、工作中，个体难免和他人产生联系，比如我们的人际关系、社会关系。应用于人际健康教育的理论强调人和社会环境的关系，主要基于对象在社会环境中的感知和习得性来理解健康相关行为，是一类在设计行为改变干预措施时广泛使用的理论。包括社会认知理论、网络和社会支持、压力和应对互动模式等。

（1）社会认知理论（social cognitive theory，SCT）。

社会认知理论是由以美国心理学家班杜拉（Albert Bandura）为代表的学者经过多年探索在 20 世纪 80 年代提出的关于人类认知行为方面的理论，其核心观点认为：个体行为既不是只受内部因素驱动，也不是单纯由外部刺激控制，而是由行为、认知、环境交互作用所决定，故又被称为"交互决定论"，这是一种综合性的人类行为理论。比如人的思想、认知、情绪可以决定自己的行为实践，而自己的行为实践也会反过来影响思想、认知、情绪。此外，环境和个人特性之间、环境和人的行为之间也具有类似的相互影响作用，如社会事件、社会规律的变化可能会影响个人特性和行为，其中家庭环境及家庭行为就对儿童的健康行为产生基础而深远的影响，这也是我们可以在健康教育中发挥榜样的力量的重要机制。实际上社会认知理论与桑代克所倡导的准备、练习、效果学习定律和斯金纳的操作制约理论所强调的强化学习的理念有共性之处。因此它可以说是具有学习理论的特点，也曾被称为"社会学习理论"。除了交互作用、环境、情绪之外，观察学习、自我效能、强化也属于社会认知理论的重要内容。

① 观察学习。班杜拉认为人能通过观察而形成行为的心理表征，借由仿效历程进行学习。人类发展过程已证实许多行为都是借助观察学会和掌握的。这包括一些有利或不利的健康相关行为，比如模仿或者习得别人的饮酒行为、暴饮暴食行为、性滥交行为等。所以，在健康教育过程中也可以通过榜样或被效仿者的"正能量"作用引导正确健康行为的形成。当然，这也离不开对某一行为的行为保持和来自内外部的强化。

② 自我效能。自我效能可以理解为相信自己能在特定的环境中恰当而有效地实施行为，是对能力的自我认识。它可以影响到人们的知觉、动机、行动及效果，也可以影响外环境。在面对某一需要的行为时，效能越高者，采取实施措施的意愿性就越强，也可能越具有自信心和执行能力。反之则可能对行为的实施起到反制作用。虽然自我效能具有个体差异，但研究表明，自我效能也可以在学习训练和强化中逐渐增强。

③ 强化。强化理论认为行为的发生与否和频率与行为前件和行为后件相关，尤其是行为后件。强化可以是来自外部的，也可以是内部的。外部强化一般是来自他人的反应或其他环境因素。人们观察他人或环境对某些行为的正面或负面反馈，结果强化了自己的行为。当然这些行为可能是正向的，也可能是负向的。如个体只通过控制饮食就减轻体重获得了朋友的认可或赞赏，个体可能会进一步超范围发展到节食。内部强化主要是通过结果预期和期望来调节行为，常表现为个体对某行为的"利益"或"代价"的一个推测，并将其作为是否实施行为的参考依据。所以为了取得健康教育效果，除了树立一个良好的结果预期，还可以在过程中让对象直接或间接学习到不健康行为的负面后果，以及怎样面对纠正此行为需要承担的压力。

总的来说，社会认知理论在健康教育领域中主要应用形式有两种：一是通过提高自我效能来改变健康相关行为；二是以交互决定论为理论框架来设计与指导健康教育或健康促进。

（2）社会网络和社会支持（social networks and social support）。

社会网络的概念较早是由 Barnes 提出，现在一般认为是指社会成员之间的社会联系和关系。当然，这里的社会成员可以是不同的角色，如个体自然人、企业、单位、部门、家庭等。基于不同的社会角色，一个人也可以分属多个网络中，而不同的网络提供的功能及比重不相同，同一网络在不同时期提供的功能也不相同。此外，有观点认为对于健康相关行为而言，卫生专业技术人员是正式网络成员，家庭、朋友、同事等属于非正式网络成员。因此，个体可以看作是这个网络中的连结点，同时也能在这个网络中得到一定的支持。这也可以从不同的侧面影响我们的健康，正如"生物-心理-社会"医学模式下我们越来越重视社会因素的作用。所以当其发挥正面的作用时，比如提供良好的社会影响、伙伴关系、社会资本，理论上这对于健康教育就应该具有促进作用。如家庭成员受教育程度都高，关系和谐，那么成员接受健康教育知识的可能性就更大，也可以更好地帮助彼此执行健康行为。反之，如果发挥负面作用，个体不仅无法获得社会支持，甚至有可能遭遇社会损害。例如，一个人周围有不少的朋友吸毒，那么他吸毒的可能性也会大大增加。2000 年以来，Berkman、Glass 等学者就相继提出社会网络可以通过社会影响、社会支持、获取资源等影响健康。

　　社会支持是通过社会网络所建立的联系，成员之间的互助和支持。因此，对个人来说它具有可利用的"社会资本（资源）"的概念属性，当然也会具有一定的主观性，这也是社会网络的功能体现之一。社会流行病学家 Cassel 认为社会支持具有社会心理保护作用，可降低个体对于紧张刺激的易感性，广泛影响各种健康结局。可以说社会支持有助于应对压力或困难，同时也可以使个体在心理上感到满足。具体说来，包括以下几种：①情感支持。包括成员之间表达爱心、关心、信任、同情等。②物质支持。包括物质或技术等实际的帮助和服务，特别是来自正式网络成员所提供的支持。③信息支持。包括资讯、建议、忠告等。如朋友遇到一些难以解决的健康问题时，给予建议，帮助决策，从而解决问题。④评价支持。包括有助于提高自我评价的信息，如肯定价值、正面的社会认同等积极的反馈和首肯。如老师对学生的鼓励和反馈可以使学生提高自我效能；父母对孩子的包容和赞扬可以提高孩子的社会自信。有研究结果显示，社会支持不但影响健康相关行为，而且与全因死亡率、心脑血管疾病、肿瘤的发病和生存结局等有关。

　　综上，社会网络、社会支持与影响健康的个人因素和社会环境因素有关联，可以直接影响人的健康行为、身体健康、心理健康，它们之间存在复杂的相互作用网络。经过多年的研究，学者们提出并实践了其机制模型，如下图 6-1。

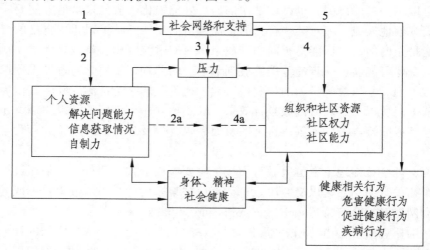

　　图中箭头 1 表示社会网络和社会支持对健康的影响。箭头 2 和 4 表示社会网络和社会支持对个人和社区资源、能力的影响，2 a 和 4 a 表示个人和社区的资源有直接的健康促进作用或者通过减轻压力对健康产生影响，如提高个人和社会资源，就增加了解决压力的可能性。箭头 3 表明社会网络和社会支持对紧张、压力状态的影响。箭头 5 反映了社会网络和社会支持对健康相关行为的影响。

图 6-1　社会网络和社会支持与健康的关系

（图片来源：马骁.健康教育学[M].北京：人民卫生出版社，2004：75）

　　社会网络和支持对于健康教育活动与健康促进实践的重要启发点在于回答了具有影响意义的三个相关联的实际问题：在健康教育活动与健康促进实践过程中需要的社会网络和支持的提供者、时机、内容。首先是对于提供者的问题，它强调移情性理解，认为共同的经历可以使提供者更可能会换位思考，从而使提供的支持更符合接受者的预期。目前，很多医院在糖尿病患者管理过程中成立"糖友会"相互帮助，这也是利用网络支持，"糖友"之间具有移情性理解，提供的支持可能更符合对方的需要和价值认同。这种模式实际上拓宽了我们可以用于健康教育的人选，如基层公共卫生服务能力和体系的建设中就可尝试邀请社区成员来发现和解决面临的社区问题，从而提高解决问题的能力。其次是对于提供时机的问题，需要考虑到不同的人在不同情况和阶段的需求不一样，包括所处年龄、境遇的不同等。如对肿瘤初期和晚期的病人，要考虑他们对物质支持和情感支持的需求侧重和强度可能是不一样的。最后是对于提供什么支持的问题，一般认为事前明确哪些支持可能会被接受非常重要，所以可在健康教育实施前采取讨论、论证、借鉴等措施明确接受者的希望或他们需要的支持类型，这也有利于形成对社会支持的正面评价，如体现出真诚、平等。

（3）压力和应对（stress and coping）。

压力是一个多学科共用词，最早是物理学概念，也就是物理压力。19世纪末开始出现于生理学、心理学、社会学等领域，可表示动物或人在某种状态下的生理、心理和行为反应。Hans Selye从生物医学角度把压力定义为人或动物有机体在环境刺激下产生的一种非特异性反应。实际上当压力形成而又无法摆脱时，也容易形成紧张、应激等反应。我国心理学家认为压力包括压力事件和心理压力两个范畴，压力事件是令个体紧张、感受到威胁的境遇或事件，具有客观性；而心理压力是个体对压力事件认识、评估后，认为影响巨大无法摆脱时，形成的紧张的心理状态，具有主观性。

压力既影响人的生理和心理，也影响个体行为。如今有关压力和健康的关系已被逐渐揭示，如焦虑症、溃疡、高血压等就被证实与压力、紧张、应激密切相关。此外，一些行为的发生也受此影响，如酗酒、饮食偏好、过度熬夜、吸烟。关于这个问题，也有人认为压力可有正性和负性之分，负性压力可以使个体产生不愉快、消极、痛苦感，具有阻碍性；而正性压力则可以使个体产生愉快、满意、激励感，可促使个体在某些方面能成熟应对而获得成长和发展。显然这与个人的应对是有关系的，比如有些人可以从负面的压力和紧张中得到正面的激励或经验，而有的人则相反。所以，这其中可能存在一些影响变量或影响环节，Pearlin就指出压力过程主要有三个部分：压力源、输出结果、调节变量。这里的调节变量就是对于压力带来的心理和生理健康状态具有调节作用的一些因素，它主要包括社会支持、应对方式、人格特征。当然，这具有个体差异性，它影响个人对压力的感受，进而对健康产生不同影响。

具体来说，应对方式是指个体面对不同的压力或应激源时所采取的应对方法、手段或策略。例如在遇到健康问题时，应对方式常常决定其是否去寻求医学帮助，怎样去寻求医学帮助，怎样对待社会支持及卫生专业工作者的忠告，但它也受到社会支持、人格特征的影响。

Cohen和Mckay认为社会支持可以保护人们免受压力事件的不良影响。当一个人知觉到压力后，足够的社会支持可以影响其对压力事件的评价，调整机体的反应，减轻主观压力反应，可以说具有一种缓冲作用。

人格特征会影响我们对压力事件的评估。比如人格研究中的控制信念观念就体现出个体对采纳某种行为的自信心，所以有的人认为紧张、威胁是自己可以支配和控制的，他们会选择积极面对和承担，提高自我效能；而有的人不愿意承担，甚至选择逃避和否认，可能会造成不利的健康行为的增加。又如我们熟知的A型性格，此类人易躁、易怒，具有较强的竞争性，也可能具有更高的心血管疾病风险。

所以压力和应对模式下，个体往往会首先评估压力对自己的影响，然后对自己的应对能力和选择进行评估，提出应对策略，包括处理问题和自己的情绪。人格特征和社会支持可以促进个体对压力有良好的应对，降低个体从事危险健康行为的可能性。健康教育应该注意这些方面。

3. 应用于社区和群体健康教育的理论

群体聚居是人们在当今社会生活中的主流居住格局，社区是其典型表现形式，也交织着个体与人际。要大范围、快速度地调动更多力量参与，促进更多人执行健康行为，提高健康教育效率，需要充分做好社区和群体健康教育工作。常用于此的理论包括创新扩散理论、社会动员等。

（1）创新扩散理论（diffusion innovation，DI）。

创新扩散是指新事物通过一定的传播渠道在整个社区或某个人群内扩散，并被社区成员或群体成员了解、接受后加以采用、执行的过程。在健康教育过程中，我们就常常希望一些有益健康的新知识、新观点及健康行为能被目标人群所接受并且能尽量扩散，以便影响更多的人，从而达到健康教育工作的预期。美国的传播学家埃弗雷特·罗杰斯（Rogers）在20世纪90年代就在医学等多个领域进行了有关创新扩散理论的研究，并且论述了创新如何通过某些渠道在社会系统成员中扩散和传播，并提出了人群的接受过程有知晓、劝服、决定、确定几个步骤。

创新扩散过程包括以下几方面：①创新形成。新事物从产生、发展到成型的全部活动过程。②传播。将新事物从发源地向使用者积极传送的活动，包括传播渠道和系统。例如初次决定在社区中开展全民健康体检，这是一种新事物，就要考虑到是由社区卫生服务中心发出通知，还是由一些组织通过非正式渠道宣传，如在社区活动中公布此通知。③采用。即目标人群对创新的接受。这需要经历知晓信息、被说服并转变态度、决定接受、实施、确认几个步骤，由于在接受创新事物方面有个体差异，因此在人群中会存在着"先驱者""早期接受者"以及"晚期接受者"，而随着前两类人员增多，超过一定比例，扩散过程就会明显加速。④实施。即创新开始扩散，开始被接受或实际应用。⑤维持。即创新得以持续被实际应用或实施。

有研究表明，一项创新事物在人群中的扩散取决于3个方面的变量：新事物自身特性，目标人群特点，传播策略、渠道及方法。所以我们如果要想使一项新的事物在人群中传播并被接受、采纳，就需要使该事物具有先进性，适合目标人群和实际环境，同时积极寻找一线的"先驱者""早期接受者"，通过一线工作人员与之密切配合，形成示范，并帮助跟进者和滞后者克服障碍，同时也要选择正确的传播策略、渠道和方法。故掌握创新扩散的理论有利于为制定健康教育干预策略提供新思路。

（2）社会动员（social mobilization，SOMOB）。

联合国儿童基金会曾将社会动员定义为：社会动员是一项人们广泛参与、依靠自己的力量，实现特定的社会发展目标的群众性运动，是一个寻求社会改革与发展的过程。从历史实践来看，它具有人人参与、自力更生、可持续的特点。在健康教育中发动社会动员，可以促进多方力量参与进来，把满足人们需求的社会目标转化为广泛参与社会行动，形成有利于健康的社会环境，促进健康教育与健康工作体系和工作网络的形成。例如我国在20世纪50年代开始的爱国卫生运动，就是由各级政府组织，全社会共同参与，把诸多社会力量组织起来，对提高广大人民群众卫生观念，改善卫生条件，提高生活和居住环境质量，保护人民健康等发挥了十分重大的作用。

社会动员的基本要素包括启动者、参与者、投入、产出等四个要素。启动者由拥有资源、知识、技术的领导或专家组成，往往是问题的发现者、引导者、援助者；参与者范围较为广泛，根据职能和社会角色，有决策、操作管理层和受益人群几个层面；投入包括理念、知识、技术、经验以及其他硬件、资金、人力等；产出表现为相关知识形成与普及、技能获得和提高、行为改善和强化、社会机制形成和完善等。如我国在面对新型冠状病毒感染疫情时，由国家组织形成国务院联防联控机制，动员各种社会力量应对疫情，很快建成"方舱医院""两山医院"等，将疫情控制平稳，在世界上形成了抗击疫情的中国经验。

社会动员对象一般包括领导层、有关部门机构、非政府组织、专业人员、社区与群众。结合健康教育的社会性意义和专业特点，这里重点介绍非政府组织、专业人员、社区与群众。

非政府组织是独立于政府和企业之外的由公民自愿组成，具有社会公益性，有一定活动章程，以实现成员共同愿景的非营利性组织。像目前官方的一些特殊组织如工会、妇女联合会，以及民间的各类学会、协会、基金会、联合会、志愿团队等，他们基于专业性、服务性、志愿性，能对周围的人群具有影响力。2016年在北京启动的"健康社区"项目，就是由中国医师协会、中国社区卫生协会和中国医疗保健国际交流促进会发起，加强社区卫生服务能力建设，探索社区慢性病管理，助力分级诊疗体系的构建。

专业人员一般认为是医疗卫生专业技术人员、公共卫生和疾病预防与控制人员。社区基层卫生人员，他们的服务、言行在很大程度上影响着居民的健康意识和行为。因此加强这类人员培训，提高他们的参与意识和服务意识，可以发挥更大的作用。

社区指在一定地域范围内的社会群体，包括有地域范围，也有人的组合和制度的集合。这里介绍几种关于社区的概念：

① 社区组织。社区组织在这里有两种理解，其一是指社区内有目的、有计划地建立起来的满足一定需要的各种团体机构；其二是指社区中的成员或群体共同解决所面临问题的过程。在健康教育上，社区组织主要是动员社区内资源，开展各项工作，解决社区环境或成员的卫生和健康问题。因此，它既是方法，也是过程。

② 社区联盟。社区联盟是指社区中各种实体组织如政府街道、卫生服务中心等，为了实现共同的目标而联合工作。比如我国面对新型冠状病毒感染疫情时，在广泛社会动员的基础上，尤其集中发挥社区组织优势，激发社区参与，提高社区能力，形成了具有特色的社区防疫经验。

③ 社区参与。社区参与是指社区成员自动、自发地参与社区的各项活动，并在这一过程中发生改变。它可以让人感受到自己对社区的拥有权、自主权，也有利于社区成员明白自己的权利和义务，主动认识问题，参与社会动员，并落实行动来改善所面临的健康或卫生问题。

④ 社区能力。社区能力指影响社区识别、动员和解决社会及大众健康问题的能力特征。包括参与协调、凝聚共识、构架网络和整合资源等方面。例如开展"人民健康社区"活动，并为优秀健康社区组织者颁发"人民健康达人"证书，可以形成大众健康示范，促进"人民健康社区"传播。

社会动员的步骤包括：确定目标—寻找合作、联盟—指定计划—实施计划—监测、评价。在这一过程中，需要注重用多种渠道传播信息，比如人际传播、媒体动员等，形成社会舆论导向，引起社会成员注意。同时要建立组织网络，把个体成员和组织成员统一起来。充分利用社区资源和社会市场学方法，促使社会成员接受和采纳相应内容。

综上所述，在健康教育工作中采取社会动员可以获得更多政策、物质和信息方面的支持，能够促成社区、相关部门及非政府组织为共同目标通力合作，激发群众参与健康教育的主动性、持续性，从而增进全民健康。

（二）传播学理论

健康教育的本质是通过信息传播和行为干预来促使个人和群体掌握卫生保健知识、健康观念，执行健康行为。传播学即是研究传播行为和传播过程发生发展的规律以及传播与人和社会的关系的学问，是研究人类如何运用符号进行社会信息交流，明确社会信息系统及其运行规律的学科，它与社会学、心理学、宣传学等都有一定的联系。传播学理论对于健康教育的普及和传播有借鉴意义。

1. 传播

传播一词有播散、传递、沟通、交流等不同意义，它的显著属性是信息属性，是一种人类普遍存在的社会行为。我国学者郭庆光指出，传播即是社会信息的传递或社会信息系统的运行。

对传播要素和过程的认识主要有两种模式，即拉斯韦尔五因素传播模式和施拉姆双向传播模式。前者认为一个基本的传播过程和要素主要由传播者—信息—媒介—受传者—传播效果五方面构成。后者认为传播过程中，信息是双向的，传播者和受传者也不是固定不变的，并引入了两个重要的传播要素：传播符号和反馈。它强调传播者和受传者之间的沟通必须以对信息符号含义的共同理解为基础才能做出正确的理解和解释。比如在健康教育过程中，要想让生硬的专业知识被患者接受，医生和患者则必须有能共同理解的基础符号，这也就启示我们应当采取合适的医患沟通语言和方式。此外，传播者在受传者接受信息后也会形成相应的心理和行为的反应。

根据传播的主客体相互关系，目前将传播活动分为 5 种类型：①自我传播。受传者接受信息后，在头脑内进行信息加工处理，如思考。②人际传播。个人与个人之间直接的信息交流，也是人际关系和社会关系的基础和体现。③群体传播。处在社会小群体范围中的个人彼此之间的传播，又称小组传播。④组织传播。以组织为主体的信息传播。⑤大众传播。职业性传播机构通过广播、电视、书籍、网络等大众传播媒体向社会大众传播信息。

传播是一种社会行为，但也是人类生存和发展的一种基本方式，尤其是进入信息时代后，信息交流已经变成一种普遍而又必须的社会性需要，它影响着我们的方方面面，包括健康。比如人际传播和群体传播就有助于形成良好的人际关系，提供必要的社会支持，可以促进心理平衡，稳定身心健康；也可以形成良好的榜样示范，促进受传者态度和行为上的改变。又如大众传播、群体传播让各种健康信息和健康行为可以被我们触手可及，并形成一种健康资源，为防治疾病、促进健康提供了有利条件。

2. 健康传播

健康传播的概念由国际传播学会首先提出，其定义为：以大众传媒为渠道来传递与健康相关的资讯以预防疾病、促进健康。20 世纪 70 年代美国心脏病学家 Jack Farquhar 和传播学者 Nathan Maccoby 牵头组织的"斯坦福心脏病预防计划"可以说是健康传播的肇端。此后埃弗雷特·罗杰斯提出了一种界定：健康传播是将医学研究成果转化为大众的健康知识，并通过态度和行为的改变以降低疾病的患病率和死亡率，有效提高一个社区或国家人们生活质量和健康水准为目的的行为。90 年代健康传播进入国内，被理解得更具体：以健康为出发点，运用各种传播媒介渠道和方法，为维护和促进人类健康而制作、传递、交流、分享健康信息的过程。这也体现了健康传播必须具有公共性和公益性，传播的内容必须是健康信息，要围绕健康这个中心目的的特点。

实践证明，健康传播不仅可以影响个体水平的知识、信念、态度、行为、效能，也有利于在群体水平、组织水平、社区水平等层次提供健康信息、减少有害健康的因素，提高整体健康水平。健康传播已成为健康教育的基本策略和手段，充分应用健康传播原理，可为健康教育提供决策依据，有效应用其手段和方法，有助于打造健康教育资源，提高效率和效果。这也启示我们在健康教育过程中要更好地打造和利用现代健康传播信息和媒介；对健康传播加以针对性的开发建设，促进更多的受传者从知识的接受到行为的改变；也可由从传播健康知识和技能的单纯模式向传播健康文化为代表的综合模式转变。

（三）社会营销理论

社会营销（social marketing）是指使用市场营销的原理与技术来影响目标受众，使他们为了个人、群体或整个社会的利益而接受、拒绝、调整或放弃某种行为。社会营销理论是由 Philip Kotler 等学者对传统营销理论创新发展而来，它着眼于个人或群体的行为改变，与市场营销的经济属性不同，社会营销具有明显的社会性，解决的是社会性问题，也更加重视社会效益。健康教育作为一个重要的社会命题，它的核心思想就是把健康知识、理念向受众传递，希望受众接受、认同，并转化为相关行为。这与社会营销在实质上具有类似之处，所以有学者认为健康教育就是一种满足人们健康需求的社会营销活动。因此，健康教育工作者学习掌握一些社会营销的概念和方法对于分析和影响目标人群，促进健康教育的实现是有积极意义的。

1. 社会营销的基本原则

社会营销的基本原则包括以下五个方面：①目标人群的需求是出发点和归宿；②目的是社会利益；③不是让目标人群被动地改变认知和行为，而是要他们为自己的健康负责，主动参与过程，发现并解决问题；④明确产品、价值、交换；⑤不营利，但强调低成本和效益，力求最大社会服务价值。

2. 社会营销的构成要素

社会营销的构成要素包括以下几个方面：①产品。它的产品可以是有形实物，也可以是服务、理念、行为。②价格。价格是通过产品交换价值体现出来，社会营销的价格是受众为了得到产品付出的成本与代价，也体现受众对产品满足自己需求的评价。③地点。指产品送达或传达到的地点。④促销。通过各种方式和渠道使产品更容易被接受，如张贴宣传栏、发布视频广告。

3. 社会营销对于健康教育的启发

首先要以"消费者"为中心。健康教育的"消费者"就是我们的目标人群，在健康教育过程中必须要尊重和满足目标人群的需求，要调查研究，这样才能有的放矢，使产品（如免费叶酸片、免费接种、免费体检）发挥最大使用价值；要把目标人群的参与当成一个过程，吸取来自个人或社区层面的意见或建议，以便健康教育活动有更高的接受度；对目标人群人口学特征、心理特征、行为特征等进行细分和分析，使健康教育的产品更有传递意义，也有助于实现低成本高效益。比如对中老年的健康教育要慎重选择在网络进行营销，若目标人群集中在社区，可以选择做宣传促销，如禁止吸烟的广告。其次，重视"交换"基础。所有营销活动的最终目的是实现交换，为了这一过程顺利进行，必须要让"消费者"充分知情，类似"公平交易"。因此需要让受众了解到自己的健康问题，认识到健康教育产品能真正满足自己的需求，也要让受众了解到他可能因此花费的成本或付出的代价，如金钱成本、时间的投入、习惯的养成、情感寄托的舍弃、忍受朋友或家人异样眼光等。

（四）医学伦理学理论

伦理学是研究人类道德的学科，医学伦理学是研究医学道德的学科，它是用伦理学理论和研究方法来研究医学实践和学科发展中面临的道德关系、行为准则和规范，它涉及人们相互之间、医学与社会之间的关系问题。医学伦理学中要求了一些开展医学活动所必须遵守的本原则：尊重原则、不伤害原则、有利原则（行善原则）以及公正原则。健康教育具有医学目的性，与生命健康息息相关，过程中有健康教育工作者和接受人群参与，同时健康教育本身也是一种医学科研，为了保障参与各方的利益，应当严格遵循医学伦理规范。美国健康教育学会曾专门颁布了《健康教育工作者的伦理学准则》，我国《中国心理学会临床与咨询心理学工作伦理守则（第一版）》和《中华人民共和国基本医疗卫生与健康促进法》均提到健康教育或健康促进应该遵循医学伦理。目前在艾滋病健康教育、护理健康教育、大学生心理健康教育方面就已有较多的医学伦理学研究。

根据医学伦理学的基本原则要求，健康教育过程中应该注意以下原则：①公平。健康教育应该公平地为所有人提供专业服务，没有人因年龄、民族、健康状况、经济条件而被选择性忽视。②尊重。尊重目标人群的价值观、信仰、风俗，对一些与健康相悖的，要加以引导，积极激发他们自我意识，参与健康行为，不能单纯粗暴阻止。③知情同意。要让参与者知情项目情况，尤其是获益、投入、暴露风险，做到自愿参与。④保护隐私。对收集到的人口学资料、病史信息，以及其他敏感内容应该加以保密。⑤避免伤害。避免对参与者带来身体、心理方面的伤害。⑥真实发表结果。在项目执行过程中和结束后，对项目的执行情况、质量、数据、结果，在不超出保密范围进行真实的公布和合理应用，对参与人员的工作予以肯定和认可。⑦提升自身素质。健康教育工作者要不断地学习、交流，提高自己的专业水平和研究能力。

三、健康教育的原则

健康教育是一项综合性的工程，涉及较多的环节、多方的参与者，必须要遵循一些共性原则，才能让健康教育达到相应目的、取得效果。

（一）思想性

健康教育的内容和组织开展过程要以马克思列宁主义、毛泽东思想、"三个代表"重要思想、科学发展观、习近平新时代中国特色社会主义思想为指导，必须符合党和国家的路线、方针、政策，要有利于"五位一体"的总体布局，提高全民健康素养和人口素质，助力更高水平小康社会。

健康教育还要结合爱国主义教育进行，发扬爱国主义为核心的民族精神，巩固爱国卫生运动成果。宣传与时俱进的健康生活和行为方式、疾病防治科学知识、理性的疾病观和生命观、优秀的传统文化，鼓励人们团结互助、乐观向上，传递社会主义核心价值观等主流时代精神。

（二）科学性

健康教育的内容要具有科学性。确定健康教育的内容时，必须要实事求是，严谨考证，与时俱进，也要充分发挥多学科交叉的优势，保证内容先进正确、安全有效、合理可行。

健康教育的执行过程要具有科学性。目的必须清晰，目标要合理，方案和框架明确，具有监督和考核机制。如符合行为及行为改变理论，不能操之过急，违背规律；考虑全面，精准施策，不搞以点概面，要分析优选，注重教育的质量；符合社会营销、健康传播理论，合理利用现代媒介，争取低成本、高社会效益；重视医学伦理，避免强制、命令、忽视，坚持尊重、平等、保护隐私。科学性这一原则既是对专业方面的要求，也是对道德方面的要求。

（三）群众性

人民群众是健康教育的目标人群、受益人群。健康教育工作的对象是人，是为了帮助人们树立健康的观念，掌握健康知识，增强健康技能，采纳有益的健康行为和生活方式，所以我们的工作必须以人民为中心，围绕群众展开，适应群众需要，解决他们关心的健康问题。

健康教育必须发动人民群众。目标人群积极参与健康教育活动是健康教育成功的基础，没有群众参与的健康教育没有实际意义。历史实践告诉我们，人民群众是历史的创造者，所以我们在进行健康教育的时候，要借助社会动员理论、社区组织理论，更要鼓励群众参与制定和实施计划，同时也要注意使这些工作和内容能被人民群众所掌握，才能取得低成本-高效益，实现共建共享。

（四）针对性

目标人群具有差异性，不同的人群有不同的问题，而且受众的年龄、性别、文化、经济、职业、地域等也不同，所以应针对目标人群合理分类，运用有针对性的内容和方法，否则难以达到预期。目标人群的差异还有阶段性、时效性，人群在不同的阶段也会有不同的情况，应对目标人群进行细分和分析，包括人口学特征、心理特征、行为特征、疾病情况，紧紧针对目标展开可以集中资源，保障健康教育开展。

针对性原则也启发我们在健康教育一开始就要有很好的目标指向，针对目标人群，明确目标体系，包括宏观的或具体可行、可量化的。

（五）整体性

健康教育是整个卫生事业体系中的一个重要部分，它受到卫生事业大局的影响，受到社会经济发展的影响。健康教育要立足大健康观念，以健康为中心，积极解决已经存在或潜在的影响比较大的、社会负担比较重的一些健康问题，如慢性非传染性疾病、老年病、乡村基层健康问题等。同时健康教育也要考虑社会和卫生事业动态发展，预测未来，做一些前瞻性和先进性的计划或工作。

（六）持续性

人们在长期环境中形成的生活方式、思想观念、行为习惯往往比较牢固，每一方面的改变都需要从量变才能到质变，且健康教育涉及的指标多，涉及多种资源以及社会关系的调整，所以要做好持续开展的准备。

再者，我国的健康教育起步晚，人们对健康教育的认识还不深入，健康素养还有待提高，制度配套等还有很多不完善。而医学知识的进步、科学技术的发展，社会环境变更，疾病谱系的改变，新的公共卫生问题等多方面也在客观上要求健康教育持续进行与发展。比如国家深入实施《国家体育锻炼标准》，进一步修订完善《全民健身指南》《全民健身条例》等。

四、健康教育的方法

健康教育的方法包含健康教育诊断、制定健康教育计划、干预实施和评价应用四个步骤，以及场所健康教育、重点人群健康教育、重要健康问题教育、突发公共卫生事件应对中的健康教育、健康教育干预方法、健康教育教学方法等六个健康教育的具体实践方法。

（一）健康教育的步骤

一般来说，健康教育工作是以执行具体的项目来实现的，这个执行过程就是健康教育的过程，但任何项目都是有序的，应该包含计划、实施、评价等方面。按照项目开展的流程，健康教育的一般步骤可分为以下四步：

1. 健康教育诊断

健康教育诊断也被称为需求评估，就是在制定健康教育计划、开展健康教育之前要收集居民的健康相关信息和内容，分析居民主要健康问题、健康危险因素、需要且可及的资源。其中最具有代表性的诊断思路是以美国学者格林（Green.L）提出的 PRECEDE-PROCEED 模式，它把影响健康的相关因素分为倾向性因素、促成因素和强化因素，提出了社会诊断、流行病学诊断、行为与环境诊断、教育与生态诊断、管理与政策诊断。当然，在这个过程中要注意综合运用社会学、行为学、心理学、流行病学、统计学、伦理学等有关方法和技术，这样才能对收集到的资料进行精准提取，为制定目标、策略、计划提供依据。

2. 制订健康教育计划

健康教育计划就是在健康诊断的基础上，对存在的健康问题和主客观条件进行分析后，制定明确的目标体系，事先确立最优的、最适合的策略和措施。因此可以说是行动纲领，也是为后期跟踪项目（如监督、评估）提供一套方案和标准。要求在制定计划时要有目标指向，抓住重点，科学可行，灵活有余，吸引广泛参与。根据既往实践经验，主要有以下几个步骤：确定优先项目——制定目标体系——拟定干预策略与措施——配比人员和资源——完善评价方法和评价指标。

3. 干预实施

健康教育的干预实施是指按照计划确定的策略、措施、步骤组织的具体实践活动。它是整个健康教育项目的主体工作，是目标实现的重中之重。干预实施工作以健康诊断和制定的健康计划为基础的，实施环节可以概括为以下几个关键节点，也称为 SCOPE 模式：制定实施时间表（schedule）、控制实施质量（control quality）、建立实施组织机构（organization）、组织和培训实施人员（person）、配备和调试设备物资（equipment）。

4. 评价应用

评价是把客观实际与预期目标或既定指标进行比较。健康教育项目结束后我们总会关心是否达到计划预期，比如运行情况怎么样，目的和措施是否有效适当，对象健康行为或状况有无改善，结果是否可靠，过程是否科学合理，是否兼顾效率和公平……这都需要健康教育评价来回答。

想要做好评价，需要进行评价设计，制定评价指标体系，特别是要选择、调整和创建数据收集工具来收集、管理、分析、解读数据。常用的有形成性评价、过程性评价、效应评价、结局评价、总结评价。形成性评价是在计划实施前或早期进行完善调整，使其更科学，更符合需求；实施过程中及时获取反馈信息，持续改进，保障计划成功。过程性评价是贯穿于全过程，监督完成进度、经费使用、资源利用情况，有利于解释结果，为计划实施提供保障。效应评价健康教育使目标人群发生的较早的、近期改变，也称为近期效果评价。结局评价着眼于项目实施后目标人群的健康状况、生活质量变化，又称远期效果评价。总结性评价是对各方面资料做出总结性概括，能全面反映健康教育项目的优缺点，成功和不足之处，为今后的项目提供借鉴。

有效的评价有利于了解项目和实施情况，进行项目管理，明确项目贡献、价值。通过评价解释和应用结果，能及时改善计划，使其理论和方法得到更广泛的应用，扩大项目影响，发挥更多作用。对于工作人员而言，通过评价能把理论和实践相结合，提高健康教育人员、健康教育团队等的健康教育水平。

（二）健康教育的具体实践

1. 场所健康教育

场所健康教育是以场所为基础，针对特定环境中特定人群的健康问题进行的健康教育活动。社会场所是社会成员发生和维持社会关系的地方，有特定空间、群体、组织等必需要素，社会成员总是以不同的身份存在于各种场所之中，以场所为依托开展健康教育可以覆盖全社会人群，可以兼顾公平。目前以场所为基础的健康教育已经得到广泛推广，例如"健康社区""健康城市""国家卫生城市"等，形成了健康干预活动地点、目标人群、干预内容统一的三维工作模式。

健康教育场所的类型大致分为以下几类：家庭、社区、学校、工作、医院、部队和商业场所。需要说明的是，虽然分为不同场所，但有些项目因为目标人群类型不同分为多个干预场所，如戒烟就在多种公共场所开展，而有些项目只在一个场所开展，如青少年近视防控一般只在学校开展。在不同的场所开展的健康教育活动的目的、意义、任务和内容可能有所不同，进行场所健康教育一定要充分分析场所和目标人群。由于场所自身带有组织特性，可以充分进行社会动员、社区组织，利用组织内社会支持，提高效率。当然，也容易进行行政干预和监督管理。

2. 重点人群健康教育

健康教育的重点人群包括少年儿童、妇女、老年人、残疾人、军人及职业人群（包括流动职业人口）。他们的健康状况和健康素养直接关系到家庭的幸福、社会健康发展以及和谐稳定。当然，不同的人群具有不同的生理特点、流行病学特点，这就需要我们在健康教育方面要有针对性、预见性。如儿童要注意传染病、卫生观念、生长发育的健康教育，青少年还要关注心理健康教育、性健康教育；妇女有经、带、胎、产等特殊生理时段，需要不同类型的健康教育；老年人容易发生高血压、糖尿病、动脉粥样硬化疾病，要注意慢性病预防和管理健康教育；职业人群（包括流动职业人口）要注意职业病健康教育，流动人口尤其要重视卫生教育、生殖及性健康教育。

3. 重要健康问题教育

当前我们面临的健康问题主要包括心身疾病、伤害、亚健康、不良健康行为等。其中尤以心身疾病、慢性非传染性疾病（如高血压、糖尿病、慢性阻塞性肺病）、传染性疾病（如艾滋病）、老年健康问题和成瘾行为问题（如吸烟、酗酒、吸毒）比较突出。健康教育有利于疾病的防治、康复，不良行为的矫正，而对一些难以攻克的疾病、成瘾行为，健康教育显得尤为重要。由于涉及专业性强，这类问题的健康教育必须要综合应用医学、心理学和行为学理论，同时还需要从医疗卫生事业整体性考虑，多种方案协调，多方力量配合，持续工作。

4. 突发公共卫生事件应对中的健康教育

突发公共卫生事件应对中的健康教育是指在突发公共卫生事件前后和应对过程中，为快速帮助个人和群体了解真相、掌握健康防护知识、树立防护观念、执行健康行为而开展的健康教育。"非典"（严重急性呼吸综合征，SARS）"5.12 汶川地震""新型冠状病毒感染疫情"等事件表明，健康教育应该成为突发公共卫生应急体系中的重要内容，它可以提高公众应急和自我保护能力，引导树立正确健康观念，消除或减轻心理应激障碍，缓解整个社会紧张心态。如在《卫生部应对流感大流行准备计划与应急预案（试行）》《全国破坏性地震医疗救护卫生防疫防病应急预案》中就有对卫生宣传和健康教育的明确要求。所以我们应该建立健全网络和工作机制，强化人员培训，做好健康传播，充分发挥大众媒体作用，发动群众，同时注重心理干预。

5. 健康教育干预方法

在长期的健康教育工作中，我们已经有一些应用比较成熟的健康教育干预方法。既包括对目标人群健康教育的干预，也包括对健康教育工作者提高健康教育能力的干预。比如开展健康教育专题讲座、健康教育活动（健康传播活动）、健康教育培训；举办具有重大影响力、传播力和轰动效应的大型健康教育活动；发起重大健康促进行动（如"亿万农民健康促进行动""全民健康素养促进行动"）；依托浅显、通俗的科普作品进行医学科普教育；进行卫生主题日宣传（如全民健身日、全国爱牙日）；基于互联网＋实施各种干预方法和手段。

6. 健康教育教学方法

健康教育教学活动是健康教育工作的重要环节和支撑点，直接影响健康信息的传播，也关系健康教育目标的实现。掌握一些比较好的教学设计和方法有助于目标人群能快速接受所传递的知识、态度，并转化为行动和技能。目前常用的教学方法有讲授法、谈话法、小组讨论法、演示与练习法、案例法、角色扮演法、游戏法、自我导向学习等方法。此外，尚有一些综合性的教学方法，如同伴教育、参与式教育、翻转课堂等方法。

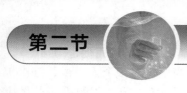

第二节　健康促进

　　近年来，随着人们的生活水平的逐渐提升，人们对于健康管理促进的方式有了更加深入的探索，健康促进是一种新的生活方式、理念，在健康管理促进策略中包含了多个方面的知识，比如自然科学、健康管理科学等，健康促进策略已成为一种通过不断改善改变包括人类身体日常活动、饮食习惯和人体心理健康状态等在内的各种生活、工作方式，寻求整个社会环境和谐统一，以不断提升人类生命生活质量的整体促进策略。

一、健康促进的概念

　　20 世纪 20 年代，温斯洛第一次提出了"促进健康"这一名词，而且将推动健康教育的政策、制度视作为促进健康教育，在制定研究和健康促进政策的同时，倡导科学发展。对于负责公共卫生事业的单位来说，需要不断地对各类政策进行分析研究，从而提升社会的生活质量。

　　20 世纪 80 年代中期，世界卫生组织提出了"健康促进"这一名词，所谓的健康促进指的是使用行政、组织的方式，来协调社区、部门、家庭等之间的关系，帮助其对健康履行责任，促进共同健康的一种行为战略。

　　20 世纪 70 年代，研究人员发现 50% 的患者死亡或危险因素与行为障碍和"不健康的生活方式"疾病有关。人们逐渐促进各种疾病的早期健康，开始区分早期健康和早期预防，并将其保持在同一级别上，强调必须对至关重要的健康人群采取积极有益的健康促进行为；改善健康教育，政策和环境；通过采取措施，人们可以获得更健康的社会生活和工作。

　　WHO 关于健康促进的定义——帮助人们提高自身的健康，协调人类社会和自然环境之间的关系，对人和社会在健康体系中所担负的责任进行明确。美国健康教育学家劳伦斯·格林（Lawrence W.Green）指出：所谓的健康促进就是能够帮助人们健康改善的行为、教育、环境的总称，而"教育"指的是健康教育，"环境"指的是在政治、经济、自然等多个部分的环境。

　　研究人员指出，最佳健康的标准是人的生理、心理、沟通、智力等多个方面都处于健康的状态。人的生活方式会因为人的认知、行为、创造性支持环境等的转变而转变，在这三者中，支持性环境起到关键性作用。

　　健康促进的基本内容包括两个部分：个人和群体的行为改变、社会环境的改变。在健康促进中应关注个人、家庭、社会的健康潜能。

（一）健康促进的基本特征

　　健康促进的基本特征包括以下几点：健康促进对行为的改变作用比较持久，有时带有一定的约束性，健康促进的核心是最广泛地动员全社会对促进健康的共同参与；强调环境和支持体系对于促进健康的意义；健康促进涉及人们社会生活的各个方面；在疾病三级预防中，健康促进强调一级预防甚至更早阶段。

　　（1）健康促进是在政治、经济等组成的社会环境中实施的，对个人、社会产生的改变是长期的，但是存在一定的局限特征。

　　（2）健康促进表现在个人、群体中的任何一个角落中，因此健康促进不单纯地针对某一个人、群体中的某些疾病原因。

（3）在对人体疾病预防中，健康促进注重的是一级及以前的预防阶段，也就是尽量不要暴露在各类的危险因素中，强调的是个体、群体、社会的健康素质提高，从而促进全员健康。

（4）健康发展的基础是社区、群众愿意参与到各类的活动当中，对于个人来说，其对于健康知识、观念将会直接地决定了其是否愿意参与到其中。所以只有不断地给群众进行健康教育培训，提高他们对健康知识的认可度，改变他们以往的观念，才可以让他们自觉地参与到其中，从而营造出良好的健康促进环境。所以，对于健康促进来说，健康教育才是根本，在进行健康促进的时候，第一步就是健康教育，只有在人群中提高健康意识，才能真正地推动健康发展。而健康发展和健康教育两者之间是休戚与共的关系，健康教育促进了健康发展的进程，而健康发展丰富了健康教育，使其更加具备影响力。

（5）健康促进包含了客观的支持、主观参与为一体，这一点是健康教育所不能媲美的。健康促进是在政策的支持下进行的，健康教育重视的是社会群体的参与程度。所以健康促进中包含了健康教育中的行为干预，另外健康促进更加重视各项策略的支持，比如政策、经济支持。健康促进不是社会某一职能部门的工作，更是全社会人员共同承担的责任，是一个人人都参与的社会性工程。

（二）健康促进的基本策略

根据健康促进的定义、活动范围将其基本策略划分为倡导、赋权、协调、社会动员四个部分，其中前三者是健康促进的基本策略，而后者是联合国儿童基金会为确保妇女、儿童健康状况而提出来的健康促进策略。

1. 倡 导

根据政策制定者制定的各项策略，对健康促进有益的策略进行推动，促使其颁布。

2. 赋 权

组织社区、人群的能力提升的活动，使得群体的健康意识得到提升，对于一些简单的健康技术可以自己掌握使用，从而在社区内建设健康促进的环境。使得群体、个人、家庭等在健康促进中扮演各自的角色，承担对应的义务。

3. 协 调

健康促进不是单纯一个政府部门就可以完成的，需要多个部门进行协调，因此，需要在多个部门之间进行配合协调，使得社会资源充分地使用，各个群体之间相互配合，从而形成社会体系，实现全社会健康的目标。

4. 社 会 动 员

使所有人的力量都被调动起来，所有人都贡献出自己的力量，用自己的实际行为号召周围的人，从而取得更好的效果，只有社会上所有的人都参与其中，才能保证促进健康成为社会性的工程，才能为全社会谋取福利。

二、健康促进的实施

健康促进的实施必须要借助社会的法律、制度等来实现，有些时候还会因为社会的法律、制度等受到限制，社会的政策、经济发展、社会活动等都有助于营造支持性环境的营造，健康促进的发展是通过提供信息、健康教育、提高生活技能等多个方面的内容得到有效发展，并重视社区组织和社区发动，调整卫生服务方向。

（一）制定健康的公共政策

健康促进不等于保健，健康促进包含的范围比保健范围更大，健康促进将健康问题涉及的部门、部门具体承担的责任、提出的解决措施、结果的承担等都包含在内。健康促进的政策是由多个领域中的政策整合而成的，涉及到财政、法律、行政等。有些时候，健康促进单纯依靠健康教育是没有办法实现的，它必须要借助社会的法律、制度等来实现，有些时候还会因为社会的法律、制度等受到限制。所以，如果想保证健康促进能够长远地走下去，那么就需要不断的对当下的制度、法律等进行审视，在对政策、法律进行分析之后，朝着有利于健康促进发展的方向前进，从而为健康促进营造良好的支持环境。政策中包括社会的多个方面上的内容，政策原则上是利于保障社会稳定发展，为人们营造良好的社会环境的，凡是将社会中存在的危险因素降低或者是消灭的内容都可以将其加入政策中。

（二）营造支持性环境

人类的健康受到多个方面因素的影响，尤其是自身的生存环境，因此社会-生态学就是建立在这个基础上的。健康促进在于给人创造一个安全、舒适、愉悦等的环境，不管是哪一条健康策略，都是建立在与自然和谐共处的基础上，对于各类的自然资源都应进行保护。在行为学理论中，环境对行为有很大的影响，可以直接说行为在一定的程度上受到环境的限制。当人处于一个较好的环境下，可以保证行为动机实现，而且还会有新的行为出现，以此来保证各类对健康有负面影响的危险因素都会被有效地控制在较低的水平下。反之，当人处于一个较差的环境下，就会诱发各类的危险因素产生。世界卫生组织曾经指出，当公众处于一个较好的环境下，很容易保护公众不受危险因素的侵害，良好的支持性环境考验推动公众健康能力不断地提升。环境条件包括多个方面，比如人居住的地方、家庭环境、工作场所等。而社会的政策、经济发展、社会活动等都有助于支持性环境的营造。

（三）发展个人技能

健康促进的发展是通过提供信息、健康教育、提高生活技能等多个方面的内容得到有效发展，通过这些行为可以使群众的健康意识发生改变，并且健康技能得到有效的提升。在实际的生活中可以有效地维护自己的健康和他们的生存环境。提高生活技能指的是选择适宜和正能量相关的行为能力，从而可以帮助处理自己的日常生活需要，技能包括个人认知、体能、改变生活环境等多个方面上的能力。个人认知包含了个体进行问题的思考、判断、调节情绪、外界沟通等多个方面上的能力。在现实生活中，个人认知技能还包含以下的几个部分：使用传播渠道，将一些健康信息传播到对应的人群中，从而使受众群体的健康知识增加；利用自己的人际关系，号召周围的群体参与到健康促进的互动中，从而在互动中获取对应的健康知识；通过自己的实际操作，培养参与群体健康知识的实际操作，提高受众群体的健康技巧；利用自己和其他部门之间的合作、沟通，从而使自己的健康成果得到更大范围的扩散，帮助更多的人获取健康知识。

（四）强化社区行动（社区组织和社区发动）

健康促进工作实际上就是通过组织各类的社区活动得到发展的，组织活动的流程基本上是首先确定需要解决的健康问题，提出解决方案，然后实际执行。在整个活动过程中，最为关键的就是给社区进行赋权，只有社区有了对应的权利，才可以将其转化到实际的活动中，提高活动积极性。目前这一方法，已经在许多地方取得了成功。如果单纯地依靠一种健康促进方法，只是针对某个群体的行为进行引导改变，那么很难做到对所有群体的健康状况改善。这主要是因为社区具备一定的组织方式，社区对于个人的行为方式有着很大的影响。个体良好的健康行为，一般都是受到社区部分群体的影响而发生改变的，如果通过社区进行影响，那么整个社区的行为规范都会发生转变，向好的方向发展，另外生存环境在社区的强化支持下，也会逐渐地朝着好的方向发展，使人们的健康水平得到提升。

（五）调整卫生服务方向（重组卫生资源）

卫生部门在社会中扮演的角色不是单纯地为人们提供医疗资源，它最关键的角色是推动健康促进的发展，为健康促进明确方向。卫生服务方向的确定是建立在卫生研究、教育等方面的基础上，立足于将一个完整人的所有需求作为服务对象。当下国内的卫生方针是"预防为主"，虽然政策是如此，但是在实际的工作展开中，经常会遇到一些阻碍因素，导致卫生工作不能如期地进行。作为一项健康促进的策略，卫生预防强调的是预防工作，具体包含以下几个方面：首先，卫生工作人员是全员参与到其中，卫生工作者不是简单地为人们诊治疾病，也需要为人们提供健康教育、行为改变的建议；第二，将预防工作的范围扩大，预防工作范围不再局限在一些生物性的危险因素，作为卫生工作者要将其范围扩展到环境、意识、观念、行为等多个和危险因素关联的范围内；第三，卫生工作者的工作职责需要进一步地扩大，要将"倡导"的功能引入到自己的工作范围之中，利用自己的专业性，以及人们对于医护工作人员的信任，去影响各个团体，营造良好的社会健康预防风向，促进社会健康水平的提升。

（六）实施案例

根据社区、家庭的健康教育、预防卫生、常见病等各类的医疗服务活动服务，进行档案的建立。

1. 健康教育与健康促进

成立健康教育小组，对一些重点教育对象组织健康活动，在社区设置健康宣传栏，定期地为人们推送健康知识的公众号和发放宣传单，周期性地邀请医院专家参与健康教育知识讲座，不断地给人们灌输健康卫生知识，使人们在潜移默化中培育健康意识，养成良好的健康行为。

2. 建立公共居民健康档案

根据建立的居民健康档案，结合实际情况，定期和卫生服务站等单位进行合作，为居民提供体检服务。对于特殊群体的健康信息要每年更新一次，对于没有健康档案的家庭或者个人，要为其建立健康信息。不断地完善健康服务体系，使居民的健康信息网络逐渐完善，做到人人有健康记录。

3. 深入开展慢性病防治

（1）对于慢性疾病患者要建立档案详细记录，并定期地进行走访。进行健康指导，社区服务中心应定期地组织这些人员参与培训活动、知识讲座，比如一些医药预防、保健适宜技术如推拿等。每年对社区群众测量血压，在健康信息档案中详细地记录高血压等疾病的发病情况，定期地进行走访，回访可以选择线上线下相结合的方式，但是线下回访每年不能少于 4 次。

（2）对精神存在异常的患者登记记录，定期进行回访；对残疾患者登记记录，指导患者康复治疗，并定期地进行心理疏导；完善妇女儿童的资料，定期地进行走访。

4. 加强重点传染病的防治知识宣传

比如对艾滋病、乙肝等疾病进行重点的防治知识宣传，可选择多种宣传方式，比如新媒体、健康讲座、宣传栏等多种方式，提高人们对传染病的重视。

5. 老年保健工作

对 60 岁以上的人员设置专门的老年健康档案，对有疾病的老年人进行相关疾病知识的宣讲；对健康的老年人进行疾病预防知识宣传，提高老年人的健康意识，帮助其养成良好的生活习惯。

6. 社区健康服务中心健康教育的实施措施

（1）健全健康教育机制。

社会在健康方面对医疗和防疫的挑战已经逐渐转向对健康教育和健康促进的挑战。社区健康教育与健康促进是社区卫生服务的重要功能，对于保证居民的健康非常关键，有利于提高人们的生活质量。

（2）建立社区长效的教育机制。

社区应当建立长效的教育机制，可以通过各类的教育活动来建立，人们在参与活动的过程中，可逐渐树立健康意识，从而使自己在日常的生活工作中选择正确的健康方式，使疾病发生率降低，从而提升健康水平。

（3）实施灵活多样各有特色的教育形式。

在组织健康教育活动的时候，可以选择多种方式，比如健康讲座、拉横幅、发放宣传单、设置卫生健康知识栏等多种方式，从而提升宣传效果。通过多种教育方式进行健康教育，可使人们在潜移默化中逐渐养成健康的生活方式，提升健康水平。

（4）扎实有效地开展健康教育活动。

对于一些国际性的宣传日，比如世界糖尿病防治日等，要进行充分地利用，可在社区、乡村卫生所等场所组织健康教育活动，号召所有人都参与，根据活动日的主题进行健康教育宣传，对有此类疾病的患者提供日常护理的指导，对健康人群进行疾病健康预防宣传，使人们可以获取更多的健康知识，帮助其形成健康的生活习惯。

（5）科学实施健康教育，提高健康投资理念。

向居民宣传健康知识，提高他们的健康意识，并帮助他们掌握一些生活常用的健康保健技能，从而使他们树立健康的观念，从而推动社会的健康水平。随着人们健康意识逐渐地增强，人们也逐渐有了健康投资的理念。在健康投资理念的影响下，人们逐渐地愿意配合国家的各项医疗活动，从而降低各类疾病的发病率，使健康教育获得效果。

（6）突出学校防病健教重点。

学校是防病健教的重点，必须突出其重要地位，要通过多种方式、多种渠道，营造浓厚的健康教育宣传氛围，开展防病健教教育活动。

三、健康促进的评价

健康促进策略是由设计、实施、评测三部分组成。三者之间的关系是相互制约、密不可分的。在进行策略设计的时候，是从目标对象、健康状况、特征等基础上出发，然后形成对应的方案理论，为解决目标群体的健康状况制定一系列的方法和步骤。策略的实施是根据设计要求来组织进行各类详细的活动，在具体的组织过程中应结合实际情况不断地调整。策略的评价是对设计的目标和实际所呈现的结果进行比较、考核。每一个环节都是相互影响的，并非独立的。健康在整个的策略进行中贯穿始终，在策略设计的过程中，最为基础的就是考虑健康状况，所以并非整个环节完成之后再对健康进行评价。健康推动了策略评价，是检测策略设计是否符合实际要求，保证策略能取得成功的核心环节。策略评价是否合格将会直接判定该项策略的成功与否，完整的策略评价包含以下四类。

（一）形成评价

形成评价（formative evaluation）是指在执行策略之前或者是在初期就对策略中的内容进行评估，具体包含指定策略的需求评估、策略设计、执行最为基本的资料等。形成评价是为了确定需求，从而保证策略的目的、策略的实施精准确定，在进行实施策略之前需要对目标群体进行初步的评估，从而选择最合适的方式；产生新观念、探索新策略。
形成评价的具体内容包括：

（1）了解目标人群对于各种措施的看法。

（2）选择教育信息并做预试验。

（3）对教育资料的发放系统进行了解，例如生产商、发放的信息、发放的方式等。

（4）对受众群体的信息进行调查，比如其文化、宗教信仰、年龄、疾病等信息内容，从而确保后期评价的时候，能正确地进行评价。

（5）在进行提前调查评估的时候，将后期的调研问卷评价进行调整。

（6）加入定性、定量的资料在其中进行补充说明。

（7）提前预估有可能会出现的问题。

形成评价对现行的策略目标是否清晰、实施是否合理、过程中出现的问题、是否能够达到预期的效果等具有重要作用。总而言之，形成评价能够推动策略更加接近完善，更被人们所接纳。

（二）过程评价

过程评价（process evaluation）指的是在实施的过程中对各项工作的监督，保证整个的活动是按照设计进行的，对于各项活动的整体追踪监督。过程评价是对整个过程的了解，对其中存在的不合理的部分进行分析，研究如何地调整。过程评价包含了多个部分，比如对策略的设计、组成、实施过程、管理及工作人员工作情况等进行评价。人们也会将形成评价归纳到过程评价当中。过程评价是评估项目活动的质量与效率，而不是评估策略的结果和行为效应，主要是为了确保策略的正常以及质量不会受到影响。因此，也可以称之为质量控制或策略质量保证审查（quality assurance review，QAR）。过程评价的具体内容包括：

1. 评估策略实施情况并随时了解现场反应

教育干预能否被教育群体所接纳，是否对他们使用；干预的过程中是不是可以按照设计进行；干预能否产生效果；工作人员能否按照标准进行工作；信息反馈如何记录等。这些都是需要在进行制定策略的时候需要考虑的，在进行评估测控的时候，需要对整个现场情况过一遍，从而保证评估策略可以正常地进行。因此需要制定策略任务书、进度安排、标准等，方便后期进行比对。

2. 评估工作人员工作情况

在工作的过程中，工作人员是否按照要求进行工作，工作人员与受教育群体双方之间是否能够建立有效的沟通，这些都是需要进行评估的，因此可以从工作人员的上级、同级、被教育的群体，三个层面上进行评估，分析工作人员的工作现状。

3. 项目预试验

对于各类的教育资料、表格等事先进行检测试验。

（三）效果评价

效果评价（effectiveness evaluation）主要是为了确定最终干预的结果，包含三个方面：近、中、远的效果评价，其中，远期的效果评价也称之为结果评价。因为资源有限，一些策略更加关注的是过程的评估。但是对于一些周期长、影响范围大的策略应该将这三者都包含在内。

1. 近期效果评价

近期效果就是在健康教育活动开始之后，第一个表现出来的健康教育效果，一般情况下是目标对象的认知上发生了变化。对于健康行为产生影响的因素有知识、信念等。例如我们常见的病人的健康观念发生改变、病人从医护人员那里学习到了健康的小技能等。一般情况下近期效果主要有：

（1）卫生知识得分、平均分，如儿童营养知识得分。

（2）卫生知识合格率，如艾滋病知识合格率。

（3）卫生知识知晓率，如高血压知识知晓率。

（4）信念（态度）形成率，如定期体检意识的形成率。

（5）行为技能掌握率，如戒烟技能掌握率、制作辅食技能掌握率。

2. 中期效果评价

中期效果是在已有近期效果的基础上，研究群体的行为上出现的变化情况，以及对应的环境支持、政策等出现的变化情况。这些转变是需要在目标群体对健康知识产生了认知改变的基础上，因此出现的时间要晚于近期效果。行为改变情况包括：有益健康的行为有无增加；有损健康的行为是否得到控制；如人群的吸烟率下降了多少；疾病是否较早得到诊断；暴露于危险环境的机会是否减少；环境状况是否得以改善。

常见的中期效果评价指标包括：

（1）行为流行率，如吸烟率、母乳喂养率。

（2）行为改变率，如戒烟率、用药依从性的提高幅度。

（3）政策、环境改变情况，如结核病防治政策、环境，卫生服务条件、技术等方面的变化，以及社会舆论氛围的变化。领导及关键人物的思想观念是否得到转变？是否制定有利于健康的政策、法律？行政对健康教育的干预程度、效果。

3. 远期效果评价

远期效果指的是健康教育与健康促进项目实施后目标人群健康状况以及生活质量的改善情况。

远期效果评价指标包括：

（1）目标人群生理、生化指标，如血压控制率、超重率。

（2）疾病治愈率，如结核病治愈率。

（3）发病率，如结核病发病率、报告病例数等。

4. 结局评价

结局评价是评价健康促进策略的最终目的是否实现。结局评价分健康指标和经济指标两个方面。

（1）健康指标。

即规划对目标人群健康状况的影响，是行为和生理变化的指标。其评价指标包括疾病发病率，死亡率的变化，规划是否影响某病的发病和流行情况，患者存活率及存活时间有无改变等。对于营养健康教育，则以参与者的身高、体重变化为指标。

（2）经济指标。

主要指成本–效益分析和成本–效果分析，指的是策略对人群的健康产生了改变而带来的各项经济方面的效益。通常以人们的生活质量作为衡量，例如人们的生命周期提升、精神面貌改善、福利得到提高等。在进行策略制定的时候，一方面要评估策略能够产生的结果，另一方面需要将投入的成本进行考虑，从而比较投入和产出的比值，这主要是希望可以通过较少的成本，来获取最高的效果。比较不同策略的成本–效益（效果）以及某决定策略是保证策略能够正常实施下去的必经之路。

5. 总结评价（assumptive evaluation）

总结评价是综合形成评价、过程评价、效果评价以及各方面资料作出总结性的概括。综合性指标更能全面地反映策略的成败。总结评价从策略的成本–效益，各项活动的完成情况作出判断，以期做出该规划是否有必要重复或扩大或终止的决定。

下面介绍不设对照组的前后测试及设对照组的前后测试这两种常用的项目效果评价方案的设计方法。

（1）不设对照组的前后测试。

不设对照组的干预前后测试，即在实施健康教育和健康促进干预之前，对目标群体进行测量。进而实施干预活动，干预活动之后，再对目标群体进行干预测量，比较前后两次测量的结果，通过对应指标的改变来观察健康教育与健康促进项目进行之后带来的结果。

这种方案的优势在于操作方便、节约时间、不需要耗费大量的人力。可是因为这种方案在设计的时候对于干预因素并不能排除，因此只有在非干预因素在干预前后不发生变化的情况下，测量的结果才是精准的。所以这种方案比较适用于短时间内、周围环境比较稳定的健康教育项目的结果评价。

（2）设对照组的前后测试。

这种设计也可以称之为准实验研究，将目标群体设置为干预组，然后再设置一组具有比较性的对照组来进行比较。在干预组进行干预之前，需要先对两组的相关结果指标进行测量。测量完成之后，对干预组进行健康教育和健康促进干预，而对照组则不做任何的干预。所有的干预完成之后，再分别对两组的对应指标进行测量，将获取的四组数据进行对比，以此来衡量健康教育和健康促进在其中产生的效果。因为在本方案的设计中，干预组和对照组并非是随机的，所以需要使用配对的方式将两组的主要因素在相同的情况下划分，也就是两组患者的主要情况基本一致，符合统计学的规定。这种方案比较容易实施，而且也符合实验研究的标准，适用的领域比较大，尤其是干预研究。

（四）影响效果评价真实性的因素

对于效果评价的影响原因有很多，因为这些因素的影响，使结果的真实性降低，但是它们却不是干预因素，因此在进行评价的时候要进行分析研究，或者是利用实验等方式降低这些因素对结果的影响。

1. 历史性因素

在进行项目实施的时候，会出现许多干预之外的事件，例如一些新闻报道、活动疾病发病周期等，因此在进行研究的时候可以选择设置对照组来降低这些因素带来的影响。

2. 计划工作人员和参与者的熟练性

在进行分析的过程中，由于各项数据信息、总结等都是由工作人员进行操作的，因此效果评价的真实性很容易受到人为主观因素的影响，例如工作人员自身的专业素养参差不齐；参与者因为多次参加调查，所以本身对此比较熟悉，这些因素都会使评价结果的真实性降低。测量者对目标人群有意或无意的暗示，评价标准不统一，未正确理解指标的含义，测量者的熟练性不同，测量工具不准确，测量对象的成熟性不一等因素也会影响效果评价真实性。因此可以选择多次培训等手段，来降低评价结果的偏差。

3. 失　访

当干预组或者对照组的非随机失访人员较多的时候，可能会出现偏差。如果目标群体失访占比较高，如超过1成，会造成评价结果存在较大的误差。

四、健康促进的保障

健康促进的保障十分重要，可主要从科学准确的健康知识普及和宣传、健康教育纳入国民教育体系、完善相关配套保障制度、开展爱国卫生运动、完善配套设施、特殊情况重点保障等几个方面进行。

（一）科学准确的健康知识普及和宣传

各级政府部门加强健康教育工作及其专业人才培养，建立健康知识和技能核心信息发布制度，普及健康科学知识，向公众提供科学、准确的健康信息；医疗卫生、教育、体育、宣传等机构、基层群众性自治组织和社会组织应当开展健康知识的宣传和普及；医疗卫生人员在提供医疗卫生服务时，应当对患者开展健康教育；新闻媒体开展健康知识的公益宣传，但都应该保证健康知识的宣传应当科学、准确。

（二）健康教育纳入国民教育体系

学校利用多种形式实施健康教育，普及健康知识、科学健身知识、急救知识和技能，提高学生主动防病的意识，培养学生良好的卫生习惯和健康的行为习惯，减少、改善学生近视、肥胖等不良健康状况。学校按照规定开设体育与健康课程，组织学生开展广播体操、眼保健操、体能锻炼等活动；配备校医，建立和完善卫生室、保健室等。县级以上人民政府教育主管部门按照规定将学生体质健康水平纳入学校考核体系。

（三）完善相关配套的保障制度

国家组织居民健康状况调查和统计，开展体质监测，对健康绩效进行评估，并根据评估结果制定、完善与健康相关的法律、法规、政策和规划。国家建立疾病和健康危险因素监测、调查和风险评估制度。县级以上人民政府及其有关部门针对影响健康的主要问题，组织开展健康危险因素研究，制定综合防治措施。加强影响健康的环境问题预防和治理，组织开展环境质量对健康影响的研究，采取措施预防和控制与环境问题有关的疾病。建立科学、严格的食品、饮用水安全监督管理制度，提高安全水平。建立营养状况监测制度，实施经济欠发达地区、重点人群营养干预计划，开展未成年人和老年人营养改善行动，倡导健康饮食习惯，减少不健康饮食引起的疾病风险。完善公共场所卫生管理制度。县级以上人民政府卫生健康等主管部门加强对公共场所的卫生监督，并且公共场所卫生监督信息应当依法向社会公开。公共场所经营单位建立健全并严格实施卫生管理制度，保证其经营活动持续符合国家对公共场所的卫生要求。

（四）开展爱国卫生运动，完善配套设施

开展爱国卫生运动，鼓励和支持开展爱国卫生月等群众性卫生与健康活动，依靠和动员群众控制和消除健康危险因素，改善环境卫生状况，建设健康城市、健康村镇、健康社区。发展全民健身事业，完善覆盖城乡的全民健身公共服务体系，加强公共体育设施建设，组织开展和支持全民健身活动。鼓励单位的体育场地设施向公众开放。

（五）特殊情况重点保障

制定并实施未成年人、妇女、老年人、残疾人等的健康工作计划，加强重点人群健康服务。推动长期护理保障工作，鼓励发展长期护理保险。例如，戒烟方面，就应该采取如下措施，以减少吸烟对公民健康的危害：公共场所控制吸烟，强化监督执法；烟草制品包装应当印制带有说明吸烟危害的警示；禁止向未成年人出售烟草等。

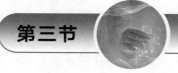

第三节　　常见健康养生误区

自新中国成立以来，我国卫生事业取得了举世瞩目的成就，居民健康水平、人均寿命均有了很大的提升。同时人民对健康生活的要求逐渐提高，对养生的热情也越发浓厚。在这个过程中，一些群众对健康养生的认知误区逐渐暴露出来，主要体现在盲目进补，乱用药物；过度治疗，忽视预防；侧重躯体，轻视心理；起居不节，作息紊乱等方面。

一、盲目进补，乱用药物

盲目进补，乱用药物主要体现在认为补药无坏处，人人皆可补；补药可自选，无需辨证型；药物价格越昂贵，效果肯定越好；常用补药，就可以少锻炼；胡乱补充微量元素等几个方面。

（一）补药无坏处，人人皆可补

在日常生活中，我们经常看到这样的现象：晚辈看望长辈、节日走亲访友、平时相互串门、上医院探望病人等都会拎着大盒小盒的滋补品作为礼品送来送去。许多时候在这些礼品中有价格不菲的高级人参、鹿茸、燕窝、雪蛤、冬虫夏草等名贵中药，也有普通的保健品。人们将中药补品当作礼品相互馈赠，是因为许多人认为，"吃补药只有好处，没啥坏处"，中药补品能"有病治病，无病强身"，这显然是一种错误的认识。

"中药进补"是我国中医药学积淀数千年经验所流传下来的丰富的文化遗产，也是中国传统保健养生的重要方法，有着扎实的科学理论基础支撑、严格的操作规则限制。中医进补原则讲究"虚则补之"。身体虚弱、病后初愈、处于亚健康状态等情况的人，通过运用合适的中药调养，对症进补，能够纠正体虚、祛除病邪、增强体质、恢复健康。然而，身体不虚的健康者，脏腑、阴阳、气血都处于相对平衡状态，如果贸然使用药物进补，可打乱原本正常的平衡，反而会产生阳盛或阴盛的病理变化。所以没有虚证的健康者，想要保护和促进健康，首先要学会自我保健，养成健康的生活方式，积极参加体育锻炼，保持平衡心态，养成合理的饮食习惯，适当地选用营养食物来进行养生保健，可以提高生活质量，促进自身健康，而不是盲目地进食各种中药补品，否则会适得其反，弄巧成拙，后悔莫及。

（二）补药可自选，无需辨证型

日常生活中，大多数人认为中药补品不像治病的中药那样有着严格的适应证，可以随意在药店自行购买，只要对着补品说明书使用就行。但是，补品本身就是药品，也有一定的适用范围，不是任何人、任何病症都可以任意服用的，一定要在中医师（或中药师）的指导下，根据进补者具体的身体状况对症选购、适量服用，才能达到合理进补、不出差错、事半功倍的进补目的。体虚者可分为气虚、血虚、阴虚、阳虚等证型，针对这些虚证可分别采取补气、补血、滋阴、壮阳、气血双补或阴阳双补等进补措施，进补方案的制定具有很强的专业性，不是一般的非专业人士所能轻易掌握，更不能一概而论，千人一方，滥用补药。所以，进补前必须要请有经验的中医师辨清体质，科学进补。

（三）药物价格越昂贵，效果肯定越好

较多群众对于滋补品的性质不甚了解，常常以价格的贵廉来区别补药的优劣和疗效的高低。其实，进补者只有药证相合才能补而有效，而进补效果与补药的价格毫无关系，只要对证，再价廉的补品也是优质补药，如果药证不合，虽是天价补品，也可能毫无效果，甚至有害。补品的价格只是反映了补品市场的供求关系，也就是平常所说的"物以稀为贵"，而不是越贵越好。比如目前滋补品市场中的名贵补药冬虫夏草身价已堪比黄金，只是因为它的货源稀缺和商业炒作、广告效应所造成的。所以，虚证患者不应被补药价格的贵贱所迷惑，不要盲目地追逐名贵补品，而应做到"只选对的，不选贵的"。

（四）常用补药，就可以少锻炼

当今社会压力大，节奏快，很多工作繁忙的年轻人，如白领等，由于平时工作过于繁忙，抽不出时间来运动健身，总是幻想能通过一些滋补品来弥补运动量的不足，维持身体健康状况，达到保健目的，当身体出现不适状态时，更是急于进补各种补品。这种"用进补代替日常锻炼"的想法是不提倡的。"生命在于运动"，运动所带来的保健效果是任何滋补品

所无法替代的，运动与进补是保健养生的两种重要手段，运动可促进进补效果，而补药无法代替锻炼。

（五）胡乱补充微量元素

事物总是一分为二，利弊相伴，过犹不及。进补并非多多益善，微量元素同样如此。因受广告推广等影响，大多数人认为微量元素对于人体十分重要，越多越好，很多人存在盲目补充的情况，然而却出现了很多问题，如元素硒具有抗氧化、抗衰老、抗癌作用，因此浙江、陕西开发了富硒茶和富硒苹果，并热销市场，对缺硒的克山病区起到补硒作用。但此产品进入湖北恩施地区，由于当地本就是高硒地区，富硒的产品反而会加重该地脱发脱甲的"脱甲风"病的爆发，这对于高硒地区民众健康危害无异于雪上加霜。同样，铅锌矿区及冶炼厂周围居民若食用富锌食品，也会加重锌对人体危害。另外，微量元素单因子的独立作用对人有很多益处，而它们联合作用时，会出现协同、相乘、拮抗等情况，从而显现出不同的生物毒性作用来，如锌钼联合作用会干扰铜的吸收；锌铜联合作用时可造成人体胆固醇升高、动脉粥样硬化；碘与氟具有拮抗作用；氟在维生素 C 缺乏时会产生协同作用，使甲状腺肿发病率增高数倍。人体健康因性别、年龄、体质、代谢状况不同而有差异，绝非是某一种补品模式所能涵盖及解决的。

二、过度治疗，忽视预防

2019 年，国际权威医学杂志《柳叶刀》发表一篇名为《1990—2017 年中国及其各省的死亡率、发病率和危险因素》的文章，其中指出，2017 年导致中国人死亡的前五大疾病分别是中风、缺血性心脏病、呼吸系统（气管、支气管、肺）癌症、慢性阻塞性肺病、肝癌。不难发现，心脑血管疾病、恶性肿瘤、慢性呼吸系统疾病等这一类慢性疾病已经成为我国人民健康的"头号杀手"。这些疾病治疗过程长，耗费大，给患者及其家庭造成了巨大负担，近年来国家对于这些疾病的重视逐渐加强，开展了很多研究，制订了相关医学指南。

以上几类慢性疾病以当前人类的医疗水平暂时是不可治愈的，要减轻患者的负担，最好的办法便是预防，国家的医学指南中有关慢性疾病预防的内容比重不断增加，说明国家及医学界对于慢性疾病的预防已经足够重视。但是在日常生活中，人们对老年医疗服务体系的理解还比较狭隘，表现在多侧重老年常见疾病的治疗，而忽视老年疾病预防、早期诊断、护理康复；侧重建立健全综合医院老年病科，而忽视家庭照料、基层医疗卫生以及接续性医疗等基础性、辅助性老年医疗服务机制等。造成以上情况的原因有以下几点：

（一）传统观念的误导

中医作为我国的传统医学，在过去的几千年中为我国人民的生命健康保驾护航，作出了巨大的贡献，但中医也有其缺点与不足。由于时代及技术的限制，传统中医诊病只能依靠"望闻问切"四大方法进行辨证及用药。所以当一个人无"症"时，传统中医对其进行辨证也就变得十分困难。虽然传统中医也十分重视预防，但在不懂中医的普通群众中，便逐渐形成了"没有症状即没有患病"的朴素观念。这种观念很容易导致患者对自己的疾病出现判断失误，如糖尿病、高脂血症、动脉粥样硬化等疾病，疾病初起到恶化的很长一段时间里，往往没有明显症状，直到出现急性并发症，如糖尿病酮症酸中毒、中风、急性心肌梗死等，才会引起患者重视，但大多为时已晚。

（二）社会、经济问题导致人们体检意识淡薄

我国目前虽然已经成为世界第二大经济体，"脱贫攻坚战"也获得圆满胜利，人民生活水平有了明显提高，但是依旧不能掩盖我国仍然存在的巨大社会问题。

1. 社会老龄化问题逐渐严重

国家统计局数据显示，截至2021年底，我国60岁及以上人口为2.67亿人，占总人口的18.9%；65岁及以上人口为2.01亿人，占总人口的14.2%。根据中国人口与发展研究中心最新的预测，60岁及以上老人，2025年将达到3.21亿，2032年或突破4亿。65岁及以上老人，2025年将达到2.21亿，2033年突破3亿。社会老龄化带来巨大的养老负担，心脑血管疾病及恶性肿瘤的主要发病人群即是中老年人，其落后的养生保健理念、逐步衰弱的身体情况及拮据的经济状态势必导致心脑血管疾病、恶性肿瘤等慢性疾病的发病率进一步提升。

2. 贫富差距仍然悬殊

据统计，2020年我国有6亿人的平均月收入不足1 000元。为了及早发现隐藏的疾病，最有效的手段就是体检。目前医学上推荐，较年轻的人群每年体检一次为宜，中、老年人每年体检2次为宜。进行一次体检的费用往往在几百至上千不等，而随着年龄增加，需要体检的项目更多，体检费用也水涨船高，这对于我国大多数家庭来讲，是一笔不小的甚至难以承受的支出。

3. 社保基金分配不合理

我国的公共医疗保险政策为普通群众的就医提供了很大的便利，大大缓解了看病贵、看病难的问题。但是医保基金的多寡是与当地政府的财政情况相关的，东部沿海地区经济较发达，贫困人口较少，医保资金也较为充裕，而西部内陆地区经济欠发达，贫困人口较多，医保资金大多不足。医保资金充足的地区，可以为当地居民报销体检费用，从而提高当地群众的整体健康水平，某些医保资金不足的地区甚至连居民住院费用的报销都无法保证，所以我国的医保政策仍需改革，且任重道远。

（三）某些群众的"鸵鸟心态"

人们普遍存在一种侥幸心理，喜欢认为倒霉的事情不会发生在自己的身上，鲁迅先生称其为"阿Q精神"，心理学上叫作"鸵鸟效应"。虽然这种心态能够一定程度上缓解自身的压力，但随着时间的推移，往往会使问题更加复杂化。这种心态在一些患者身上表现得尤其明显，在疾病的初期，或者亚健康状态时，拒绝调整生活方式、拒绝运动，甚至拒绝用药调理，他们并非没有时间，或者经济拮据，他们只是不想面对自己亚健康或者已经患病的事实，一味逃避，从而拖延病情，失去宝贵的干预和治疗时机。

三、侧重躯体，轻视心理

"生命在于运动"的健康观点早已深入人心。近年来，随着健康生活理念的倡导，形体锻炼的方法层出不穷，人们对如何进行形体锻炼，保持优美的体态越来越重视。中国是全球第二大消费市场，2020年的社会消费品零售总额已接近美国的规模，从健身房行业20年发展

历程来看，2019 年中国前 18 大城市健身房市场规模接近 340 亿元，这一数字接近英国全国的健身房行业市场规模。根据《2020 年中国健身行业报告》数据显示，健身房消费者健身目的是身材管理的占比高达 71.90%；其次为健康管理的占 64.10%，由此可见大多数健身房消费者的目的在于身材管理和健康管理，这些数据的增长都是人们重视身体健康的表现。不仅如此，对形体健康具有重要支撑作用的饮食保养观念也走进千家万户人们的心头，餐桌上的健康食品、有机食材的比重逐渐增大，如何吃得美味，也吃出健康，成为现代都市人餐桌上的健康风向标。在养生需求逐日递增的时代，获取养生资讯与渠道广泛而便利，相对于躯体健康的关注，人们对心理健康的重要性还存在认知的不足，因此我们更需要理性地思考，通过躯体的保养是否能达到健康长寿的期望。

《黄帝内经》指出"形乃神之宅，神乃形之主"，精充、气足、神旺，如此才是健康的标准，因此，神有着不可忽视的地位。中医的神包含精神、情志及一切心理活动。神乃形之主，神能驭气统精，故神旺精气才有统御之主，即健康的心理有益于躯体的健康，良好的心理状态会使人精力充沛，时常拥有好的情绪，遇事能够理智处理，不会因突然、猛烈的外界刺激而引发、诱发心理疾病或生理疾病，亦不会因此而加重原有的病情。形乃神之宅，精能化气生神，健康的形体为精神提供了物质基础。健康的形体常使人感到精力充沛、精神饱满，而充沛的精力在应对生活中的诸多突发状况时，使人游刃有余，不会因身体不适而无力面对，即便是面对突发的不利状况，拥有健康的形体使人能够快速地调节情绪，做出积极应对。由此可以看出，精神健康与形体健康同样重要，不可偏废其一。在躯体健康与精神健康的关系中，还要清楚地认识到，某些人因为特殊原因而不能拥有健康的躯体，但是他们依旧可以拥有健康的精神，对于此类人群而言，精神健康比躯体健康更为重要。

此外，健康不仅仅是形体健康、心理健康以及良好的社会适应能力，还应具有道德健康。高尚的道德品质会约束人的言行举止，在面对困难与抉择之时会指引我们正确的方向。所以对健康的追求还应具有健全的人格，每个人都应将提升自我修养，加强道德培养放在首位，做一个对社会有贡献之人。

四、起居不节，作息紊乱

健康养生的第四个误区为起居不节，作息紊乱。《黄帝内经》曰："起居有常，不妄作劳，故能形与神俱，而尽其天年，度百岁乃去。"规律的起居、适度的劳逸，才能保持生命活力的旺盛，有益于健康长寿。正如《礼记·杂记》所言："一张一弛，文武之道也。"工作、学习与休息、娱乐要恰当有节奏地进行，就如弓弦一样，有张有弛才是最健康的保养方式。但随着物质生活条件的日益改善，生活品质的逐步提高，人们多以延长工作时间、增加劳动强度为代价，换取生活所需的各类产品，长期身处各种高强度、高压力的竞争环境，不仅打乱了张弛有度的健康生活节奏，还导致不少人必须以延迟睡眠，甚至以缩短睡眠时间为代价才能完成每日的工作量，即使是学生群体，也有因考试、升学、就业等种种因素，引起心理压力过大，导致失眠，更有人群因抑郁、焦虑等情绪导致心理疾病的产生，甚至有轻生等更为严重的状况发生。都市生活给我们带来便捷的同时，也造成了都市人"起居不节，作息紊乱"的生活状态。

纠正起居不节，作息紊乱的生活，保持起居有常，劳逸适度的生活节奏，需要我们采取适度的劳逸穿插或劳逸交替的工作学习和休息娱乐频率。概括而言，有以下几个方面：

首先，结合自身的身体素质量力而行。机体锻炼或体力劳动要轻重适宜，根据个人身体状况，是否有锻炼基础等多方面因素综合评估后，依据体力大小量力而行，因为长期、持续的过度劳动，往往会影响人体健康。2021 年 5 月，世卫组织和国际劳工组织联合发表最新评估，称长时间工作将大幅增加疾病风险。评估报告指出，数据显示，2016 年全球有 39.8 万人因每周工作 55 小时及以上而死于中风（相比 2000 年增加 19%），34.7 万人死于心脏病（相比 2000 年增加 42%）。此即中医所谓的"过劳"。过劳不仅仅包含过度的体力劳动，还包括过度的脑力劳动。过劳是造成身体机能过度损耗，引发疾病、早衰，甚至影响寿命的因素之一。长期持续的、过度的体力劳动或脑力劳动会给我们的身体不断积累压力，如若不能有效地干预调节，一旦超出身体的承受能力，轻则干扰正常作息，最终造成作息紊乱，重则会影响五脏的生理功能，诱发多种身心疾病。因此，无论是体力劳动或脑力劳动都要根据个人的身体素质量力而行，不可过度。

其次，脑体结合，调整生活节奏。过劳会给人的健康带来危害，占用原本属于休息的时间，导致作息紊乱，而过度安逸同样也会导致规律的作息发生紊乱，甚至引发疾病。在经历较长时间的忙碌后，有的人会采取补偿式的睡眠方式，认为好好休息一段时间就能快速恢复精力，但当经过较长时间的睡眠，觉醒后反而让人感觉更加疲惫，这一现象就是中医所说的"久卧伤气"。这是因为过劳后机体需要一段时间的调整才能恢复到正常水平，仅通过一次超长的睡眠，身体是无法快速恢复的。同时，还要认识到与"过劳"相对的"过逸"，整日好吃懒做、懒于思考的过度安逸的生活状态也是导致作息紊乱的因素之一。长时间的过逸生活，往往会造成起居坐卧时间紊乱，影响人的生物钟系统，同时引发内分泌功能的紊乱，是焦虑、失眠等疾病的诱因之一。无论是"过劳"还是"过逸"，二者都违背了人体生命活动的固有节律，是造成健康状态出现异常的原因。因此，有效地进行脑力劳动与体力劳动的结合，既要锻炼形体，同时也要锻炼思维，调整生活节奏，这才是养生所追求的健康生活方式。

最后，要注意休息的多样化。睡眠是最直接也是最简单的休息方式，但选择一种高雅且能放松的爱好，也不失为劳逸结合的放松方式。例如音乐可以舒缓紧张焦虑的情绪，下棋可以转移注意力，而读书不仅使人明理，沉浸在书海中还能给人带来另一番的体验。在选择放松方式的时候，还可以根据工作特点，在工作的间隙，可以有意识地将一些养生保健行为融会其中。例如长期伏案工作的人，可以在休息的间隙进行下肢的放松，同时有意识地进行颈部适当的放松，这些养生方式都能为繁忙而紧张的工作带来一定的调节。

【本章小结】

本章主要介绍了健康养生的科学管理。健康养生的科学管理包括健康教育和健康促进，以及常见健康养生误区。健康教育包括健康教育的概念、相关理论、原则和方法。健康促进包括健康促进的概念、实施方法和保障方法。常见健康养生误区包括盲目进补，乱用药物；过度治疗，忽视预防；侧重躯体，轻视心理；起居不节，作息紊乱。

拓展阅读

一、提高居民健康意识和技能的健康教育案例

广州市越秀区作为广州市历代的政治、文化、经济中心，具有良好的社会人文环境和宜居的生活环境，但居民健康素养水平和健康状况也面临诸多问题。2009年，该区居民健康素养水平为6.90%，心脑血管疾病和肿瘤等慢性非传染性疾病问题突出。为了提高居民健康意识和技能，该区自2018年起，实施了为期4年的以"社区健康节"为代表的健康教育活动计划。该计划根据健康教育和健康促进策略指导，运用社会动员相关理论，通过政府职能部门推动、居民参与、社区先行，营造了关注健康的氛围，普及了正确健康观、良好生活方式，以及中医养生防病理念和方法。

（一）目标拟定

从地区居民健康问题的实际情况出发，同时也具有一定的文化传承性和社区卫生服务导向性：以提高居民健康素养和技能为出发点，利用和发扬中医药知识与文化，强化社区卫生服务中心的作用，优化健康服务内容和体系，促进居民达到更高的健康水平。

（二）社区组织实施

1. 启 动

将其列入区政府重要工作内容，建立了健康促进工作领导小组，对健康节内容和计划进行布置；建立部门协调、协作机制；制定具体健康项目主题、内容、工作方案。

2. 实 施

重点依托社区组织、社区动员，加强社区能力建设，实施围绕社区为主的综合性的活动。

（1）干预前期阶段。

在所辖18个社区开展社区卫生健康诊断，全面了解健康需求，以此确定活动项目的主题思路和服务内容；进行活动宣传和推广，利用大众和新媒体对健康项目信息面向全区发送，同时在各社区发放健康项目材料；形成健康项目品牌标志，寻找具有影响力的代言人，然后根据气候、社会环境、代言人等情况，妥善确定项目启动和进行时间。

（1）全面干预阶段。

① 健全网络，统一调动，共性与个性结合。全区18个街道、医疗机构均制定工作方案，形成全区一盘棋的局面，突出本社区文化和健康服务特色，既有全区性活动和竞赛，也有各社区特色的活动，如健康节全区有1个主会场、18个分会场同时举行启动仪式。

② 执行9大具体行动。邀请钟南山、谢杏芳等具有影响力的人员作为形象代言人，宣传健康心得、健康理念；在社区发放多种居民实用健康手册和期刊，

如《越秀健康家园》；普及健康饮食营养知识，免费发放健康支持工具，如控油壶、限盐勺；每个社区邀请中医、公卫、临床专业人员开展多种主题的健康课堂讲座；举办面向不同人群、不同场所的健康竞赛，评选"健康生活之星"，带动更多人尤其是年轻人，执行健康行为；开展免费健康体检和中医药体验服务，对慢性病进行健康生活方式指导；联合中山大学孙逸仙医院，组织专家进入社区义诊，提供健康指导；将集合膳食宝塔、健康指数测评、流动展架等为一体的"健康科普大篷车"开到社区，检测体重指数（BMI），提供膳食、运动等健康指导；由专业人员、红十字人员组成社区志愿者服务站，提供健康咨询、养生保健服务、急救技能培训。

（三）建设成效及经验

活动评估显示，该区居民健康意识有了明显提高，居民限油限盐知晓率达到81.2%，健康"四大基石"的基本内容知晓率为 87.4%，现场急救知识知晓率为87.0%。居民对中医中药知识知晓率从79%上升为89%；健康知识需求率从87.7%上升为93.6%，有92%的居民知道自己所属的社区卫生服务中心，其中43%还接受过中医"治未病"免费体验服务。

该区健康教育和健康促进的经验主要体现在以下几方面：

1. 加强领导和组织管理建设

项目由政府牵头，过程中重点突出社会动员，重视社区能力建设，组织社区联盟，鼓励社区参与，构建社会网络和社会支持。区、街道各级政府共同推进，涉及卫生、宣传、教育、财政、经贸、体育、食药监、文化新闻、疾病预防控制等 10 个部门，落实项目规划、政策保障、资金投入、人员配置、监督管理等。

2. 形成合力，加强共同协作

以健康教育诊断为基础，结合街道社区的具体实际，明确需求类型、需求时间，设计多种健康教育活动，采取多种手段。推动增权，广泛动员居民和社区团体更多地投入到社区健康教育。既发挥健康教育专业人员与各类志愿者队伍作用，又以居民带动居民，形成示范效应。以需求为基础，多部门依照职责和主题内容，对重点人群、重点场所进行健康教育。

3. 加强健康行为教育和健康传播

注重健康行为养成，结合社会认知理论，开展为期 4 年的长期健康教育项目，持续强化。同时借助钟南山、谢杏芳等形象代言人的"正能量"作用引导正确健康行为的形成，打造"健康教育节"营造氛围，借助"世界哮喘日"等健康主题，增进居民参与的主动性。重视健康传播理论应用，用多种渠道传播信息，比如人际传播、媒体动员、海报手册等，形成社会舆论导向，引起注意。合理利用社会营销学理论，进行免费健康体检、中医适宜技术的体验，在实践中辅以中医药养生文化引导，培育社区健康体检理念。

4. 项目推进，科学管理

开展了区域健康问题的调查和诊断，发现影响居民的主要健康问题和其他因素，制定具有科学性、针对性、群众性、整体性、持续性的行动方案，以多种项目开展健康教育和健康促进，执行过程中不断调整和改善，同时积极参照健康教育多种指标体系进行评价。如通过随机抽样的方式对居民进行问卷调查和电话访谈，了解其参与度、健康知识知晓情况以及满意度情况，同时召开健康教育专家会议，总结每次活动的成效和不足。

二、2022 年泸州市某社区高血压健康促进案例

背景：高血压病已成为全球范围内的重大公共卫生问题之一，是造成人们过早死亡的重要的可预防危险因素之一。大量循证医学研究表明，对高血压病的早期预防和稳定治疗及健康的生活方式，可使 75% 的高血压及其并发症得到预防和控制，从而增加人们的期望寿命。

高血压的现状：高血压的社区防治已成为不容忽视的公共卫生问题。随着当今社会的发展，政府对社区卫生服务的重视和发展，很多的社区卫生保健都可以由社区承担。所以，在社区开展高血压健康教育是很有意义的。尤其是在疾病发生前，纠正不良的生活方式，做好积极的预防措施，对控制高血压及其并发症的发生有重要的指导意义。

目标人群：社区人群及社区周边辐射人群。

传播目标：有效预防和控制社区高血压病，有效提高社区成员的生活质量。

核心信息：社区高血压防控工作，高血压及其有关的健康知识的宣传。

开展活动如下：

（一）诊断阶段

诊断阶段，或称需求评估，即 PRECEDE 阶段，指在教育、环境诊断和评价中应用倾向、促成和强化因素。

1. 社会学诊断（经济水平、生产类型、人口学特点、人均收入、人民生活状况等）

据统计，2022 年泸州市城镇在岗职工平均工资、城镇居民人均可支配收入、人均纯收入分别超过 3 万元、2 万元。政府在做好城乡规划一体化的同时，努力实现城乡基础设施一体化、公共服务一体化、就业保障一体化、社会管理一体化，尽可能把有利于社区公共服务功能，覆盖上去，延伸下去，城乡发展变得更加和谐。该案例中的居民主要是以工人为主的人群，经济收入属于中等水平，生活水平较好，但饮食健康未重视，"三高症"较为多见。据资料显示，我国知晓自己有高血压的人仅占患者总数的 30.2%，进行治疗者约 24.7%，得到有效控制的仅为 6.1%。因此加强高血压病健康教育，使城市居民了解科学的预防措施，正确认识疾病，对普通城市居民进行高血压相关知识的健康教育是必要的、必需的。

2. 流行病学诊断

泸州市辖三个区、四个县，我们选取的小区"某某新村"位于市城东街道，是一个拆迁安置小区，该小区共有居民约 6 000 人，主要是以工人为主的人群，

经济收入属于中等水平。其中中老年人约有 800 人，高血压患者约占中老年人口的 20%。

3. 行为与环境诊断

近年来，在社会保障体系建设上，全国范围内构筑起社会养老保险、医疗保险、失业保险、被征地农民基本生活保障、最低生活保障为主的"五道保障线"。民生建设就是要从细微处做起，从老百姓最希望的事情做起，把他们所急、所盼、所需的事情解决好，让他们更加积极地参与到经济社会建设中来。

4. 教育与组织诊断

倾向因素：

（1）对高血压疾病本身的了解。

（2）高血压相关健康知识的了解。

（3）积极健康平稳的心理状态的建立。

（4）珍爱生命、热爱生活的积极人生观价值观的建立。

促进因素：

（1）保健设施齐备，社区医务人员对高血压专科知识的理解、掌握和运用程度。

（2）相关医保政策的落实，社区成员个人保健技术。

（3）各级政府对该小区的重视与支持，相关社区高血压服务中心建立，政策、法规的颁布施行。

（4）完备的社区高血压病人的档案管理。

（5）社会公众舆论的跟进。

强化因素：

（1）社区成员对预防和控制高血压的意识观念、动员家庭成员对成员中高血压病人的关心与支持程度。

（2）社区成员是否能共同促进健康合理的饮食、卫生、运动习惯，群体的参与积极性。

5. 管理与政策诊断

国家的新医改政策重视社区医疗，把很多慢性病的管理都沉淀在社区，鼓励社区和大的专科医院积极发挥高血压等慢性病的防控工作。民生建设用"实"劲，小支点、大整合、共建设，成为该市改善民生、促进发展的新思路。该市政府把整个公共事业作为一个整体，进行全视野的统一规划。城市规划建设管理和公共服务功能，能够由市场解决的，必须由市场解决；市场一时无法解决的，则由政府及时引导，等到社会资本进入时，政府择机退出；必须由政府投入建设的，政府就毫不犹豫地投入进去。

（二）执行阶段

指执行教育、环境干预中应用政策、法规和组织的手段。

执行与过程评价具体如下：

1. 倾向因素

（1）社区建立专门的宣传机构。做到有组织有纪律的教育；分发宣传单，张贴海报，加强社区成员对高血压疾病的了解。

（2）开展高血压专家义诊或高血压相关健康知识的专题讲座，增进对高血压相关健康知识的了解。

（3）对于未确诊高血压人群，定期进行体检，测量血压。

（4）对于已经确诊人群，定时给予心理健康指导，医生和护理人员定期随访和患者积极健康平稳的心理状态的建立。

（5）创建"我的健康我做主"社会团体，邀请社区各年龄阶段的居民参加，潜移默化的影响他们的人生观、价值观，从而影响他们的生活习惯，改掉不良的生活习惯，降低高血压等疾病的发病率。

2. 促进因素

（1）建立和完善社区统一公共服务中心，社区成员可通过电话、传真、电子邮件、短信、互联网（社区官方微博、微信、博客、主页等）等多种手段进行咨询、投诉、求助、举报和建议。大力发展社区网络志愿者社团，并定期在公众平台发布一些与高血压有关的知识、预防小贴士等。

（2）建立完善的社区养老系统，在全社区内推行"健康监督卡"，向社区贫困家庭免费赠送健康监督卡，持卡家庭可无偿享受求助中心提供的专业服务。提升社区医疗防控水平，加强社区医疗的积极作用。

（3）完善社区高血压病人的档案管理。

（4）定期对社区卫生工作者进行对高血压专科知识的培训。

（5）发挥社会公众舆论导向作用，对表现优秀的个人给予表扬和奖励。

（6）促进社区成员饮食控制、体育锻炼、药物治疗、定期血压检测等行为。

3. 强化因素

即奖励及采纳健康行为者的反馈信息。

（1）社区有计划、有目的地举办相关活动，引起社区群众对高血压健康知识的注意和重视。

（2）建立家庭成员资料库，整理家庭资料，完善社会支持系统，实现家庭整体教育；对于有高血压倾向（如爱饮酒）的家庭成员，其他家人应适时给予关心和重视；共同参与社区的高血压宣教活动。

（3）取得当地相关医疗机构的支持，增加社区高血压教育的专业性。

（4）社区成员对社区高血压宣传教育的可信度。

（5）社区成员共同监督、共同促进健康合理的饮食、卫生、运动习惯，提高集体活动（如病友座谈，社区研讨等）的参与积极性。

4. 近期目标

通过发放宣传单、张贴海报等方式让社区成员及周边地区人群对高血压有初步的认识和了解，普及高血压相关知识，能够在日常生活多注意此类疾病的危险因素、发病先兆等。

5. 中期目标

通过大力宣传，定期举行有关活动、社区高血压服务中心的建立以及宣传期间社区成员的积极参与，有效改善社区成员的不良生活方式及行为习惯，定期监测社区高血压病人血压。

效果评价：能初步完成既定目标。

6. 远期目标

提高该社区及其周边居民的生活质量，促进高血压病人及健康人的健康，减少高血压在各年龄段的发病率。

效果评价：有待进一步跟踪评估。

【第六章思考与练习】

1. 单项选择题

（1）行为理论认为，健康教育的核心是（　　　）。

A. 认知改变　　B. 行为改变　　C. 目标改变

D. 健康传播　　E. 健康信念

（2）个体是否接受或执行健康行为取决于对疾病易感性及严重性的认知，属于（　　　）。

A. 健康信念模式　　B. 知信行模式　　C. 行为改变阶段模式

D. 社会认知理论　　E. 社会动员

（3）健康促进对象将于未来1个月内改变行为，在过去1年中已经有所行动，并参加一些培训课程，属于行为改变阶段模式的（　　　）。

A. 打算改变阶段　　B. 改变准备阶段　　C. 改变行为阶段

D. 无改变打算阶段　　E. 持续阶段

（4）在糖尿病患者管理过程中成立"糖友会"是属于（　　　）。

A. 压力应对　　B. 网络和社会支持　　C. 健康传播

D. 无改变打算阶段　　E. 社会营销

（5）下列有助于面对压力事件的是（　　　）。

A. 网络和社会支持　　B. 计划行为　　C. A型人格特征

D. 理性行为　　E. 社会认知

（6）如果需要更多的人力物力投入进来，应注意使用（　　　）。

A. 社会动员　　B. 计划行为　　C. 创新扩散　　D. 社会支持　　E. 压力应对

（7）让人感受到自己对所在社区的拥有权、自主权，主动认识问题，参与实际行动来改善所面临的健康或卫生问题属于（　　　）。

A. 社区参与　　B. 社区能力　　C. 社区联盟　　D. 社区组织　　E. 社区主张

（8）根据健康传播的定义，下列不属于健康传播的是（　　　）。

A. 社区进行安全避孕宣传　　B. 国家立法禁止香烟广告

C. 医学界举办学术研讨交流会　　D. 学校开展卫生健康教育

E. 播放健康科普视频

（9）社会营销对于健康教育的启发是（　　　　）。

A. 不伤害　　　B. 做到最大经济效益　　　C. 彻底放弃

D. 低价交换　　　E. 以目标人群为中心

（10）要想知道健康教育项目运行情况，健康教育对象的健康行为或状况有无改善，结果是否可靠，过程是否科学合理，应该采取（　　　　）。

A. 健康教育诊断　　　B. 健康教育项目计划　　　C. 健康教育项目评价

D. 健康教育项目干预实施　　　E. 健康教育教学

2. 多项选择题

（1）应用于个体健康教育的理论包括（　　　　）。

A. 健康信念模式　　　B. 社会网络和社会支持　　　C. 行为改变阶段模式

D. 创新扩散理论　　　E. 压力和应对

（2）计划行为理论的三个重要因素是（　　　　）。

A. 态度　　　B. 主观行为规范　　　C. 知觉行为控制　　　D. 人格特征　　　E. 信念

（3）知-信-行模式的两个关键步骤是（　　　　）。

A. 确立信念　　　B. 行为改变　　　C. 自我解放　　　D. 情感唤起　　　E. 改变态度

（4）以下属于社会认知理论的是（　　　　）。

A. 交互作用　　　B. 观察学习　　　C. 自我效能　　　D. 网络支持　　　E. 强化

（5）以下属于社会支持的是（　　　　）。

A. 情感支持　　　B. 物质支持　　　C. 信息支持　　　D. 评价支持　　　E. 压力调节

（6）除了实施以外，创新扩散过程还包括（　　　　）。

A. 创新形成　　　B. 传播　　　C. 采用　　　D. 维持　　　E. 社区参与

（7）一件创新事物在人群中的扩散取决于（　　　　）。

A. 新事物自身特性　　　B. 目标人群特点　　　C. 传播策略

D. 传播渠道和方法　　　E. 健康诊断

（8）以下属于社会动员中的专业人员的是（　　　　）。

A. 社区医生　　　B. 街道官员　　　C. 志愿者　　　D. 公共卫生人员　　　E. 目标人群

（9）健康教育工作者学习掌握一些社会营销的概念和方法对于分析和影响目标人群，促进健康教育的实现是有积极意义的。下面属于社会营销的基本原则的是（　　　　）。

A. 目的是社会利益　　　B. 明确价值和交换　　　C. 不营利，但强调低成本和效益

D. 必须有实体产品　　　E. 尊重原则

（10）以下属于健康教育原则的是（　　　　）。

A. 思想性　　　B. 科学性　　　C. 群众性　　　D. 针对性　　　E. 持续性

3. 简答题

（1）依托项目开展健康教育，一般有哪几个步骤？

（2）如何纠正起居不节，作息紊乱的健康养生误区？

（3）健康促进的实施策略包含哪些？

（4）健康促进的基本策略是什么？

（5）健康促进的保障应该从哪些方面进行？

（6）"过度治疗，忽视预防"发生的原因是什么？

【第一章思考与练习答案】

1. 单项选择题

（1）B　（2）D　（3）C　（4）A　（5）C　（6）E

2. 简答题

孙思邈在其所著《千金方》中论述了多种养生方法，其养生的内容见于养性篇之养性序第一、道林养性第二、居处法第三、按摩法第四、调气法第五、服食法第六、黄帝杂忌第七、房中补益第八等篇章中，其在顺应四时、啬神养性、饮食调摄、居处有节、房事补益等方面创造性地提出了以养性为核心的养生之道，并配以不同的方剂调理预防，对后世中医养生学的发展影响极大。

【第二章思考与练习答案】

1. 单项选择题

（1）E　　（2）A　　（3）B　　（4）A　（5）A

2. 多项选择题

（1）ABD　（2）ACE　（3）ABC　（4）ABCD

3. 判断题

（1）×　（2）√

4. 名词解释

（1）辨证施养：中医健康养生学强调辨证施养，即在养生保健的具体实践过程中，通过望、闻、问、切的中医传统四诊方法，分析个体的全身状况，如症状、体征、舌苔、脉象等基本资料，并结合当下气候、时节、地域及个体体质等基本情况，运用八纲辨证、气血辨证、阴阳辨证、脏腑辨证等辨证方法，辨别个体的所属证型，然后根据中医健康养生学的基本原则和具体实践方法，包括饮食、药物、针灸、运动、功法等调养方式，制定相应的健康养生方案及指导方法。

（2）六淫：是"六气"的异常变化所致，当气候变化异常时，六气发生不及或太过，或非其时而有其气，或气候变化太过急骤以及人体的正气不足时，"六气"成为致病因素，才称为"六淫"。

（3）既病防变：是如果疾病已经发生，则应早诊断，早治疗，以阻止疾病的发展与传变。

（4）愈后防复：指疾病痊愈后，应清除余邪，恢复正气，避免诱因，来减少疾病的再次发作。

5. 简答题

（1）既病防变的具体措施有：①早诊断，就是机体发生异常时，得到尽早诊断。②早治疗。③控制传变。

（2）愈后防复的具体措施有：①平衡阴阳。②避免诱因。

【第三章思考与练习答案】

1. 单项选择题

（1）A　（2）B　（3）B　（4）D　（5）D　（6）A　（7）C　（8）B　（9）B　（10）B　（11）C　（12）B　（13）C　（14）B　（15）A　（16）C　（17）D　（18）C　（19）

D （20）D （21）A （22）C （23）B （24）B （25）D

2. 多项选择题

（1）ABCDE （2）ABC （3）ABCDE （4）ABCD （5）ABCD （6）ABCD
（7）ABCD （8）ABCD （9）ABCD （10）ABCD （11）ABCD （12）ABCDE
（13）ABCDE （14）ABCDE （15）ABCD （16）ABCD （17）CD （18）BE
（19）BCD （20）ABCD （21）BCDE （22）ABD

3. 简答题

（1）答：饮食养生，又称"食疗"，是指在中医理论的指导下，根据食物的性味、归经及其功能作用，合理地摄取与调配食物，从而达到营养机体、增进健康、延年益寿为目的的养生方法。

其养生的原则主要包括饮食有节；寒温适宜；三因制宜；均衡搭配；顾护脾胃五个方面。

（2）答：睡眠禁忌一般分为睡前、睡中和醒后禁忌。睡前不宜饱食、饥饿或大量饮水及浓茶、咖啡等饮料，忌七情过极、读书思虑，亦不可剧烈运动，以免影响入睡；睡中寝卧忌当风、对炉火、对灯光，卧忌言语哼唱，不戴手表、项链、手镯、胸罩等；醒后忌恋床不起，恼怒。

（3）秋季养生之道，应着眼于一个"收"字。

秋气内应于肺。肺在志为忧，悲忧易伤肺。秋天气候渐转干燥，日照减少，气温渐降；草枯叶落，花木凋零，常在一些人心中引起凄凉、垂暮之感，产生忧郁、烦躁等情绪变化。因此，《素问·四气调神大论》指出"使志安宁，以缓秋刑，收敛神气，使秋气平；无外其志，使肺气清，此秋气之应，养收之道也"。

秋季，自然界的阳气由疏泄趋向收敛，起居作息要相应调整《素问·四气调神大论》说："秋三月，早卧早起，与鸡俱兴"。早卧，顺应阳气之收；早起，使肺气得以舒展，且防收之太过。

《素问·藏气法时论》说："肺主秋……肺欲收，急食酸以收之，用酸补之，辛泻之"。酸味收敛补肺，辛味发散泻肺，秋天宜收不宜散。所以，要尽可能少食葱、姜等辛味之品，适当多食一点酸味果蔬。秋燥易伤津液，故饮食应以滋阴润肺为佳。

秋季，天高气爽，是开展各种运动锻炼的好时期。可根据个人具体情况选择动作缓和、趋静的运动，如太极拳、健身球、站桩、散步等，不必追求汗出，唯使气血流通，精神清爽即可。

秋季是肠炎、痢疾、疟疾、"乙脑"等病的多发季节。预防工作显得尤其重要。要搞好环境卫生，消灭蚊蝇。注意饮食卫生，不喝生水，不吃腐败变质和被污染的食物。

（4）特点：痰湿体质之人形体肥胖，肌肉松弛，嗜食肥甘，神倦身重，懒动，嗜睡，口中黏腻，或便溏，脉濡而滑，舌体胖，苔滑腻。痰湿质人气机容易受阻，气机失于条畅，可见精神抑郁，情绪低落。

养生要点：健脾利湿，化痰降浊。

饮食以清淡为主，少食肥甘厚味、酒类也不宜多饮，且勿过饱。一些具有健脾利湿，化痰祛湿的食物，更应多食之，如白萝卜、荸荠、紫菜、海蜇、洋葱、枇杷、白果、大枣、扁豆、薏苡仁、红小豆、蚕豆、包菜等。

痰湿之体质，多形体肥胖，身重易倦，故应长期坚持体育锻炼，散步、慢跑、球类、武术、八段锦、五禽戏，以及各种舞蹈，均可选择。活动量应逐渐增强，让疏松的皮肉逐渐转变成结实、致密之肌肉。

可根据具体情况，选择调补肺脾肾、祛湿化痰的药物，若因肺失宣降，津失输布，液聚生痰者，当宣肺化痰，方选二陈汤；若因脾不健运，湿聚成痰者，当健脾化痰，方选六君子汤，或香砂六君子汤；若肾虚不能制水，水泛为痰者，当温阳化痰，方选金匮肾气丸。

（5）气虚质体质特点：①气虚则无力，气虚质形体特征为肌肉松软，常见体倦乏力，语声低怯，气短懒言，脉弱。②气虚可失于濡养与固摄，易汗出，易感冒，甚至头晕、健忘，舌淡苔白。平素性格内向、情绪不稳、胆小不喜欢冒险。

气郁质体质特点：①气郁则胀，气郁质形体特征为忧郁面容，烦闷不乐，胸胁胀满，走窜疼痛，或乳房胀痛，时欲太息、嗳气，脉弦；②气郁则堵，患者易出现咽中如有异物梗阻，甚则结节、肿块。

（6）①端坐凝神，头正，腰直，两眼球同时向左旋转 5 ~ 6 次，再向左后视数次。然后向前注视片刻，再向右旋转 5 ~ 6 次，右后视数次，再向前注视片刻（"后视"是两眼球同时用力，向一侧外耳方向偏视）。②早晨醒后，先闭目，眼球从右向左，从左向右，各旋转 10 次；然后睁目坐定，用眼睛依次看左上角、右上角、左下角、右下角，反复 4 ~ 5 次。晚上睡觉前，先睁目运睛，后闭目运睛各 10 次左右。③可在清晨、休息或夜间，有选择地望远山、树木、蓝天、白云、明月、星空，但不宜长时间专注一处，否则有害无益。

（7）区域养生是根据不同的区域地理环境等特点，制定有利于个体健康或疾病治愈的养生保健原则，利用地理环境对人体生理、病理的影响对人体健康状况进行干预，避开不利于个体健康的外部环境，采取适宜的调摄方法，从而到保养生命、维护健康等目的。

【第四章思考与练习答案】

1. 单项选择题

　　B

2. 多项选择题

　ABCDE

3. 名词解释

（1）一级预防：又称初级预防或病因预防，是通过采取措施，消除致病因素对身体的危害，促进身体的健康，以及提高身体的抵抗力，用以预防疾病的发生。

（2）二级预防：又称"三早"预防或临床前期预防，即是在疾病的临床前期阶段，通过采取早发现、早诊断、早治疗的"三早"预防工作，所进行的防止疾病蔓延、减缓疾病发展或阻止病程进展的措施，用以控制疾病的发展和恶化，防止疾病的复发或转为慢性。

（3）三级预防：就是临床期预防。主要是对症治疗、防止伤残和加强康复工作。

4. 填空题

（1）初级卫生保健

（2）卫生保健体系、医疗保健体系、公共卫生体系

（3）最基本的、社会平等权利

（4）遗传因素、环境因素

5. 判断题

　　√

6. 简答题

（1）答：初级卫生保健是指人们所能得到的基本卫生保健服务，包括疾病预防、健康维

护、健康促进及康复服务，它是服务个人、家庭及社区的国家卫生保障体系的第一线，尽可能地将防治与保健带入人们的生活与工作中，并形成了连续性的健康照顾，是衡量一个国家的卫生体制是否健全及全民健康素质优劣的重要指标。

（2）答：强调健康公平、倡导大卫生观念、明确以基层为重点、注重分类指导、贯彻预防为主、实行分级诊疗、采用适宜技术、提供综合服务。

（3）答：（1）健全医保制度；（2）深化医药卫生体制改革；（3）完善基本药物制度；（4）加强疾病防治；（5）促进人口均衡发展；（6）积极应对老龄化问题。

（4）答：人格根据人的心理活动倾向分为内向型、外向型。性情内向拘谨的人处世谨小慎微，行为拘谨，更注重细节，具有较好的卫生习惯，传染病的发病的机会较少；而性情外向爽朗的人，处世大方，善于与人交往，抑郁症的发病机会较少。人格按人的行为方式，即人的言行和情感的表现方式可分为 A 型、B 型和 C 型。具有 A 型人格的人积极向上又进取、有闯劲，脾气比较火爆，遇事容易急躁、不善克制，对人常存戒心，对周围的变化很敏感，情绪容易起伏不定，易导致心血管系统病，冠心病发病率远高于其他类型的人，也是引起原发性高血压的危险因素之一，与中风、脑血管疾病、消化道溃疡关系密切。B 型人格是指一种中庸性格，特点为不争不抢，该性格不易患高血压、冠心病等疾病。C 型人格常与肿瘤发生有关，表现为过分的顺从、忍让和自我克制，情绪压抑，爱生闷气。具有这种人格或行为模式的人易患宫颈癌、胃癌、食管癌、结肠癌、肝癌等。

【第五章思考与练习答案】

1. 单项选择题

（1）C　　（2）A　　（3）B　　（4）D　　（5）A　　（6）A　　（7）E　　（8）D　　（9）A
（10）A　　（11）D　　（12）D　　（13）E　　（14）B　　（15）D　　（16）A　　（17）D
（18）E　　（19）C　　（20）C　　（21）A　　（22）B　　（23）C　　（24）D　　（25）B
（26）E

2. 多项选择题

（1）ABCD　　（2）ABDE　　（3）AB　　（4）ABCE　　（5）ABD　　（6）ABCDE
（7）ABCD

3. 简答题

（1）由于儿童生理上既有脏腑功能未全的一面，又有生机旺盛、发育迅速的一面，所以在病理上造成小儿容易发病，具有"易虚易实"和"易于传化"的特点，在中医保健方面，应遵循古训"四时欲得小儿安，常要一分饥与寒"。主要从以下四个方面进行：

① 饮食调养：母乳对六个月以下的小儿更适合，若无母乳或其他原因不能哺乳，可采用人工喂养，通常予以牛奶、羊奶、奶糕、豆浆等代乳品，鲜牛奶可作首选，若母乳不足或其他原因，不能全部用母乳喂养，可采用混合喂养。少儿不同阶段的食品应以营养充足、适应并促进发育为原则，及时添加辅食，并逐渐向成人膳食过渡，要注意食物品种的多样化及粗细粮、荤素菜的合理搭配，要特别注重提高膳食中优质蛋白质的比重，让孩子食用足量的鱼、肉、蛋及豆类食物。其饮食应以易于消化吸收为原则，辅食的添加应该由流质到半流质到固体，由少到多，由细到粗，增加辅食的数量、种类和速度，要视小儿消化吸收的情况而定，宜随时观察孩子的大便以取得了解，食物的烹调宜细碎软烂、色香味美，通常采用煮、煨、烧、蒸等方法，不宜油炸。要使孩子从小养成良好的饮食习惯，尤应注重节食，《幼幼集

成·初生护持》强调"忍三分饥，吃七分饱，频揉肚"，注意荤素搭配，确保营养均衡，要防止营养过剩、过食生冷、零食过多过杂。要培养儿童良好的饮食习惯，按时进餐，相对定量，少吃零食，不挑食，不偏食。逐步培养独立进食的能力。

② 起居调摄：养成良好的生活习惯，作息规律，早睡早起，定时排便。要顺应天时寒温变化增减衣衫，令小儿冷热适度，以小儿的手足暖而不出汗，体温保持在 36.5～37.2 ℃为宜，保暖要点是头宜凉，背、足宜暖，小儿衣被特忌厚热，平时穿衣不宜过多。

③ 运动保健：要鼓励孩子到户外活动，保证每天有一定时间的户外活动，接受日光照射，呼吸大自然新鲜空气。10 岁以内儿童，每天至少保证 2～3 小时的户外活动，增强机体抗病能力，要让孩子积极参加体育锻炼，但是不宜进行过多的力量练习，以跳绳、骑车、打球、游泳、短跑、武术和球类运动为宜。

④ 常用推拿保健方法：揉脾经；揉肺经；摩腹；揉足三里等。

（2）按摩自己的头部，用一只手来代替梳子整理梳头，由头顶向后脑，再向耳朵，来回推三十至四十次，使头部感受到热、麻。晒太阳也是一种很好的保健头部的方法，在寒冷的冬天，吃完午餐后，让正午的阳光直射百会穴，晒太阳 15 min，能够起到畅通百脉、养心补阳的功效。氧气对于大脑也被认为是一种"保健品"，慢跑、快走等有氧体育运动可以帮助促进人体和大脑的血液循环，为人体和大脑提供充裕的血氧和营养，而参加打乒乓球、网球、羽毛球等体育运动则可以增强和提高人体的反应能力，有着延缓衰老的作用。

（3）①每天晚上临睡前用热水来泡脚，是一种很简便易行的日常保健泡脚方法，热水泡脚后可以有效起到开胃温经、理气通络、促进改善人体局部血液循环的保健功能。在泡脚水中你还可以同时加入一些能有效帮助保持人体足部气血正常恢复运行的中药，比如说当归、红花、三七等。②晒脚强体：每天在阳光充足的地方，把两只脚的心朝着太阳晒 20～30 min。③通过足部运动刺激脚趾肌肉来补脾健胃。因为胃肠的经络主要就是循行于足部的第二个手指小趾和第三趾之间，通过足部活动刺激脚趾、脚趾夹东西锻炼的方法刺激经络。④晃脚解乏：仰卧，身体放松，两脚抬起悬空，模拟蹬自行车的动作，匀速活动双脚。

（4）①蘑菇；②大蒜；③西红柿大枣粥和清煮花生新鲜熟的大枣粥；④薏苡仁粥；⑤其他食物：动物肝脏、胡萝卜、菱角、芦笋、海带、牛羊奶、蜂乳、生马铃薯汁、香菇、白扁豆、猕猴桃、山药、米仁、莲子、茶等都有一定防癌作用。

（5）①芹菜 500 g 用水煎熟，加入适量白糖，代茶饮；或用芹菜 250 g，红枣十余枚，水煎代茶饮。②用白醋浸泡新鲜花生米，5 日后即可食用，每天早起服用 10～15 粒，有助于降压、止血及有效降低体内胆固醇等作用。③煮熟的黄豆浸于食醋中，2～3 日后食之，每次 10～15 粒，每日 3 次，坚持服食，有降压作用。④淡菜、荸荠或各种黄色绿叶菜和各种芹菜各 10～30 g，每日一次煮汤，每月全程两疗程，对降肥减脂以及降压有效。

【第六章思考与练习答案】

1. 单项选择题

（1）B　（2）A　（3）B　（4）B　（5）A　（6）A　（7）A　（8）C　（9）E
（10）C

2. 多项选择题

（1）AC　（2）ABC　（3）AE　（4）ABCE　（5）ABCD　（6）ABCD　（7）ABCD
（8）AD　（9）ABC　（10）ABCDE

3. 简答题

（1）①健康教育诊断；②制定健康教育计划；③干预实施；④评价应用。

（2）首先，结合自身的身体素质量力而行。机体锻炼或体力劳动要轻重适宜，根据个人身体状况，是否有锻炼基础等多方面因素综合评估后，依据体力大小量力而行。其次，脑体结合，调整生活节奏。最后，要注意休息的多样化。睡眠是最直接也是最简单的休息方式，但选择一种高雅且能放松的爱好，也不失为劳逸结合的放松方式。

（3）①制定健康的公共政策。②创造支持性环境。③强化社区行动。④发展个人技能。⑤调整卫生服务方向。

（4）①倡导：根据政策制定者制定的各项策略，对健康促进有益的策略进行推动，促使其颁布。②赋权：组织社区、人群的能力提升的活动，使得群体的健康意识得到提升，对于一些简单的健康技术可以自己掌握使用，从而在社区内建设健康促进的环境。使得群体、个人、家庭等在健康促进中扮演各自的角色，承担对应的义务。③协调：健康促进不是单纯为了一个政府部门就可以完成的，需要多个部门进行协调，因此，需要多个部门之间进行配合协调，使得社会资源充分的使用，各个群体之间相互配合，从而形成社会体系，实现全社会健康的目标。④社会动员：使得所有人的力量都被调动起来，所有人都贡献出自己的力量，用自己的实际行为号召周围的人，从而取得更好的效果，只有社会上所有的人都参与到其中，才能保证促进健康成为社会性的工程，才能为全社会谋取福利。

（5）可主要从科学准确的健康知识普及和宣传、健康教育纳入国民教育体系、完善相关配套保障制度、开展爱国卫生运动、完善配套设施、特殊情况重点保障等几个方面进行。

（6）传统观念的误导；社会经济问题导致的人们体检意识淡薄；某些群众的"鸵鸟心态"。

【参考文献】

[1] 胡光宇，李蔚东.新健康革命[M]. 北京：清华大学出版社，2006.

[2] 赵淑英.健康教育与健康促进学[M]. 西安：世界图书出版公司，2010.

[3] 邓铁涛. 中国养生史[M]. 南宁：广西科学技术出版社，2018.

[4] 马烈光，樊旭.中医养生学导论[M]. 北京：中国中医药出版社，2020.

[5] 毛瑛. 健康保障[M]. 北京：人民卫生出版社，2020.

[6] 翟向阳. 健康教育学[M]. 重庆：重庆大学出版社，2018.

[7] 雷铭. 健康管理概论[M]. 北京：旅游教育出版社，2016.

[8] 马烈光. 中医养生学[M]. 9 版.北京：中国中医药出版社，2012.

[9] 师建梅，张弘.中医防治学[M]. 北京：科学出版社，2000.

[10] 王冰注. 黄帝内经[M]. 北京：中医古籍出版社，2003.

[11] 施奠邦. 中医食疗营养学[M]. 北京：人民卫生出版社，1988.

[12] 倪诚. 中医体质养生学[M]. 北京：人民卫生出版社，2019.

[13] 龚婕宁. 中医四时养生学[M]. 北京：人民卫生出版社，2019.

[14] 顾一煌，王金贵.中医养生方法技术学[M]. 北京：中国中医药出版社，2020.

[15] 饶朝龙，朱继民.预防医学 [M]. 3 版. 上海：上海科学技术出版社，2017.

[16] 陈国源，梁萌，陈治卿，等. 养生与保健[M]. 厦门：厦门大学出版社，2006.

[17] 周欢. 健康行为与健康教育学[M]. 成都：四川大学出版社，2020.